Bert Ehgartner

Der Methusalem-Code

Die Geheimnisse der Hundertjährigen für ein glückliches langes Leben

ENNSTHALER VERLAG STEYR

Erklärung
Die in diesem Buch angeführten Vorstellungen, Vorschläge
und Therapiemethoden sind nicht als Ersatz für eine professionelle medizinische oder therapeutische Behandlung gedacht. Jede Anwendung der in diesem Buch angeführten Ratschläge geschieht nach alleinigem Gutdünken des Lesers. Autoren, Verlag, Berater, Vertreiber, Händler und alle anderen Personen, die mit diesem Buch in Zusammenhang stehen, können weder Haftung noch Verantwortung für eventuelle Folgen übernehmen, die direkt oder indirekt aus den in diesem Buch gegebenen Informationen resultieren oder resultieren sollten.

www.ennsthaler.at

ISBN 978-3-85068-978-6
Bert Ehgartner · Der Methusalem-Code

Ennsthaler Gesellschaft m.b.H. & Co KG, 4400 Steyr, Österreich
Umschlaggestaltung: Thomas Traxl und Ennsthaler Verlag
Buchsatz: Ronald Ganglmayer, www.raumc.com
Titelfoto: © incomible / iStockphoto.com
Druck und Bindung: Těšínská Tiskárna, Český Těšín

FSC
www.fsc.org
MIX
Papier aus verantwortungsvollen Quellen
FSC® C005833

Inhaltsverzeichnis

Die Entschlüsselung des Codes

Wie gesagt, das Leben muss noch vor dem Tod erledigt werden.
Erich Kästner

Fragt man junge Menschen nach den Zielen ihres Lebens, so nennen sie Erfolg, Wohlstand, ein erfülltes Sexleben, eine Partnerschaft, die auf Dauer Freude bereitet, und eine Familie, in der alle Mitglieder gesund und glücklich sind.

Gedanken an das Alter ergeben sich in dieser überschäumenden Phase des Aufbruchs nicht oder nur als abstrakte Idee. Erst ab den Dreißigern und Vierzigern, mit den Erfahrungen der ersten körperlichen Rückschläge, wird »die zweite Lebenshälfte« konkreter. Und damit ergeben sich langsam neue Ziele und Lebenskonzepte, deren gemeinsame Basis in den meisten Fällen der Wunsch bildet, »gesund und glücklich alt zu werden«.

Älterwerden als würdiges Auskosten des Erreichten und als Vertiefen dessen, was im Lauf der Jahrzehnte als persönliche Lebensziele auserkoren wurde. Das Bewahren der Gesundheit steht hier an erster Stelle und ist meist notwendige Voraussetzung, um dieses Glück dauerhaft zu genießen.

Und auch hier ist die Palette wieder mannigfach: Glück kann die als angenehm empfundene Abwesenheit von Unglück sein, ein bestimmtes Gefühl der Zufriedenheit und der materiellen Sicherheit, Geborgenheit in den Ritualen des Alltags, eine Sammlung stiller oder auch lauter ekstatischer Momente, Phasen der intensivsten Verbundenheit mit anderen Menschen und auch Phasen des Stolzes – über die Kinder, den Partner oder die Partnerin, die eigenen Talente und Erfolge. Es ist dabei überhaupt nicht wichtig, Glück und seine Erscheinungsformen zu definieren. Jene, die Glück empfinden, wissen es. Und nur das zählt.

Ratschläge – mit Hintergedanken

Wie aber schafft man die bleibende Voraussetzung für Glück, nämlich geistige und körperliche Gesundheit? An Ratschlägen mangelt es wahrlich nicht. Allerdings werden diese nur höchst selten selbstlos und ohne Hintergedanken gegeben. Mediziner und Heilpraktiker propagieren Vorsorgetipps und Langzeit-Therapien, deren angenehme Begleiterscheinung es ist, dass die eigenen Praxen damit gefüllt werden. PR-Experten der Gesundheitsindustrie versuchen mit enormen Werbebudgets, ihre warnenden Botschaften unters Volk zu bringen. Dafür werden jede Menge weitere Experten angeheuert, die ihr ganzes fachliches Prestige in die Waagschale werfen, um vor bestimmten Dingen Angst zu machen, seien es nun eine zu geringe Knochendichte, zu hoher Blutdruck oder Cholesterinspiegel, eine mögliche sexuelle Störung oder die bösen Pneumokokken.

Sind die Kampagnen erfolgreich, werden zahlreiche Tests durchgeführt und Abos auf überteuerte Arzneimittel abgeschlossen. Da chronische Patienten die besten Kunden sind, mangelt es nicht an Versuchen, immer neue Risikofaktoren, ja sogar ganz neue Krankheitsbilder zu präsentieren, die man – »zum Wohl der Patienten« – bis ans Lebensende behandeln kann.

Daneben wuselt ein buntes Häufchen von Gesundheitsaposteln umher, die über Ratgeberliteratur, Seminare und Vorträge versuchen, Trends zu kreieren. Von der Darm-Diät bis zum Comeback der Blutegel, vom Smart Aging bis zu den kulinarischen Geheimnissen von Skin Food. Von der Aktivierung der Selbstheilungskräfte bis zum Erneuerungsprogramm für die Zellen. Mal rückt die strikte Weizenvermeidung in den Vordergrund, mal sind es die Phytoöstrogene, dann wieder das Laufen-Joggen-Walken oder eine fernöstliche Meditationstechnik.

Und alle zwei Jahre dreht sich der Trend ein wenig in die Gegenrichtung. Wenn wir überfüttert sind mit Darmsanierung, kommt der Healing Code, und wenn wir zu lange unsere Kalorien beim gemütlichen Spazieren im aeroben Bereich verbrannt haben, kommt der Super-Power-Plan, der die wirklichen Erfolge nur jenseits der

Belastungsgrenze sieht. Den Beweis für ihre Konzepte bleiben die meisten Autoren schuldig.

Die Ziele dieses Buches

Von einem Medizinjournalisten wird kein Mensch verlangen, eine in einem Studienbericht beschriebene Operation gleich selbst auszuprobieren. Sehr wohl aber kann man verlangen, dass die Studie, in der die Anwendung zweier Methoden verglichen wird, bis ins letzte Detail verstanden wird. Aus all diesen Gründen sollte es für jeden Medizinjournalisten Pflicht sein, die Grundprinzipien der Evidenzbasierten Medizin (EBM) und des wissenschaftlichen Arbeitens zu erlernen. Selbst den meisten Ärzten sind jedoch Begriffe wie »absolutes Risiko« oder »relatives Risiko«, »Sensitivität« oder »Spezifizität« von ihrer Universitätsausbildung her keineswegs vertraut.

Die Bewertung eines Medikaments oder einer Diagnosemethode kann sich jedoch diametral ändern, je nachdem, ob die eine oder die andere Bewertungsmethode verwendet wird. Dass Firmen gerne die für ihr Produkt günstigere Variante wählen, ist klar. Und wenn es einen guten Chirurgen ausmacht, dass er bei einer Tumoroperation das umliegende Nervengewebe schont und dennoch das gesamte kranke Gewebe zuverlässig entfernt, so ist es die erste Aufgabe eines verantwortungsvollen Medizinjournalismus, sich im Dschungel der Studiendesigns zurechtzufinden und die Leser vor offenkundigen Manipulationen und Fehlinformationen zu bewahren.

Mit einer fundierten Ausbildung, ausreichend Erfahrung und dem Rat von Fachexperten, die man im Zweifelsfall fragen kann, ist es dann erstaunlich einfach, die Spreu vom Weizen zu trennen. Damit aber ergibt sich nun auch das Rüstzeug, jene Arbeiten aus der Informationsflut zu filtern, die gültige Aussagen für unser Leben und unsere Gesundheit möglich machen.

In diesem Buch wird nicht besprochen, welche Schmerzmittel bei welchen Leiden überlegen sind oder wie sich ein bestimmter Gerinnungshemmer auf das Schlaganfallrisiko auswirkt. In diesem Buch werden auch keine neuen Wundermittel vorgestellt und keine Empfehlungen gegeben, welche der hundert verschiedenen Chemotherapie-Mixturen im Ernstfall die besten Chancen bietet. Zu solchen Details fragen Sie bitte weiterhin die Experten der jeweiligen Fachgebiete. Deklariertes Ziel des vorliegenden Buches ist es hingegen, jenes Wissen zu vermitteln, das sinnvolle Vorsorge möglich macht. Vorsorge, die nicht von einem Gesundheits-Check zum nächsten hastet, von Angstparolen aufgescheucht, sondern selbstbewusst und selbstbestimmt die Weichen in Richtung einer günstigen Lebensführung stellt.

Es ist mir durchaus bewusst, dass die EBM in ihren großen Vergleichsstudien versucht, die Menschen zu normieren und dass bestimmte Medikamente, die bei der Mehrzahl der Patienten nichts nützen oder sogar schaden, bei dem einen oder anderen durchaus helfen können. Es ist nicht möglich, Regeln aufzustellen, die für alle zutreffen und jedem einen Nutzen bringen. Und möglicherweise gilt das sogar bei so unbestritten schädlichen Dingen wie dem Rauchen. Da und dort existieren wahrscheinlich tatsächlich ein »glücklicher Alter« oder eine »schlohweiße Kettenraucherin«, die ohne die »entspannende Wirkung« des Suchtmittels Nikotin an einem Magengeschwür verstorben wären. Und ab und zu wird jemand beim Joggen von einem Auto erfasst und überfahren. An der grundsätzlichen Wahrheit, dass Rauchen schädlich und Bewegung gesund ist, ändert dies jedoch nichts.

Und so ist es sehr wohl möglich, jene Voraussetzungen zu bestimmen, die 99 Prozent der Menschen nützen. Angenehmerweise sind diese allgemein gültigen Richtlinien gar nicht so zahlreich und es ist möglich, hier einen Überblick zu gewinnen.

Die wahren Experten

Die Grundlage dieses Buches bilden tatsächliche Resultate aus seriösen Studien. Und dafür gibt es auch konkrete Richtlinien, die sich an strengen Regeln orientieren: Alle meine Empfehlungen beruhen auf Studien, in denen die Kriterien der EBM angewandt wurden. Kriterien, die es im Normalfall ausschließen, dass zu einer bestimmten Fragestellung eine Studie das genaue Gegenteil der nächsten Studie ergibt. Die wissenschaftliche Quelle ist stets angeführt und kann bei Bedarf im Original nachgelesen werden.

Ich zitiere keine Eintagsfliegen, sondern solche Studien, die im Lauf der Zeit bestätigt und mit neuen Ideen und Fakten ergänzt wurden. Wissenschaftliche Sackgassen werden höchstens angeführt, wenn es gilt, Irrwege zu erklären oder zeitlich begrenzte Moden zu beschreiben.

Das Kernthema dieses Buches bildet die Erforschung von Glück und Gesundheit in der zweiten Lebenshälfte. Demgemäß ist es besonders interessant, Studien zurate zu ziehen, die sich den wahren Experten dieser Frage widmen: nämlich den Menschen, die es geschafft haben, glücklich und gesund alt zu werden. Es gibt mittlerweile in Europa und in den USA eine ganze Reihe von aussagekräftigen Langzeitstudien, die Personengruppen seit Jahrzehnten begleiten. Angefangen von der berühmten Framingham-Studie, die seit den 1940er-Jahren die Bürger einer ganzen Stadt wissenschaftlich beobachtet, ihre Lebenswege verfolgt und ihre Daten auswertet, bis hin zur Berliner Altersstudie, die seit 1990 die gesundheitliche und soziale Entwicklung Tausender älterer Frauen und Männer aus der deutschen Hauptstadt dokumentiert.

Mithilfe dieser Fülle von Daten bin ich nun folgenden Fragen nachgegangen:

- Was unterscheidet jene Menschen, die früh sterben oder chronisch krank werden, von jenen, die glücklich alt werden und eine hohe Lebensqualität genießen?

- Wie unterscheidet sich – wenn man in der Datenbank zwanzig, dreißig Jahre zurückgeht – der Lebensstil der Glücklichen von dem der Unglücklichen, die im Alter krank und gebrechlich sind?
- Welche Faktoren sind es, die hier bereits im mittleren Lebensalter die Weichen in diese oder jene Richtung stellen?

Mit diesem Ansatz habe ich Hunderte von Studien durchforstet und nach den wesentlichen Voraussetzungen gesucht, die für Glück und Gesundheit im Alter ausschlaggebend sind. Nach und nach habe ich **sieben Mosaiksteine** gefunden und diese ergeben zusammen das Charakterporträt der glücklichen Methusalem-Menschen.

Der »Methusalem-Code« liegt nicht unveränderlich in irgendwelchen Genen versteckt, sondern offen da für alle, die willens sind, genau hinzusehen. Alle sieben Faktoren lassen sich durch günstige Lebensplanung selbsttätig beeinflussen. Aktivität und Glück im Alter liegen demnach weit weniger, als von vielen erwartet, in den dunklen Launen des Schicksals oder unabwendbar festgeschrieben in den Genen.

Chancen, korrigierend einzugreifen, gibt es relativ lang. Rund um die 50 sollte die Lebensplanung allerdings so weit umgestellt sein, dass sie mit den Voraussetzungen übereinstimmt. Dann steht dem erfolgreichen Altern nichts mehr im Weg.

Es braucht keine Starchirurgen, Wunderdiäten oder Hightech-Pillen, diese Chancen zu nützen. Bloß den Willen, erwiesenermaßen schädliches Verhalten zu vermeiden und vorteilhafte Maßnahmen energisch anzugehen.

Forscher, die außergewöhnlich alte Menschen untersuchten, fanden heraus, dass fast alle Hundertjährigen in eine von drei Gruppen passen: Etwa jeder Fünfte der Greise gehört zu den »Entwischten«. Das sind jene Glücklichen, die noch nie eine der alterstypischen Erscheinungen oder chronischen Krankheiten hatten. Bei ihnen hat Gott oder das Schicksal bei der Zusammenstellung der genetischen Grundausstattung scheinbar eine Doppelsechs gewürfelt.

Vier von zehn gehören zu den »Verspäteten«, wo die Alters-Wehwehchen erst mit 85 Jahren langsam angefangen haben. Der Rest gehört zur Gruppe der »Überlebenden«. Diese Menschen haben bereits vor dem 65. Geburtstag eine schwere Lebenskrise ausgestanden, Krebs gehabt oder einen Herzinfarkt überlebt.

Aus den genaueren Befragungen ergibt sich schließlich, dass beinahe die Hälfte dieser Hundertjährigen gar kein besonders gesundes Leben geführt hat. Ihr Geheimnis ist eine robuste Natur und ein unverwüstliches Abwehrsystem, das fast alle Lebenssünden ausgeglichen hat. Die andere Hälfte der Betagten jedoch hat irgendwann bewusst oder unbewusst den Beschluss gefasst, gesund alt zu werden und etwas dafür zu tun.

Ich selbst bin Mitte fünfzig. Vieles ist gut gegangen, vieles auch schief und vieles ist auf dem Weg. Ich habe für mich selbst den Wunsch formuliert, diesen Lebensweg noch lange bei möglichst guter geistiger und körperlicher Gesundheit gehen zu dürfen. Und weil der Wunsch der Vater der Tat ist, versuche ich aktiv, diesem Wunsch möglichst gute Begleitumstände zu bieten, auf dass er gedeihe und sich erfülle.

Es wurde auf dieser Welt bereits so vieles gedacht, so vieles ausprobiert. So viele Irrwege sind beschritten, so viele geniale Gedanken ersonnen worden. Der Wissensschatz, der sich in den Medizinarchiven angesammelt hat als ein Surrogat Abertausender Leben, ist beachtlich. Wir müssen nicht alle Fehler selbst machen. Wir können die richtigen Schlüsse ziehen. Und wir können uns dabei helfen lassen.

Der Methusalem-Test

Es ist unmöglich zu leben, ohne bei etwas zu scheitern. Es sei denn, man lebt so vorsichtig, dass man genauso gut gar nicht gelebt zu haben bräuchte.
Joanne K. Rowling

Ziehen Sie sich für die Ermittlung Ihres persönlichen Testwerts in eine ruhige Ecke zurück und versuchen Sie möglichst entspannt, die für Sie zutreffenden Antworten zu finden. Es ist nicht unbedingt notwendig, den Fragebogen in einem durchzumachen. Allerdings sollten die Pausen auch nicht allzu lang sein, da der Methusalem-Test Ihre derzeitige seelische und körperliche Verfassung widerspiegelt. Wenn Sie den Test an zwei verschiedenen Tagen machen, kommen mit hoher Wahrscheinlichkeit zwei verschiedene Werte heraus. Und das ist auch gut so. Stimmung und Gefühle wechseln ebenso wie die Lebensumstände. Alles im Leben befindet sich im Fluss.

Der Methusalem-Test ist das Kernstück dieses Buches. Der höchste erreichbare Wert liegt bei 100 Punkten und bedeutet, dass der Methusalem-Code zu 100 Prozent erfüllt wird. Die Punktezahl, die Sie erreichen, zeigt an, wie viel Prozent Ihres individuellen Potenzials Sie derzeit ausschöpfen.

Dort, wo Sie Punkte verlieren, liegen Ihre Schwachstellen. Die weitaus meisten sind veränderbar, indem Sie sich mit diesen Bereichen aktiv befassen. Zu jeder einzelnen Frage sind im Buch die wissenschaftlichen Hintergründe der Bewertung nachzulesen. Und es werden Wege vorgestellt, wie es gelingen kann, Ihren Lebensstil auf sinnvolle Weise zu optimieren.

Für den Test benötigen Sie etwa 20 Minuten. Am Ende steht ein Fitnesstest, für den Sie eine einfache Übung machen müssen. Falls Sie jetzt gerade nicht dazu in Stimmung sind oder nicht die Möglichkeit haben, diese Übung zu machen, so bekommen Sie dennoch ein Testergebnis.

1) Body-Mass-Index

Wie groß sind Sie (in m)? ______ (z. B.: 1,60 m)
Wie schwer sind Sie (in kg)? ______ (z. B.: 62 kg)

Berechnen Sie Ihren Body-Mass-Index (BMI) bitte nach der Formel: Kilogramm dividiert durch das Quadrat der Körpergröße in Metern (z. B.: Das Quadrat der Körpergröße ergibt in unserem Fall 2,56 [1,6 mal 1,6]. Das Gewicht (62) dividiert durch diesen Wert (2,56) ergibt einen Body-Mass-Index von 24,2).

Bewertung des BMI:

< 16	0 Punkte
16,1 bis 18	1 Punkte
18,1 bis 20	4 Punkte
20,1 bis 27	5 Punkte
27,1 bis 30	4 Punkte
30,1 bis 33	2 Punkte
33,1 bis 35	1 Punkt
> 35	0 Punkte

Ihre Punkte: _________(max. 5)

Nun werden einige Werte erfragt, die viele Menschen nicht kennen. Es ist keineswegs Voraussetzung für den Methusalem-Test, über Ihre Blutdruck-, Cholesterin- und Blutzuckerwerte genau Bescheid zu wissen. Später im Buch lesen Sie konkret, welche Aussagekraft die einzelnen Faktoren für Ihre persönliche Gesundheit haben und wie man sie durch einfache Änderungen im Lebensstil verändern kann. Sollten Sie dabei zum Entschluss kommen, dass es sich lohnt, die Werte in Erfahrung zu bringen, so können Sie jederzeit später die Eintragung nachholen.

2) Blutdruck

Kennen Sie Ihren systolischen und diastolischen Blutdruck?

Nein:	3 Punkte

Ja, die aktuellen Werte liegen bei ____/____(z. B.: 130/85 mmHg)

Bewertung des Blutdrucks:

Systolischer Wert:	
< 130	3 Punkte
130 bis 139	2 Punkte
140 bis 160	1 Punkt
> 160	0 Punkte

Diastolischer Wert:	
< 85	3 Punkte
85 bis 89	2 Punkte
90 bis 100	1 Punkt
> 100	0 Punkte

Ihre Punkte: __________(max. 6)

3) Cholesterin

3a) Kennen Sie Ihren Cholesterinwert (Gesamtcholesterin)?

Nein:	2 Punkte

Ja, mein Gesamtcholesterin beträgt: ______ (z. B.: 200 mg/dl)

Gesamtcholesterin:	
< 160	1 Punkt

160 bis 240	2 Punkte
241 bis 280	1 Punkt
> 280	0 Punkte

3b) Kennen Sie Ihren HDL-Wert?

Nein:	1 Punkt
Ja, mein HDL-Wert beträgt:	_______ (z. B.: 45 mg/dl)

HDL-Cholesterin:

< 35	0 Punkte
35–44	1 Punkt
45–59	2 Punkte
> 60	3 Punkte

Ihre Punkte: __________ (max. 5)

4) Blutzucker

4a) Kennen Sie Ihren Blutzuckerwert (wird auf Befunden meist als »Glukose« ausgewiesen)?

Nein:	1 Punkt
Ja, mein Blutzuckerwert beträgt:	________ (z. B.: 110 mg/dl)

Blutzuckerwert:

> 200	minus 2 Punkte
130 bis 200	minus 1 Punkt
110 bis 129	0 Punkte
90 bis 109	1 Punkt
< 90	2 Punkte

4b) Kennen Sie Ihren HbA1c-Wert (Blutzucker-Langzeitwert)?

Nein:	1 Punkt
Ja, mein HbA1c-Wert beträgt:	________ (z. B.: 6,5 %)

HbA1c-Wert:	
> 10	minus 2 Punkte
7,5 bis 10	minus 1 Punkt
6,5 bis 7,4	0 Punkte
5,5 bis 6,4	1 Punkt
< 5,5	2 Punkte

Ihre Punkte: __________ (max. 4)

5) Rauchen

5a) Angaben zu Ihrem Rauchverhalten (Zigaretten)

Nein, ich habe nie Zigaretten geraucht	10 Punkte
Nein, ich habe vor mehr als 10 Jahren aufgehört	9 Punkte
Nein, ich habe vor mehr als 5 Jahren aufgehört	8 Punkte
Nein, ich habe vor mehr als einem Jahr aufgehört	7 Punkte
Nein, ich habe vor mehr als einem Monat aufgehört	6 Punkte
Nein, ich habe während des letzten Monats aufgehört	5 Punkte
Ja, aber nur hin und wieder (oft tagelang nicht)	4 Punkte
Ja, ich rauche täglich bis zu 5 Zigaretten	3 Punkte
Ja, ich rauche täglich zwischen 6 und 10 Zigaretten	2 Punkte
Ja, ich rauche täglich zwischen 11 und 20 Zigaretten	1 Punkt
Ja, ich rauche täglich mehr als 20 Zigaretten	0 Punkte

5b) Rauchen Sie regelmäßig Zigarre oder Pfeife?

Ja:	minus 1 Punkt

Ihre Punkte: __________(max. 10)

6) Alkohol

Bitte beziehen Sie sich bei den Angaben zu Ihrem Alkoholkonsum auf den zurückliegenden Monat.

6a) Wie häufig trinken Sie Alkohol?

Ich trinke nie Alkohol	0 Punkte
Ich trinke ein bis drei Mal pro Monat Alkohol	1 Punkt
Ich trinke ein bis drei Mal pro Woche Alkohol	2 Punkte
Ich trinke vier Mal pro Woche oder öfter Alkohol	3 Punkte

6b) Wenn Sie Alkohol trinken, wie viele Gläser trinken Sie an einem durchschnittlichen Tag?
Einheit: Glas Wein (1/8 l), Glas Bier (0,3 l) oder Glas Schnaps (0,02 l)

Ein bis zwei Gläser	2 Punkte
Drei Gläser	1 Punkt
Vier Gläser	0 Punkte
Mehr als vier Gläser	minus 1 Punkt

6c) Passierte es innerhalb des letzten Monats, dass Sie am Tag nach einem stärkeren Alkoholkonsum Erinnerungslücken hatten?

Nein:	0 Punkte
Ja:	minus 2 Punkte

6d) Hatten Sie innerhalb des letzten Monats Schuldgefühle oder ein schlechtes Gewissen, weil Sie zu viel getrunken haben?

Nein:	0 Punkte
Ja:	minus 2 Punkte

Ihre Punkte: __________(max. 5)

7) Fragen zum körperlichen Befinden

	sehr stark	stark	mittel	ein wenig	gar nicht
Wie stark werden Sie derzeit durch Schmerzen daran gehindert, notwendige Dinge zu tun?	0	2	4	6	8
Wie sehr sind Sie auf medizinische Behandlung angewiesen, um das tägliche Leben zu meistern?	0	2	4	6	8
	gar nicht	**wenig**	**mittel**	**meistens**	**völlig**
Haben Sie genug Energie für das tägliche Leben?	0	2	4	6	8
	sehr schlecht	**schlecht**	**mittel**	**gut**	**sehr gut**
Wie schätzen Sie Ihre körperliche Fitness ein, verglichen mit anderen Personen gleichen Alters?	0	2	4	6	8
Wie gut können Sie sich fortbewegen?	0	2	4	6	8
	gar nicht zufrieden	**wenig zufrieden**	**mäßig zufrieden**	**zufrieden**	**sehr zufrieden**
Wie zufrieden sind Sie mit Ihrem Schlaf?	0	2	4	6	8

Wie zufrieden sind Sie mit Ihrer Verdauung?	0	2	4	6	8
Wie zufrieden sind Sie mit Ihrer Arbeitsfähigkeit?	0	2	4	6	8
Bitte addieren Sie die erreichten Punkte und teilen Sie diese Zahl dann durch zehn.					
Ihre Punkte: (max. 6,4)					

8) Fragen zum seelischen Befinden

	gar nicht	wenig	halb- wegs	über- wiegend	völlig
Wie gut können Sie Ihr Leben genießen?	0	2	4	6	8
Betrachten Sie Ihr Leben als sinnvoll?	0	2	4	6	8
Sind Sie mit Ihrem Aussehen zufrieden?	0	2	4	6	8
	immer	**meistens**	**manch- mal**	**selten**	**nie**
Wie oft haben Sie sich in der vergangenen Woche nervös und gestresst gefühlt?	0	2	4	6	8

Wie oft waren Sie in der vergangenen Woche so niedergeschlagen, dass Sie nichts aufheitern konnte?	0	2	4	6	8
Wie oft waren Sie in der vergangenen Woche müde?	0	2	4	6	8
	nie	**selten**	**manch-mal**	**meistens**	**immer**
Wie oft waren Sie in der vergangenen Woche glücklich?	0	2	4	6	8
Fühlen Sie sich in einer religiösen oder spirituellen Gemeinschaft geborgen?	0	2	4	6	8
Wie oft waren Sie in der vergangenen Woche ruhig und gelassen?	0	2	4	6	8
Bitte addieren Sie die erreichten Punkte und teilen Sie diese Zahl dann durch zehn.					
Ihre Punkte: (max. 7,2)					

9) Fragen zur Partnerschaft, Familie und Sozialleben

	ich habe keinen Partner	schlecht	mittel	gut	sehr gut
Wie schätzen Sie die Qualität Ihrer Partnerschaft ein?	2	0	4	6	8
	ich habe keinen Partner	**weniger als ein Jahr**	**ein bis drei Jahre**	**drei bis zehn Jahre**	**länger als zehn Jahre**
Wie lange besteht Ihre derzeitige Partnerschaft?	2	2	4	6	8
	ich habe keine Kinder/ Familie	**nicht zufrieden**	**wenig zufrieden**	**zufrieden**	**sehr zufrieden**
Wie zufrieden sind Sie mit der Beziehung zu Ihren Kindern?	2	0	2	6	8
Wie zufrieden sind Sie mit der Stimmung innerhalb Ihrer engeren Familie?	2	0	2	6	8
	seltener als ein Mal pro Monat	**ein Mal pro Monat**	**zwei bis drei Mal pro Monat**	**ein Mal pro Woche**	**häufiger als ein Mal pro Woche**
Wie oft treffen Sie sich außer Haus mit Freunden oder Bekannten?	0	2	4	6	8
Wie oft sind bei Ihnen zu Hause Freunde zu Besuch?	0	2	4	6	8

Wie oft haben Sie Kontakt mit Verwandten, die nicht in Ihrem Haushalt leben?	0	2	4	6	8
	mit den meisten gar nicht	**nicht viel mehr als Grüßen**	**guter Kontakt mit wenigen**	**guter Kontakt mit den meisten**	**sehr guter Kontakt mit den meisten**
Sprechen Sie mit den Menschen in Ihrer Nachbarschaft?	0	2	4	6	8
	gar nicht zufrieden	**wenig zufrieden**	**halb-wegs zufrieden**	**zufrieden**	**sehr zufrieden**
Wie zufrieden sind Sie mit der Unterstützung durch Freunde?	0	2	4	6	8
Wie zufrieden sind Sie mit der Häufigkeit Ihrer Sexualkontakte?	0	2	4	6	8
Wie zufrieden sind Sie mit der Qualität Ihres Sexuallebens?	0	2	4	6	8
Bitte addieren Sie die erreichten Punkte und teilen Sie diese Zahl dann durch zehn.					
Ihre Punkte: (max. 8,8)					

10) Fragen zum Lebensumfeld, Beruf und Finanzen

	gar nicht	eher nicht	halb-wegs	überwie-gend	völlig
Wie sicher fühlen Sie sich in Ihrem täglichen Leben?	0	2	4	6	8
Wie gesund sind die Umweltbedin-gungen in Ihrem Wohngebiet?	0	2	4	6	8
Haben Sie genug Geld, um Ihre Be-dürfnisse befriedi-gen zu können?	0	2	4	6	8
Haben Sie Zugang zu Informationen, die Sie für das tägliche Leben brauchen?	0	2	4	6	8
Haben Sie ausreichend Angebote für Freizeitaktivitäten?	0	2	4	6	8
	gar nicht zufrieden	**wenig zufrieden**	**halb-wegs zufrieden**	**zufrieden**	**sehr zufrieden**
Wie zufrieden sind Sie mit Ihren Wohnbedingungen?	0	2	4	6	8
Wie zufrieden sind Sie mit Ihren Möglichkeiten, Ge-sundheitsdienste in Anspruch nehmen zu können?	0	2	4	6	8

Wie zufrieden sind Sie mit den Beförderungsmitteln, die Ihnen zur Verfügung stehen?	0	2	4	6	8
Wie zufrieden sind Sie mit Ihrer beruflichen Situation?	0	2	4	6	8
Bitte addieren Sie die erreichten Punkte und teilen Sie diese Zahl dann durch zehn.					
Ihre Punkte: (max. 7,2)					

11) Fragen zur Ernährung

	stimmt gar nicht	**stimmt selten**	**stimmt teilweise**	**stimmt großteils**	**stimmt vollständig**
Ich bin beim Essen wählerisch und lege großen Wert auf Qualität.	0	2	4	6	8
	stimmt vollständig	**stimmt großteils**	**stimmt teilweise**	**stimmt selten**	**stimmt gar nicht**
Ich verwende anstatt Butter stets Margarine.	0	2	4	6	8
	gar nicht	**selten**	**ein bis zwei Mal pro Woche**	**drei bis fünf Mal pro Woche**	**nahezu jeden Tag**
Wie häufig essen Sie Vollkornprodukte?	0	2	4	6	8

Wie häufig essen Sie Produkte aus biologischem Anbau?	0	2	4	6	8
Wie häufig essen Sie frisches Obst oder Gemüse?	0	2	4	6	8
	nahezu täglich	**drei bis fünf Mal pro Woche**	**ein bis zwei Mal pro Woche**	**weniger als ein Mal pro Woche**	**gar nicht**
Wie häufig essen Sie Fertiggerichte aus dem Supermarkt?	0	2	4	6	8
Wie häufig trinken Sie süße Limonaden?	0	2	4	6	8
Wie häufig essen Sie in Fast-Food-Lokalen?	0	2	4	6	8
Bitte addieren Sie die erreichten Punkte und teilen Sie diese Zahl dann durch zehn.					
Ihre Punkte: (max. 6,4)					

12) Krankheitsverhalten, Medikamentenkonsum

	sehr oft	**häufig**	**manch-mal**	**selten**	**nie**
Wie häufig haben Sie im letzten Jahr Antibiotika eingenommen?	0	2	4	6	8

Wie häufig haben Sie im letzten Jahr cortisonhaltige Medikamente verwendet?	0	2	4	6	8
Wie oft waren Sie während des letzten Jahres in ärztlicher Behandlung?	0	2	4	6	8
Wie oft suchen Sie aus Sorge vor Krankheiten »zur Sicherheit« einen Arzt auf?	0	2	4	6	8
	wesentlich stärker von den Genen	**eher von den Genen**	**von beidem gleich stark**	**eher vom Lebensstil**	**wesentlich stärker vom Lebensstil**
Hängt Ihre Gesundheit im Alter eher von Ihrem Lebensstil ab oder eher von den vererbten Genen?	0	2	4	6	8
	habe nie Fieber	**bis 37,5 °C**	**bis 38 °C**	**bis 39 °C**	**über 39 °C**
Bis zu welcher Temperatur steigt bei Ihnen das Fieber?	0	2	4	6	8
	schon seit Jahren nicht mehr	**weniger als ein Mal pro Jahr**	**etwa ein Mal pro Jahr**	**etwa zwei Mal pro Jahr**	**mehr als zwei Mal pro Jahr**
Wie häufig haben Sie fieberhafte Infekte?	0	2	4	6	8

	nie	selten	manch-mal	meistens	immer
Wenn Sie sich krank fühlen, bleiben Sie dann zu Hause im Bett?	0	2	4	6	8
Lesen Sie den Beipackzettel Ihrer Medikamente?	0	2	4	6	8
Können Sie mit Ihren Ärzten offen und vertrauensvoll reden?	0	2	4	6	8
Bitte addieren Sie die erreichten Punkte und teilen Sie diese Zahl dann durch zehn.					
Ihre Punkte: (max. 8)					

13) Charakter und Temperament

	stimmt gar nicht	stimmt selten	stimmt teilweise	stimmt großteils	stimmt vollständig
Konflikte schlucke ich nicht hinunter, sondern trage sie offen aus.	0	2	4	6	8
Ich kann leicht verzeihen.	0	2	4	6	8
Ich bin neugierig und interessiere mich sehr für neue Ideen.	0	2	4	6	8

Ich habe zumindest ein privates Hobby, dem ich mich mit Leidenschaft widme.	0	2	4	6	8
Ich habe keine Probleme damit, allein zu sein.	0	2	4	6	8
Ich genieße die Natur und bin gerne im Freien.	0	2	4	6	8
	stimmt vollständig	**stimmt großteils**	**stimmt teilweise**	**stimmt selten**	**stimmt gar nicht**
Es braucht viel Energie, bis ich mich zu einer Arbeit aufraffe.	0	2	4	6	8
Vor Autoritäten oder in der Öffentlichkeit selbstbewusst aufzutreten, bereitet mir Probleme.	0	2	4	6	8
Ich habe keine großen Ziele, die ich noch unbedingt erreichen möchte.	0	2	4	6	8
Ich bin sehr anfällig für psychosomatische Beschwerden.	0	2	4	6	8
Ich brauche lange, bis ich aus einem Stimmungstief wieder herauskomme.	0	2	4	6	8

Bitte addieren Sie die erreichten Punkte und teilen Sie diese Zahl dann durch zehn.	
Ihre Punkte: (max. 8)	

14) Fragen zu Aktivität und Bewegung

14a) Wie häufig treiben Sie für mindestens eine halbe Stunde Sport oder aktive Bewegung?

gar nicht	0 Punkte
weniger als ein Mal pro Monat	1 Punkt
ein bis drei Mal pro Monat	2 Punkte
ein bis zwei Mal pro Woche	3 Punkte
mehr als zwei Mal pro Woche	4 Punkte

14b) Was liegt Ihnen eher: Kraft- oder Ausdauersport?

nichts von beidem	0 Punkte
eher Kraft	1 Punkt
beides gleich	2 Punkte
eher Ausdauer	3 Punkte

Ihre Punkte: __________(max. 7)

15) Methusalem-Fitnesstest

Der Methusalem-Fitnesstest ermittelt zwei Werte, die viel über Ihre derzeitige persönliche Fitness aussagen: Pulsreserve und Erholungskapazität. Wenn Sie Näheres über die Bedeutung dieser Übung und die Aussagekraft der beiden Werte wissen möchten, so lesen Sie dazu bitte im Kapitel »Erholungskapazität und Pulsreserve« nach.

Anleitung:
Bereiten Sie sich eine Uhr mit Sekundenzeiger vor oder verwenden Sie eine Pulsuhr. Weiters brauchen Sie für diesen Test einen einfachen Taschenrechner.

Zunächst setzen Sie sich bitte hin, entspannen Sie sich und messen Sie Ihren Ruhepuls (30 Sekunden lang am Handgelenk oder an der Halsschlagader, dann die Zahl verdoppeln).

Mein Ruhepuls: ______________

Machen Sie eine Fitnessübung Ihrer Wahl (z. B. Kniebeugen, Seilhüpfen, Liegestütze, Sit-ups) und führen Sie diese Übung zwei bis drei Minuten lang mit vollem Elan aus. Es ist wichtig für das Ergebnis, dass Sie sich dabei wirklich anstrengen und an Ihre Belastungsgrenze gehen. Natürlich sollten Sie aber nicht übertreiben. Hören Sie auf, wenn Sie denken, dass Sie Ihren Belastungspuls erreicht haben.

Messen Sie Ihren Belastungspuls bitte unmittelbar nach der Übung (15 Sekunden lang am Handgelenk oder an der Halsschlagader, dann die Zahl der Pulsschläge mal vier rechnen. Einfacher geht's natürlich, wenn Sie Pulsuhr oder Blutdruckmesser verwenden und von dort die Herzfrequenz ablesen).

Mein Belastungspuls: ______________

Nachdem Sie den Wert eingetragen haben, entspannen Sie sich weiter und warten Sie, bis nach dem Ende der Übung insgesamt eine Minute vergangen ist. Dann messen Sie abermals Ihre Pulsfrequenz. Dies ergibt Ihren Erholungspuls (15 Sekunden lang am Handgelenk oder an der Halsschlagader, dann die Zahl der Pulsschläge mal vier rechnen).

Mein Erholungspuls: ______________

Nun haben Sie alle Messwerte, die Sie für die Ermittlung von Erholungskapazität und Pulsreserve benötigen.

Erholungskapazität

Zur Ermittlung Ihrer Erholungskapazität errechnen Sie nun bitte die Differenz zwischen Belastungspuls und Erholungspuls:

Erholungskapazität =
Belastungspuls minus Erholungspuls: ________________

Verwendete Pulsreserve

Zur Ermittlung Ihrer Pulsreserve-Werte nehmen Sie bitte einen Taschenrechner zur Hand und führen Sie die Schritte A bis D aus.

Schritt A: Ermitteln Sie zunächst die Differenz zwischen Belastungspuls und Ruhepuls:
Belastungspuls minus Ruhepuls: ______________

Schritt B: Nun ermitteln Sie bitte Ihre Pulsreserve wie folgt:
220 minus Ihr Alter minus Ruhepuls: ______________

Schritt C: Nun dividieren Sie den Wert aus Schritt A durch den Wert aus Schritt B
Ergebnis der Division A / B: ______________

Schritt D: Den nun ermittelten Wert multiplizieren Sie bitte mit 100. Das Ergebnis zeigt, wie viel Prozent Ihrer Pulsreserve Sie bei der Übung verwendet haben.

Verwendete Pulsreserve: ________________ %

Auswertung:

Ich will den Test jetzt nicht machen:	3 Punkte

Erholungskapazität:

< 12	minus 2 Punkte
13 bis 18	minus 1 Punkt
19 bis 35	0 Punkte
36 bis 52	1 Punkt
53 bis 58	2 Punkte
59 bis 65	3 Punkte
> 65	4 Punkte

Verwendete Pulsreserve:

< 75 %	minus 2 Punkte
75 % bis 80 %	minus 1 Punkt
80 % bis 85 %	1 Punkt
> 85 %	2 Punkte

Ihre Punkte: __________(max. 6)

Gesamtauswertung

Lebensbereich	Punkte	Skala
1) Body-Mass-Index		0 1 2 3 4 5
2) Blutdruck		0 1 2 3 4 5 6
3) Cholesterin		0 1 2 3 4 5
4) Blutzucker		-4 -3 -2 -1 0 1 2 3 4

5) Rauchen		-1 0 1 2 3 4 5 6 7 8 9 10
6) Alkohol		-2 -1 0 1 2 3 4 5
7) Körperliches Befinden		0 1 2 3 4 5 6 7
8) Seelisches Befinden		0 1 2 3 4 5 6 7 8
9) Partnerschaft, Familie, Sozialleben		0 1 2 3 4 5 6 7 8 9
10) Lebensumfeld, Beruf, Finanzen		0 1 2 3 4 5 6 7 8
11) Ernährung		0 1 2 3 4 5 6 7
12) Krankheitsverhalten, Medikamente		0 1 2 3 4 5 6 7 8
13) Charakter und Temperament		0 1 2 3 4 5 6 7 8
14) Aktivität und Bewegung		0 1 2 3 4 5 6 7
15) Methusalem-Fitnesstest		-3 -2 -1 0 1 2 3 4 5 6
Methusalem-Wert		

Methusalem-Skala

0	10	20	30	40	50	60	70	80	90	100

Tragen Sie nun Ihre Punkte bei den 15 Lebensbereichen in der Tabelle sowie auf dem Hauptbalken der Methusalem-Skala ein. Wenn Sie beispielsweise 75 Punkte erreicht haben, so bedeutet dies, dass Sie derzeit 75 Prozent Ihres persönlichen Lebenspotenzials ausschöpfen.

Wenn Sie also im Optimalfall ein Lebenszeitpotenzial von 100 Jahren hätten, so heißt das, dass Sie derzeit nur 75 Prozent davon erreichen würden, also etwa 75 Jahre alt werden.

Sehen Sie sich die Auswertung in Ruhe an. Nichts davon ist endgültig. Alles lässt sich verändern.

Einiges werden Sie erwartet haben, anderes mag Sie überraschen oder auf den ersten Blick auch irritieren.

Betrachten Sie das Ergebnis genau, sehen Sie sich die einzelnen Fragen noch einmal an und besuchen Sie jene Kapitel im Buch, die auf diese Lebensbereiche konkret eingehen (beachten Sie dazu die Verweise zu den einzelnen Kapiteln).

Auswertung

1. **Body-Mass-Index:** Wie Sie Ihr Gewicht auf einfache und dauerhafte Weise im BMI-Idealbereich von 18,5 bis 25 halten, erfahren Sie in Kapitel 4.

2. **Blutdruck:** Welche Bedeutung der Blutdruck hat und wie er beeinflusst werden kann, erfahren Sie in den Kapiteln 3 und 6.

3. **Cholesterin:** Hier ist derzeit eine medizinische Revolution im Gang: Weg vom Dogma des bösen Cholesterins hin zu Betonung und Förderung des guten Cholesterins. Lesen Sie dazu die Kapitel 4 und 6.

4. **Blutzucker:** Dieser Wert ist einer der bedeutsamsten Gesundheitsrichtwerte. Wenn die Zuckerwerte steigen, so ist Feuer am Dach. Besonders interessant ist hier das »Zucker-Langzeitgedächtnis« HbA1c. Optimal sind Werte unter 6. Ausführliche Information dazu in Kapitel 4.

5. **Rauchen:** Wer noch nicht aufgehört hat, sollte sich intensiv dem zweiten Kapitel dieses Buches widmen: Wie man tödliches Siechtum rechtzeitig vermeidet und dabei gewaltig an Lebensqualität gewinnt.

6. **Alkohol:** Bei Alkohol gilt es, die Balance zu halten. Von ihm geht eine enorme Gefahr aus, gleichzeitig ist er eines der besten Heilmittel. Wenig, dafür regelmäßig – dieses Rezept garantiert den größtmöglichen Nutzen. Alle Infos dazu in Kapitel 2.

7. **Körperliches Befinden:** Dieser Themenbereich zieht sich durch alle Kapitel des Buches. Über Lebensenergie und guten Schlaf gibt es detaillierte Infos in Kapitel 7. Probleme mit der Verdauung werden in Kapitel 4 erläutert.

8. **Seelisches Befinden:** Der Bereich Psyche, Selbstbewusstsein, Glück und Religion ist ausführliches Thema in Kapitel 7.

9. **Partnerschaft, Familie und Sozialleben:** Das Thema Partnerschaft kommt im Methusalem-Test zugegeben etwas zu kurz. Im Buch befasst sich dafür das ganze erste Kapitel mit diesem wichtigen Lebensbereich. Familie und Sozialleben sind Thema von Kapitel 5.

10. **Lebensumfeld, Beruf und Finanzen:** Hintergründe, Studien, jede Menge Infos dazu in Kapitel 5. Außerdem: der ausführliche Berufstest.

11. **Ernährung:** Diesem Themenbereich ist wegen seiner Bedeutung für die Gesundheit das ausführlichste Kapitel dieses Buches gewidmet. In Kapitel 4 tauchen Sie ein in die Mythen und Irrtümer einer Ernährungslehre, die derzeit einer völligen Neubewertung unterzogen wird. Wer abnehmen möchte, ist hier ebenso gut aufgehoben wie jemand, der bloß gesund essen will.

12. **Krankheitsverhalten, Medikamentenkonsum:** Das 6. Kapitel gibt Auskunft über die Mechanismen, nach denen der Medizinbetrieb funktioniert. Es gibt Sicherheit, diese Mechanismen zu kennen, bevor man das nächste Mal zum Arzt geht.

13. **Charakter und Temperament:** Welche Charaktereigenschaften den besten Schutz vor Alzheimer & Co. bieten, lesen Sie in Kapitel 7. Ebenso über den Wert des Selbstbewusstseins und sonstige gute Geister am Weg zu einem glücklichen langen Leben.

14. **Aktivität und Bewegung:** Ausführliche Informationen über Mythen und Fakten zu diesem Thema finden Sie in Kapitel 3.

15. **Fitnesstest:** In Kapitel 3 lesen Sie die wissenschaftlichen Hintergründe zu den beiden aussagekräftigen Messwerten unseres Organismus: Erholungskapazität und Pulsreserve.

Sie sehen nun, in welchen Bereichen Ihre größten Risiken liegen. Dies sind jene Lebensbereiche, an denen Sie arbeiten sollten. Sie werden im Buch dazu eine große Menge an gesammelten Fakten finden, die verständlich machen, nach welchen Richtlinien und auf welcher medizinischen Grundlage hier die Punkte verteilt wurden. Sie werden aber auch Hintergründe dafür finden, warum bestimmte gesundheitliche Phänomene heute so häufig sind.

Lesen Sie die Ideen und Anregungen für Änderungen im Lebensstil und entscheiden Sie selbst, welche Angebote für Sie persönlich reizvoll sind.

Die besten Chancen haben demnach jene Menschen, auf die bis zum Erreichen des 50. Lebensjahres sieben wichtige Faktoren, sieben Voraussetzungen zutreffen. Diese bilden gemeinsam den »Methusalem-Code«.

Die 7 Geheimnisse der Methusalem-Menschen:

1. ***Sie führen eine partnerschaftliche Beziehung.***

2. ***Sie sind Nichtraucher (geworden) und konsumieren regelmäßig, aber nicht übermäßig Alkohol.***

3. ***Sie machen gern Bewegung.***

4. ***Sie genießen das Essen und haben kein starkes Übergewicht.***

5. ***Sie führen ein aktives Sozial- und Familienleben und sind materiell abgesichert.***

6. ***Sie nehmen wenig oder gar keine Medikamente.***

7. ***Sie sind neugierig und selbstbewusst.***

Wenn Sie das Gesamtkonzept interessiert und Sie die Absicht haben, den Regler auf der Methusalem-Skala kräftig nach rechts in Richtung der grünen 100-Prozent-Traummarke zu schieben, so wartet ein lustvolles, interessantes Abenteuer auf Sie! Unterzeichnen Sie symbolisch den Methusalem-Vertrag und schaffen Sie damit die idealen Voraussetzungen, um Ihr persönliches Potenzial voll auszuschöpfen. Dabei werden Sie merken, dass die Erfüllung des Vertrages rein gar nichts mit Entsagung und sinnesfeindlicher Askese, aber sehr viel mit Genuss und Lebensfreude zu tun hat. Schöpfen Sie Ihr Potenzial aus!

Der Methusalem-Vertrag

Einen Vertrag zu unterzeichnen, hat etwas Feierliches. Damit wird ein konkreter Handel »mit Brief und Siegel« abgeschlossen. Mit dem Methusalem-Vertrag sind Sie keinem Außenstehenden verpflichtet. Niemand wird Sie dafür haftbar machen. Dieser Vertrag ist eine feierliche Symbolhandlung, eine Vereinbarung, die Sie mit sich selbst eingehen.

Doch jedes starke Gefühl hinterlässt konkrete körperliche Spuren. Jeder tief empfundene Gedanke hat Auswirkungen auf unsere späteren Handlungen.

Wir wissen, dass Träume vor allem dazu da sind, Eindrücke zu verarbeiten, starke Emotion nachzufühlen und dadurch unser Langzeitgedächtnis und unser Unterbewusstsein zu ordnen. Dies geschieht in einer teils surrealen Bildersprache, die mit Alltagsvernunft wenig zu schaffen hat. Wenn wir während eines Traums plötzlich aufwachen, so können wir uns nur wundern über die skurrilen Situationen, die noch kurz zuvor im Schutz der Traumwelt ganz selbstverständlich gewirkt haben.

Wenn ein Ereignis nicht fähig ist, genug Emotion auszulösen, sodass es im Traum wahrgenommen und ins Archiv unseres Lebens eingeordnet wird, so werden wir das Ereignis nur im Kurzzeitgedächtnis, dem »Arbeitsspeicher der Gegenwart«, behalten und es wird rasch verblassen.

Wenn wir hingegen über einen Menschen intensiv Böses denken, wird das irgendwann einmal an die Oberfläche kommen, möglicherweise erst nach Monaten und wenn die konkrete Ursache für unsere Abneigung gar nicht mehr in allen Details präsent ist. Genauso verhält es sich mit intensiven positiven Gefühlen. Sie wirken im Verborgenen. Gedachtes hat Macht, solange es intensiv gedacht wird.

Auch unser intellektuelles Wissen behalten wir nur dann, wenn wir damit Emotionen verbinden. Aus der Lernforschung wissen wir, dass Kenntnisse, auf die wir beim Spielen, Tüfteln oder Experimentieren selbst kommen, uns »ewig« erhalten bleiben. Fertig präsentierte Lösungen und Fakten, die uns beim Frontalunterricht am Fließband geliefert werden, ziehen jedoch meist bei einem Ohr hinein und beim anderen wieder hinaus, ohne im dazwischenliegenden Wunderland irgendwelche bleibenden Spuren zu hinterlassen.

Unser Gedächtnis besteht aus gespeicherten Emotionen. Das ist unser Spamfilter gegen die Info-Flut: Alles was uns nicht zu berühren vermag, landet im Papierkorb, wird bei der nächsten nächtlichen Traumsitzung ignoriert und damit endgültig gelöscht.

Halten wir dies fest, bevor wir den Vertrag abschließen. Den Vertrag mit uns selbst. Der Vertrag wirkt dann, wenn er über den Verstand akzeptiert wird und unsere Gefühlsebene erreicht. Auch wenn die Ziele weit entfernt sein sollten, auch wenn wir jetzt nicht die Kraft spüren, alles auf einmal in Angriff zu nehmen, auch wenn uns bei manchen dieser Punkte vollständig die Fantasie fehlt, wie hier eine Lösung gelingen könnte.

Wir sind keine jungen Hunde mehr, die völlig unbekümmert und scheinbar unbesiegbar der nächstbesten Witterung nachlaufen. Wir wissen um unsere Verwundbarkeit. Wir wissen um unsere Schwächen. Wir wissen aber auch um unsere Stärken, um unsere Talente und einzigartigen Charaktereigenschaften.

Der Methusalem-Vertrag ist ein Bekenntnis zu diesem – unserem – Leben. Wir gehen den Vertrag ein, um eine positive Idee zum Ausdruck zu bringen: Ein Bekenntnis zu unserer Familie, unseren Freunden und der Gesellschaft, deren Teil wir sind. Ein Signal, dass wir den gemeinsamen Weg mitgehen und weitergehen. Dass wir das unsere dazu beitragen, dieses Leben würdevoll und genussvoll zu leben.

Wir verlieren die Scheu, über das Thema »Alter« nachzudenken. Wir gehen in die Offensive. Und wir tun das mit einer Mischung aus Verstand und Emotion.

Der Methusalem-Vertrag ist ein offensives Bekenntnis zur zweiten Lebenshälfte und drückt einen konkreten Wunsch aus – alt werden zu wollen. Der Vertrag ist der definitive Abschied von der

»Tomorrow never happens«-Idee unserer Hippie-Jahre, die konkrete Absage an den »Live fast, die young«-Mythos unserer Punk-Phase.

Wir machen uns selbst ein Alter, das schön wird! Eine Zeit, die Träume erfüllt. Ein Leben, das eine besondere Qualität hervorbringt. Und uns genügend Zeit lässt, diese Qualität für uns zu nutzen.

Es gibt keinen einheitlichen Lebensstil, der alle und jeden glücklich macht, weil jeder von uns verschieden ist. Aber es gibt Grundvoraussetzungen, die erfüllt sein sollen, weil ihr Nutzen erwiesen ist. Voraussetzungen, die der Natur des Menschen entsprechen und die Gesundheit fördern.

Dort, wo wir diese Voraussetzungen nicht erfüllen, wollen wir nun aktiv werden, damit wir ein möglichst ideales Lebensumfeld schaffen und unser von der Natur geschenktes Potenzial so weit wie möglich ausschöpfen. Mit den richtigen Schritten lassen sich auch erstarrte und jahrzehntelang festgefahrene Einstellungen ändern. Alles, was es dazu braucht, ist der Vorsatz, der Startschuss.

Die sinnvolle Anpassung des persönlichen Lebensstils hat dabei nichts mit Verlust, mit Zwang oder Einschränkung zu tun. Im Gegenteil. Wir beginnen ein lustvolles Unterfangen, das alle Bereiche des Lebens, vom eigenen Körpergefühl bis hin zu Sexualität und Karriere, mit neuem Schwung erfüllen kann.

Es handelt sich um eine Weichenstellung, die wir selbst vornehmen. Es liegt in unserer Macht, jede dieser Voraussetzungen zu erfüllen. Wir werden damit in keiner Weise eingeengt. Im Gegenteil. Wenn wir diese Voraussetzungen erfüllen, erlangen wir Freiheiten, die wir in diesem Umfang derzeit noch nicht genießen.

Wir legen hiermit das Bekenntnis dazu ab: Ja, wir möchten alt werden. Wir werden auf angenehme, würdevolle, lustvolle, neugierige Art alt werden. Und um die idealen Voraussetzungen zu schaffen, diese Jahre bei bestmöglicher Lebensqualität zu verbringen, wollen wir die sieben Grundregeln für ein glückliches langes Leben erfüllen. In der Folge fasse ich die sieben Geheimnisse des Methusalem-Vertrags kurz zusammen.

1) Schätze Deinen Partner

Ich will versuchen, eine gute, stabile Partnerschaft zu führen, die auf gegenseitigem Vertrauen basiert. Ich will von meiner Seite alles dafür tun, diese Voraussetzungen zu schaffen, indem ich verlässlich bin und meinen Partner in seiner Art wertschätze. Ich will Genuss schenken und Genuss erleben. Ich erwarte dabei nicht das Unmögliche von meinem Partner, aber wenn mir das Mögliche allzu bescheiden und frustrierend erscheint, so schrecke ich auch nicht davor zurück, noch einmal neu anzufangen. Ich suche eine Lebenspartnerschaft, die Zärtlichkeit und sexuelle Freude bereitet, eine Lebensfreundschaft, die emotionale Freude bereitet, eine verantwortungsvolle Partnerschaft, die das Erreichte bewahrt und Rücksicht auf die Bedürfnisse des anderen nimmt. Ich will eine Partnerschaft führen, in der Freiraum herrscht, Freiraum zur Entwicklung und Freiraum zur Entspannung. Ich strebe eine Partnerschaft an, in der ein Gedanke an den Partner mit dem Gefühl von Liebe und Vorfreude verbunden ist.

2) Genieße ohne Sucht

Ich will versuchen, mit den Suchtmitteln, die mich persönlich betreffen, respektvoll umzugehen. Und Respekt kann auch heißen, Abstand zu nehmen, wenn die Macht dieser Substanzen zu groß ist. Ich weiß, dass es Suchtmittel gibt, die nichts als Schaden anrichten. Und deshalb will ich versuchen, diese Todbringer loszuwerden und ein Leben lang zu meiden. Das betrifft als eines der stärksten Suchtmittel die Zigarette, bezieht sich aber ebenso auf Alkohol-, Arzneimittel- und Drogenmissbrauch. Einkaufen kann ebenso zur Sucht werden wie riskantes Spiel oder das Anhäufen von Geld. Immer dort, wo Süchte zum Selbstzweck werden und mich auf gefährliche Weise dominieren, ist meine Freiheit bedroht.

Ich will versuchen, meine Süchte als etwas Befriedigendes und Lustspendendes in mein Leben zu integrieren, sodass aus Sucht wirklicher Genuss wird. Dort jedoch, wo ein positiver Umgang nicht möglich ist, will ich klare Trennlinien ziehen.

3) Beweg Deinen Hintern

Ich will körperlich aktiv sein, weil Leben Bewegung ist und ohne Bewegung eines der wesentlichsten Elemente eines qualitätsvollen Lebens fehlt. Aktivität hält meinen Bewegungsapparat in Form und meinen Stoffwechsel aktiv, sodass ich nicht verfetten kann. Aktivität verbessert die Laune und beugt depressiven Phasen vor. Aktivität und Sport bereichern meine Sozialkontakte und bringen mich in intensive Beziehung mit der Natur. Aktivität erhält meine Selbstständigkeit und trägt zu einem starken gesunden Selbstbewusstsein bei.

Ich will aktiv sein, weil ich mein Leben selbst in die Hand nehme und damit Fremdbestimmung langfristig vermeide. Ich will meine Unabhängigkeit bewahren und niemals leichtfertig aufs Spiel setzen.

4) Achte auf Dein Essen

Ich will gesund essen und meinem Körper mit der Auswahl der Lebensmittel Gutes tun. Ich achte darauf, dass diese Nahrungsmittel mit Ehrfurcht vor der Natur hergestellt wurden. Gleichzeitig lege ich großen Wert auf Genuss. Essen und Trinken gehören zu den freudvollsten Tätigkeiten des Lebens. Ich will mein Essen mit Liebe und Sorgfalt zubereiten und mit gutem Gewissen verzehren. Aus diesem Grund meide ich Junkfood. Einfach weil ich mir zu wertvoll dafür bin.

Ich will Übergewicht vermeiden und strebe ein für mich optimales Gewicht an, weil dies das Leben leichter macht, weil es die Gelenke schont und Schmerzen vorbeugt. Auch Essen kann zur Sucht und Ersatzbefriedigung werden. Wenn ich hier gefährdet bin, so werde ich mit Disziplin eine Änderung in meiner Ernährung durchsetzen.

5) Steck die Nase ins Leben

Ich pflege meine persönlichen Beziehungen und Freundschaften und übe in der Gesellschaft eine aktive Rolle aus. Ich fühle mich in meinem Lebensumfeld geborgen. Meine Familie nimmt eine zentrale Rolle in meinem Denken und Handeln ein und ich stehe zu allen Mitgliedern in liebevollem Kontakt. Mein Heim dient gleichermaßen als Zufluchtsort und geselliger Mittelpunkt. Ich kümmere mich um eine angenehme Ausstrahlung, sodass es Freude bereitet, nach Hause zu kommen.

Ich kapsle mich nicht ab, sondern begegne den Menschen in meiner Umgebung mit Zuneigung. Ich bin gastfreundlich und nehme selbst gern Einladungen an.

Im Beruf versuche ich eine Position zu erreichen, die drei wichtige Voraussetzungen erfüllt: materielle Sicherheit und weitgehende Selbstbestimmung in einer befriedigenden Arbeitsatmosphäre.

Ich strebe einen gesellschaftlichen Status an, der Ansehen und Zufriedenheit bietet, dabei aber genügend interessante Herausforderungen und Aufgaben bereithält. Mein Umfeld richte ich so ein, dass es als solides Fundament für ein erfülltes Leben dienen kann.

6) Lass Dich nicht ängstigen

Ich werde für die Erhaltung meiner Gesundheit selbst die Verantwortung übernehmen und sie weder aufs Spiel setzen noch an fremde Autoritäten delegieren, wie bei einem Pkw, den man zum Service in die Werkstatt stellt. Es gibt keine Wunderpillen oder Hightech-Operationen, die in der Lage wären, jahrzehntelange Verfehlungen im Lebensstil wieder ungeschehen zu machen. Deshalb handle ich selbst und setze jetzt die richtigen Schritte. Niemand anderer wird dafür die Verantwortung übernehmen, wenn ich sie zu oft abgegeben habe.

Ich werde Ärzte auswählen, zu denen ich Vertrauen habe und die kein Problem damit haben, mit einer selbstbewussten und informierten Persönlichkeit umzugehen. Ich bin gewappnet gegen das immer mehr um sich greifende Steuerungsmittel der Angst, das rundum wie ein Knüppel geschwungen wird, um Menschen zu Patienten zu machen. Ich werde selbst für meine Gesundheit Sorge tragen und Maßnahmen setzen, die in meinem eigenen Einflussbereich liegen, die ich verstehe und für sinnvoll halte.

7) Bleib heiter und gelassen

Ich übe einen offenen Umgang mit Konflikten und lüge mich selbst und andere nicht an. Wenn ich in schwierige Situationen komme, scheue ich mich nicht, Hilfe in Anspruch zu nehmen und meine Probleme anzusprechen. Phasen von akutem Stress will ich mit Umsicht begegnen, ohne in Panik zu geraten. Wenn Stress chronisch wird, halte ich inne und suche Rat. Wenn ich mit Herausforderungen konfrontiert bin, die mir Angst machen, laufe ich nicht davon, sondern versuche, sie zu ordnen und durch geeignetes Handeln zu klären.

Ich weiß, dass die Konfrontation mit schwierigen Situationen Chancen bietet und neue Wege eröffnet, die ich nie kennenlernen würde, wenn ich immer nur ausweiche. Ich bin neugierig und interessiere mich für meine Umwelt. Ich lese viel und schätze das intellektuelle Gespräch. Meine religiösen und philosophischen Standpunkte habe ich gefunden und stehe selbstbewusst dazu, ohne dabei in meinen Einstellungen zu versteinern. Ich habe ausgeprägte Interessen, pflege meine Hobbys und genieße die Zeit, in der ich allein mit mir bin. Ich will ein weltoffener Charakter sein, der das Leben liebt und dessen Chancen nützt.

1. Schätze Deinen Partner

1.1 Das Geheimnis glücklicher Partnerschaft

Die Liebe ist so unproblematisch wie ein Fahrzeug. Problematisch sind nur die Lenker, die Fahrgäste und die Straße.
Franz Kafka

Das Partnerschafts-Labor

John Gottman ist einer der weltweit führenden Fachleute in Sachen Partnerschaft.[1] In seinem Ehe- und Familieninstitut in Seattle gibt es ein spezielles Appartement, das Paare beziehen können. Allerdings handelt es sich dabei nicht um ein Liebesnest. Gottman ist für die meisten seiner Klienten nämlich die letzte Hoffnung, bevor endgültig die Scheidungsanwälte zum Zug kommen.

Die Wohnung ist im Stil eines Big-Brother-Studios verkabelt, überall sind Kameras angebracht. Gottman und seine Mitarbeiter sitzen im Regieraum vor den Monitoren und beobachten das Paar beim Reden, beim Essen, beim Streiten, bei den täglichen Verrichtungen. Sie notieren auffällige Verhaltensweisen, Gesten und Argumente. Am Körper angebrachte Sensoren geben über Puls und Blutdruck zusätzliche Informationen über den Stresslevel der beiden »Kontrahenten«.

Nach Jahren solcher Beobachtungen kann Gottman schon nach wenigen Minuten sagen, welche Paare glücklich zusammenleben werden oder welche sich früher oder später scheiden lassen. »Was eine Ehe funktionieren lässt, ist erstaunlich einfach«, erklärt er, »glücklich verheiratete Paare sind nicht klüger, reicher oder psychologisch gesehen raffinierter als andere. Aber sie haben in ihrem Alltag eine Dynamik entwickelt, die verhindert, dass die negativen

Gedanken und Gefühle, die es bei allen Paaren gibt, die positiven überdecken.« Sie führen, wie Gottman es nennt, eine von emotionaler Intelligenz getragene Ehe.

Diese Beobachtungen lassen sich auch auf hormoneller Ebene nachvollziehen. Die Psychologin Janice Kiecolt-Glaser holte neunzig frisch verheiratete Paare in ihr Labor.[2] Sie sollten über ein möglichst heikles Thema sprechen, das in ihrer Beziehung regelmäßig zum Streit führt. Vor, während und nach dieser Diskussion wurden jeweils Blutproben genommen. Zehn Jahre später wertete Kiecolt-Glaser die alten Videobänder aus und verglich die Hormonwerte jener Paare, die noch zusammen waren, mit jenen, die sich in der Zwischenzeit getrennt hatten.

Der markanteste Unterschied zeigte sich bei den Stresshormonen. Jene Paare, die sich später scheiden ließen, regten sich während der Konflikte mehr auf und behielten ihre Stresswerte noch lange oben, obwohl der Streit schon längst vorüber war. Besonders kritisch ist es für eine Beziehung, wenn die Frauen deutlich stärker in Stress geraten. Dann ist das Ende nah.

Offenbar liegt also bei Paaren, die nicht zusammenbleiben werden, in der Art des Umgangs miteinander von Anfang an etwas im Argen.

Das macht die Beziehung stabil

- **Verliebtheit von Anfang an**

Paare, die ihre Partnerschaft sehr verliebt begonnen haben, schaffen eine Bindung, die nicht so leicht wieder bricht und auch Durststrecken überwindet.

- **Ähnlichkeit in vielen Lebensbereichen**

Das bedeutet nicht, dass beide Partner überall einer Meinung sein oder an allem gleichermaßen interessiert sein müssen. Doch je besser die Übereinstimmung in zentralen Lebensbereichen, desto einfacher wird sich das Zusammenleben gestalten. Die wichtigsten Ähnlichkeiten: Bildung, Milieu, Nationalität, Humor.

- **Eigenständigkeit beider Partner**

Jeder sollte neben der gemeinsamen Welt – so wichtig diese ist – auch eine eigene Welt behalten: eigene Interessen und Freunde, eigene Meinungen und Ziele.

- **Geben und Nehmen**

Sehr oft ist zu beobachten, dass ein Teil eines Paares dauernd gibt und der andere Teil fast nur nimmt. Das schafft eine Schieflage, aus der früher oder später einer der beiden ausbrechen wird. Zwischen den Partnern sollte ein ausgeglichenes Verhältnis zwischen Geben und Nehmen bestehen.

- **Sich in den Partner hineinversetzen**

Keine zwei Menschen sehen die Welt ganz gleich. Es lohnt sich, von Zeit zu Zeit zu ergründen, was sich der Partner zu einer bestimmten Sache denkt, und die blinden Flecken auf der »Landkarte« des anderen zu füllen.

- **Gut miteinander kooperieren**

Paare, die »ein gutes Gespann« sind, sind nur schwer zu schlagen. Das Gefühl, etwas miteinander auf die Reihe zu bringen, schweißt beide zusammen und verleiht dem Miteinander einen ganz eigenen Sinn.

- **Gemeinsame Anliegen und Ziele**

Viele Paare sehen im Wunsch, eine Familie zu gründen, einen der wichtigsten Anker ihrer Partnerschaft. Mit jedem weiteren gemeinsamen Ziel rücken die Partner näher zusammen. Wichtig ist, dass die Ziele des einen nicht der Alptraum des anderen sind.

Paare müssen Freunde sein

John Gottman zieht einen zentralen Schluss aus seinen Beobachtungsreihen: »Glückliche Ehen sind auf eine tiefe Freundschaft gegründet.« Die Paare empfinden füreinander Respekt und Freude an der Gemeinschaft mit dem anderen. Diese Partner kennen einander meist sehr genau – sie sind sehr vertraut mit den Vorlieben, Abneigungen, persönlichen Eigenarten, Hoffnungen und Träumen des anderen. Sie pflegen eine tiefe Achtung voreinander und geben dieser Zuneigung nicht nur zu besonderen Anlässen Ausdruck, sondern auch in den kleinen Dingen des Lebens, tagein, tagaus.

Gottman fand einen elementaren Unterschied, der glückliche Beziehungen von unglücklichen unterscheidet. Diese sogenannte »Gottman-Konstante« besagt, dass in stabilen, zufriedenen Beziehungen das Verhältnis von positivem zu negativem Verhalten mindestens fünf zu eins betragen muss. Eine negative Interaktion kann durch fünf positive kompensiert werden.

Beständige kleine und größere Liebesbeweise haben auch konkrete Auswirkungen im Organismus. Für eine Studie nahm Gottman Blutproben von glücklichen, von neutral eingestellten und von unglücklichen Paaren. Die Laboranalyse zeigte, dass zufriedene Partner mehr weiße Blutkörperchen und mehr natürliche Killerzellen aufwiesen als Menschen in unglücklichen Partnerschaften: beides Zeichen eines gut funktionierenden Immunsystems. »Ich stelle mir oft vor«, berichtet Gottman, »dass Fitnessfans drei Mal mehr Gesundheit ernten würden, wenn sie nur zehn Prozent ihrer wöchentlichen Trainingszeit darauf verwenden würden, an ihrer Ehe anstatt an ihrem Körper zu arbeiten.«

An der Ehe zu arbeiten heißt aber keinesfalls, den Partner nach den eigenen Vorstellungen zu modellieren. Es ist zwar verlockend, sich seinen Partner mutiger, heißblütiger, leidenschaftlicher oder ehrgeiziger zu wünschen. Dennoch ist eine charakterliche Umerziehung fast immer ein Unterfangen, das mit Frust und Enttäuschung endet. Und so sehr sich einer der beiden auch im Recht wähnt: Wer den Charakter des anderen nicht aushält, sollte besser das Weite suchen.

Zu große Fixierung auf den anderen schadet. Der Paartherapeut Rudolf Sanders aus Hagen bringt es auf den Punkt: »Nur wer alleine glücklich sein kann, kann auch miteinander glücklich sein.« Sanders glaubt, dass in vielen Beziehungen zu viel Nähe ist – so viel Nähe, dass sich Mann und Frau nicht mehr selbst spüren können. Oft wird das durch den zu häufigen Gebrauch des Wortes »wir« deutlich: »Wir gehen gerne laufen« oder »Wir melden uns bei dir«. Eine Trennung solcher Verschmelzung in Richtung auf eine klar unterscheidbare Identität jedes Einzelnen wird früher oder später dringend notwendig.

Jede Partnerschaft muss eine Balance finden zwischen Nähe der Partner zueinander und einer gesunden Distanz. Auf der einen Seite soll der Partner natürlich kein Buch mit sieben Siegeln sein. Andererseits aber braucht es auch Distanz. »Ein Stück weit muss mir der andere sogar fremd bleiben«, erklärt Hans Jellouschek, Psychotherapeut aus Tübingen. »Denn wir sind zwei Individuen, die niemals vollständig miteinander verschmelzen können.«[3]

Auch wenn es im ersten Überschwang verlockend sein kann, sein ganzes Glück in der innigen Verbindung mit dem Partner zu sehen, so ist es doch wichtig, rechtzeitig wieder aufzutauchen. Zu viel Nähe zwischen den Partnern kann abrupt in Abneigung münden und Liebe endet in Überdruss. Wenn sich am anderen wegen der ununterbrochenen Intimität gar keine Geheimnisse und Überraschungen mehr entdecken lassen, wird das früher oder später auch an der Lust am Sex nagen.

Nicht vom anderen das Glück erwarten

Medien, Filme, Liebeslieder und Schundromane zeigen uns, wie's geht: Täglich wird in Hochglanz vorgeführt, wie einzigartig, wunderbar und dauerhaft glücklich Partnerschaften sein können und wie es gelingen kann, auch über Jahre hinweg sexuelle Spannung in einer Beziehung am Leben zu erhalten. Wie »es« – das ewige Thema Nummer eins im Liebesleben – mit ein paar simplen Tricks noch aufregender, befriedigender und orgasmischer gestaltet werden kann. Wir weiden uns am Leben und Lieben sogenannter Traumpaare und sind beunruhigt, dass unsere eigene Beziehung im Vergleich dazu langweilig und festgefahren wirkt. Was machen wir bloß falsch? Wo ist die »große«, die »einzige« Liebe hingeraten? Wahrscheinlich war sie es ja gar nicht – sonst müsste sich das doch so beschwingt und toll anfühlen wie bei Emma Stone und Ryan Gosling im oscargekrönten Film »La La Land« – ein Zustand wie im Paradies.

Natürlich sind Beziehungen am Anfang wunderbar. Wir sind verliebt, der Himmel hängt voller Geigen, der andere wandelt als der wunderbarste Mensch auf Erden durch unsere Träume. Aber dann schieben sich Alltag und Beruf wieder mit Macht in den Vordergrund und die Sphärenklänge machen irdischeren Tönen Platz: Es kommt zu den ersten Streitereien. Die gemeinsamen Interessen stellen sich als weniger verbindend heraus, als man dachte. Auch die Familie des Partners ist unerträglich. Und langsam erhärtet sich der Verdacht: Wahrscheinlich ist er oder ist sie doch wieder nicht die Idealbesetzung fürs Leben, oder?

Paartherapeuten stellen fest, dass Ehe und Partnerschaft heute derart mit Ansprüchen überfrachtet werden, dass ein Gelingen kaum noch möglich ist. »Partnerschaft soll heute alles geben«, meint etwa Michael Mary, Paartherapeut aus Hamburg. So unterschiedliche Bereiche wie Liebe, Respekt, Leidenschaft, Treue, Freiheit, Vertrauen, Freundschaft, Intimität und Zärtlichkeit sollen von ein und demselben Menschen abgedeckt werden. Doch solche allumfassenden Ansprüche stehen fast immer im Widerspruch zur Wirklichkeit.

Michael Mary glaubt, dass die allermeisten Menschen den folgenden fünf großen Lügen aufsitzen:[4]

- **Partnerschaftslüge**: Wir glauben, dass Partnerschaft und Sexualität untrennbar miteinander verbunden sind, zusammengehören.

- **Liebeslüge**: Wir glauben, dass Liebe und Sexualität nicht zu trennen sind.
- **Erlösungslüge**: Wir sind auf der Suche nach dem einzigen, dem wahren Partner, nach der einen, großen Liebe. Wer den Richtigen oder die Richtige gefunden hat, bekommt alle Bedürfnisse und Wünsche dauerhaft erfüllt. Und im Umkehrschluss: Werden die Bedürfnisse und Wünsche nicht erfüllt, kann er, kann sie wohl noch nicht der wahre »Lebensmensch« sein – also gehen wir erneut auf die Suche, nur um wieder zu scheitern.
- **Techniklüge**: Wir glauben, wer im Bett »gut genug« ist, wer möglichst gefinkelte Sexualpraktiken beherrscht und alle erogenen Zonen des Partners im kleinen Finger hat, wird lodernden, befriedigenden, dauerhaft schönen Sex haben.
- **Partnerlüge**: Und weil nicht alles ganz so gut funktioniert, wie es unserer Vorstellung nach aussehen sollte, lügen wir uns selbst – und unserem Partner oder der Partnerin – vor, dass eigentlich alles ganz wunderbar sei.

Beziehungskiller Nörgeln

Ständiges Nörgeln stellt jede Beziehung auf eine harte Probe – wenn sie nicht sogar daran zerbricht. Besonders Frauen sind Meisterinnen der Nörgelkunst. Hat sich ein Nörgler oder eine Nörglerin einmal auf den Partner »eingeschossen«, wird es dem Opfer nicht mehr so schnell gelingen, dem anderen etwas recht zu machen. Aber wahrscheinlich erwartet er oder sie das auch gar nicht mehr vom anderen. Nörgeln ist nämlich meist schon der Endpunkt eines langen Leidensweges voller Frustration: Frust über zu viele Enttäuschungen, Verachtung des Partners, Frust aber auch über die eigenen Unzulänglichkeiten, die dann an einem gutmütigen Gegenüber ausgelassen werden. Dabei erreichen Nörgler mit ihrem dauernden Jammern, ihren Vorwürfen und Unzufriedenheiten kaum je das, was sie sich eigentlich wünschen.

Hans Jellouschek illustriert die Zwickmühle eines Nörgler-Paars anhand von Grimms Märchen vom armen Fischer und seiner nimmersatten Frau: Einerseits zeigt die Geschichte die innere Leere der Frau. Egal, welchen Wunsch ihr der Zauberfisch auch erfüllt, sie ist nicht zufrieden damit. Sie wird Königin, Kaiserin, sogar Papst – und noch immer will sie mehr: Will Gott werden und die Gestirne lenken. Diesen Wunsch erfüllt ihr der Fisch zwar nicht mehr, doch selbst wenn er es täte, ist zweifelhaft, ob ihr Herz davon berührt würde.

»Was sie sich wünscht«, so Jellouschek, »ist eigentlich, dass ihr Mann ihr als Person begegnet: Dass er sich auf sie bezieht, dass sein Blick und ihr Blick sich finden, dass sein Herz und ihr Herz einander berühren.«

Der Mann in diesem Märchen, der zaghafte, mit allem zufriedene Fischer, gibt sich mit dem zufrieden, was ist. Er hinterfragt nichts, möchte nicht gestört werden, hat keinerlei Ambitionen. Ihre Wünsche sind ihm fremd und völlig unverständlich. Als sie ihn dazu auffordert, etwas zu ändern, erfüllt er ihr – widerwillig zwar, doch bis zum Schluss – ihre Wünsche. Er hat ein schlechtes Gewissen, möchte ihr »alles recht machen« – und geht doch meilenweit an dem vorbei, was sie sich eigentlich wünscht. Denn »es recht machen« und »wirklich auf sie eingehen«, so Jellouschek, »das sind zwei sehr verschiedene Dinge.« Es nützt nichts, wenn er ihr – rein äußerlich – jeden Wunsch von den Augen abliest. Es nützt nichts, wenn er ihr das Leben schön und schöner macht – solange er sie, als Person, nicht wirklich wahrnimmt.

Die Fischersfrau wiederum macht es sich sehr einfach. Sie nimmt ihr Leben an keinem Punkt selbst in die Hand – indem etwa sie zum Fisch geht statt ihres Mannes, und ihn um die Erfüllung ihrer Wünsche bittet. Stattdessen nörgelt und schimpft sie an ihrem zaudernden Gatten herum, macht ihn für ihr ganzes Wohl und Wehe verantwortlich. »Du bist schuld, wenn ich nicht glücklicher sein kann«, teilt sie ihm mit jedem neuen Wunsch mit. »Aber im Grunde kann ich mir von dir ja auch nichts anderes erwarten.«

Die Erfahrung des Fischers machen viele Männer. Egal, was sie tun, ihre Frau scheint immer unzufrieden zu sein. Ein erster Anlauf wäre wohl für jeden Mann, die Beweggründe der Frau herauszufinden: zu hinterfragen, woher ihre Unzufriedenheit kommt. Mit etwas Mut zur Konfrontation und Selbstreflexion würden die Männer in vielen Fällen merken, dass sich ihre ständig jammernden Gattinnen eigentlich nur nach einem sehnen: ernsthafter und ehrlicher Zuwendung.

Der wirkliche Unterschied der Geschlechter

Mädchen organisieren sich schon von klein auf lieber in kleinen Gruppen, helfen einander, spielen Beziehungsspiele wie Mutter und Kind. Buben kommt es mehr darauf an, sich gegeneinander zu behaupten. Sie schreien, kommandieren und schimpfen öfter und aggressiver. Wettkampf und Konkurrenz spielen eine größere Rolle als bei Mädchen. So entstehen in Mädchen- und Bubengruppen unterschiedliche Sprachmuster, die sich bis ins Erwachsenenalter hinein halten. Zementiert werden sie durch die Wiederholung traditioneller Rollenbilder: die Macht der familiären und gesellschaftlichen Vorbilder. Es ist daher nicht leicht, etwas ganz anderes als unsere Eltern zu machen, wenn wir in dieselbe Lebenssituation kommen.

Die Sprachwissenschaftler William O´Barr und Bowman Atkins glauben, dass der Unterschied zwischen »weiblicher« und »männlicher« Sprache eigentlich kein geschlechts-, sondern ein klassenspezifischer ist. Denn sobald Frauen in gehobenen Männerpositionen sitzen, verwenden sie einen ähnlichen Sprachstil: Sie unterbrechen ihr Gegenüber häufiger, bestimmen das Gespräch, sind weniger sensibel. Und umgekehrt kommunizieren Männer deutlich beziehungsorientierter, wenn sie sich beispielsweise häufig um Kinder kümmern.

In Beziehungen sind es meistens die Frauen, die heikle Themen ansprechen und auch lösen möchten. Frauen, so haben Untersuchungen gezeigt, beginnen Diskussionen aber auch öfter mit einem

»groben Auftakt« – einer Anschuldigung, einem verbalen Angriff, mit heftiger Kritik – doch das, glaubt John Gottman, sei oft schon eine Reaktion: Denn wenn die Frau das Gefühl hat, dass ihr Partner auf freundlicheres Reden oder auch auf latente Gereiztheit nicht reagiert, wählt sie den groben Auftakt als »letzten Ausweg«.

Männer und Frauen

- Männer stellen Fragen, um Informationen zu bekommen, Frauen, um ein Gespräch in Gang zu halten und Beziehungen zu pflegen.

- Frauen diskutieren, um Erfahrungen auszutauschen, seelische Unterstützung anzubieten und auch zu erhalten. Sie wollen oft gar keinen Lösungsvorschlag, wenn sie über ein Problem klagen, sondern wünschen sich einen aufmerksamen und verständnisvollen Zuhörer, der einfach nur »da« ist. Männer hingegen sehen in Gesprächen über Probleme eine Bitte um Lösungsvorschläge und reagieren befremdet, wenn die Frau davon gar nichts wissen will.

- Einfach nur zuzuhören, fällt vielen Männern schwer. Gefühlsausbrüche von Frauen beunruhigen sie – am liebsten möchten sie diese rechtzeitig abblocken.

- Tendenziell werden bei Frauen Gefühle deutlicher sichtbar. Während bei ihnen z. B. Tränen schon reichlich fließen, fühlen sich Männer gerade einmal »ein bisschen unwohl«. Sie empfinden Gefühlsausbrüche bei Frauen oft als »Theater«.

- Frauen beziehen sich im Gespräch auf ihre Vorredner und signalisieren damit Anerkennung und Solidarität. Männer ignorieren vorangegangene Beiträge öfter.

- Männer treiben eine Konversation durch aggressive Sprache und Konfrontation voran, Frauen vermeiden beides eher.

- Männer wechseln Themen abrupt, Frauen nur in Nuancen.

- Männer beanspruchen mehr Redezeit (in öffentlichen Redesituationen) und unterbrechen Frauen häufiger.

Deutliche Geschlechtsunterschiede zeigen sich auch beim Umgang mit spontanem Sex. Frauen tendieren viel mehr als Männer dazu, einen One-Night-Stand im Nachhinein zu bedauern. Männer hingegen bedauern es eher, wenn eine Gelegenheit nicht ergriffen wurde. Kaum eine Frau trauert hingegen, wenn man der Forschung glauben darf, einer verpassten Chance längere Zeit nach.

Diese Grundhaltung hat wenig mit kultureller Prägung zu tun, denn Studien in Europa und den USA ergeben beinahe identische Resultate, wie ein aktuelles norwegisch-texanisches Forschungsprojekt belegt.[5] Auch die religiöse Einstellung oder bestimmte Moralvorstellungen sind untergeordnet. Sehr religiös eingestellte Menschen bedauern Spontansex im Nachhinein eine Spur mehr, damit hat es sich auch schon. Die erwähnten Geschlechtsunterschiede bleiben aber aufrecht.

Wissenschaftler erklären diesen Unterschied mit einer evolutionären Anpassung. Für unsere weiblichen Vorfahren waren die Folgen von Gelegenheitssex oft dramatisch, wenn daraus Schwangerschaften entstanden. Ohne den Beistand eines engagierten Partners war das Durchkommen der Kinder in schwierigen Zeiten gefährdet. »Wenn so etwas über Hunderte von Generationen passiert, führt das zu einer Selektion von Frauen, die weniger Neigung zu Spontansex zeigen und diesen, wenn es doch passiert, als weniger positiv erleben«, erklärt der norwegische Sozialpsychologe und Sexualforscher Mons Bendixen von der Universität Bergen in Norwegen.

»Frauen haben nicht nur höhere Kosten, sie haben auch weniger Vorteile von einer ausgelebten Neigung zu Gelegenheitssex«, ergänzt Kelly Asao, Psychologin an der Universität von Texas in Austin. Männer hingegen gehen dabei kaum ein Risiko ein und können ihre Gene ohne Konsequenzen für die kommenden Generationen ausstreuen. »Natürlich geschieht nichts davon bewusst«, sagt Asao. »Männliche und weibliche Sexualpsychologie ist das Endprodukt einer langen Geschichte der Anpassung, wo die beiden Geschlechter unterschiedliche Erfahrungen bei der Auswahl der Sexualpartner gemacht haben.« Daraus folgten klare geschlechtsspezifische Muster, die bis heute andauern – trotz besserer sozialer Unterstützung für alleinerziehende Frauen und trotz aller kulturellen Unterschiede in Bezug auf Religiosität oder sexuelle Freizügigkeit.

Die Rolle der Kinder

Eines der zentralsten Themen in einer Beziehung sind natürlich die Kinder. Ihr Einfluss wird oft dramatisch unterschätzt. »Ein Kind ist eine Granate«, formulierte es die Schriftstellerin Nora Ephron. »Wenn Sie ein Kind haben, lösen Sie eine Explosion in Ihrer Ehe aus, und wenn der Staub sich gelegt hat, ist Ihre Ehe anders, als sie vorher war.«

Nach der Geburt eines Kindes ist tatsächlich nichts mehr, wie es vorher war. Der Mann muss seine Frau plötzlich mit diesem kleinen Wesen teilen, das ihre Aufmerksamkeit so sehr in Anspruch nimmt, dass sie vielleicht monatelang kaum noch Energie für ihn aufbringen kann. Das stürzt ihn in ein Dilemma: Zwar liebt er sein Kind, aber er möchte auch seine Frau wieder zurückhaben.

Da ist leider nichts zu machen, konstatieren die Paartherapeuten. Er kann seine Frau nicht mehr zurückhaben. Stattdessen muss er »ihr in das neue Land, das sie betreten hat, folgen. Nur dann kann ihre Ehe weiterwachsen«. John Gottman glaubt nicht, dass der Rat vieler Therapeuten sinnvoll ist, Kind hier und Beziehung dort auseinanderzuhalten. »Familie und Ehe sind nicht diametral entgegengesetzt, sondern vielmehr aus demselben Stoff gewebt«, verkündet der Paartherapeut.

Wichtig ist allerdings, dass die Frau ihren Liebsten auch an das Kind heranlässt. Nicht so wie bei Eugen und Marie, einem Paar, das erst mit Ende dreißig erstmals Eltern wurde. Eugen ist ein liebevoller und interessierter Vater, der sich gern um die eigenen Kinder kümmern möchte. Aber obwohl er sich schon in der Schwangerschaft intensiv auf die Ankunft des Kindes vorbereitet hat, war er nach der Geburt seines Sohnes von der neuen Aufgabe total überfordert. Bei jedem Treffen mit Freunden stöhnt er seither, wie schwierig es ist, mit kleinen Kindern umzugehen, wie sehr es ihn anstrengt und zermürbt, mit dem Baby allein zu bleiben.

Den Grund für seine Unsicherheit muss man nicht lange suchen. Wer Eugen und das Baby zusammen mit seiner Mutter beobachtet, kann sofort sehen, dass Marie ihrem Mann keinen Handgriff zutraut. Wenn Eugen den Kleinen hochhebt, findet sie, dass er ihn falsch hält. Wenn er ihn herumträgt, meint sie, so könne das Baby ja wohl nie einschlafen. Und sobald der Kleine zu schreien beginnt – und das tut er unweigerlich früher oder später, wenn ihn der verunsicherte Vater bei sich hat, läuft die Mutter herbei und nimmt das Kind wieder an sich – nicht ohne fallen zu lassen, was Eugen alles falsch gemacht habe. Statt eine selbstverständliche und liebevolle Bindung zu seinem Kind aufbauen zu können, hat sich Eugen zu einem nervösen Vater entwickelt, der vor lauter Sorge, etwas falsch zu machen, das Vatersein an sich zum Problem erklärt.

Dieses Beispiel ist kein Einzelfall. Gerade in der Anfangsphase, in der der Aufbau einer Bindung besonders wichtig wäre, fühlen sich viele Väter ausgeschlossen oder ziehen sich von selbst zurück. Nicht selten rückt der Mann seinen Beruf in dieser Zeit in den Vordergrund, die Mutter bleibt mit Kind oder Kindern allein zu Hause. Hier ortet der aus Linz stammende Psychotherapeut und Theologe Hans Jellouschek eine Gefahr: dass die ursprüngliche Ordnung der Familie – mit den Eltern als Paar, den Kindern als Kinder – gestört wird. Nur zu schnell kann sich ein System »Frau ist mit Kindern, Vater ist out« entwickeln. Oft übernehmen Kinder dann von selbst eine Rolle, die ihnen nicht zusteht, oder werden von der liebeshungrigen Mutter hineingedrängt in die Rolle des

Partner-Ersatzes. Doch das darf nicht passieren. »Frau und Mann«, so Jellouschek, »sind in der Familie nicht nur Einzelpersonen, sie sind ein Paar, und zwar ein Elternpaar und ein Liebespaar.«

In jeder Beziehung mit Kindern ist es wichtig, dass die Eltern sich auch ein Eigenleben als Paar zugestehen, das nicht vollständig im Elternsein aufgeht. Natürlich ist das am Anfang, wenn die Kinder noch kleiner sind, schwierig. Umso wichtiger ist es später. »Modern eingestellte Eltern stehen manchmal in der Gefahr, sich von den Kindern tyrannisieren zu lassen, weil diese immer und überall dazwischenkommen dürfen, wo und wann sie nur wollen.« Und das, so Jellouschek, sei Gift für die Paarbeziehung.

1.2 Paare leben länger

Take my hand
Take my whole life too
For I can't help
Falling in love with you
Elvis Presley (Text: George David Weiss, Luigi Creatore)

Krise einer Institution

Es bedurfte vieler Jahrzehnte harten Ringens, um Partnerschaften ohne Trauschein, sogenannte »wilde Ehen« vom Geruch der Unehrenhaftigkeit zu befreien. Heute ist diese Lebensgemeinschaft – zumindest was das Image betrifft – gleichrangig mit der traditionellen Ehe, die selbst im Lauf der Zeit ordentlich an Image eingebüßt hat.

Immer noch sind mehr als zwei Drittel der Deutschen der Meinung, dass man eine Familie »zum Glück braucht«. Dies bedeutet allerdings längst nicht mehr, dass man dafür unbedingt heiraten muss. Wenn man dauerhaft zusammenlebt, denken nur noch knapp 40 % der Altersgruppe unter 60 Jahren, dass dies vor dem

Standesamt besiegelt werden sollte. Dass ein gemeinsamer Kinderwunsch Grund genug für eine Ehe wäre, glauben sogar noch deutlich weniger – nämlich 31% der West- und gerade mal 18 % der Ostdeutschen.[6]

Gleichzeitig steigt bei den jüngeren Menschen die Häufigkeit der sogenannten »Living Apart Together« (LAT)-Partnerschaften. Darunter versteht man Paare, die in Beziehung leben, wo jedoch beide Partner einen eigenen Haushalt führen. In Österreich stieg der Anteil dieser LAT-Paare von 2009 bis 2013 von 19 auf 21% an.

Keine gemeinsame Wohnung zu haben, ist jedoch kein Garant für Beständigkeit, im Gegenteil. Mehr als die Hälfte dieser Beziehungen von 2009 – nämlich 56 % – wurden bis 2013 aufgelöst und in anderer Konstellation neu geknüpft. Vergleichsweise superstabil sind die Beziehungen von Paaren, die sich den Haushalt teilen. 90 Prozent der Personen, die schon vor vier Jahren an derselben Adresse lebten, waren zum Zeitpunkt der Befragung noch immer zusammen.[7]

In ganz Mitteleuropa hat die Ehe massiv an Bedeutung verloren. Sie wird von der Mehrzahl der Menschen nicht mehr als Legitimation für Sexualität oder Familie gesehen. Stattdessen definieren Partner heute selbst, ab wann sie sich als Lebensgemeinschaft oder Familie verstehen. »Patchwork-Familien«, in denen Paare mit Kindern aus früheren Partnerschaften zusammenleben, oder alleinerziehende Eltern mit wechselnden Partnern werden immer häufiger. Paare trennen sich heute leichter und schneller.

Das, was einst als Fundament des Staats und der bürgerlichen Gesellschaft galt, hat im Ansehen der Menschen gewaltige Risse abbekommen. Viele ersparen sich mittlerweile das kostspielige Brimborium eines Hochzeitsfests mit Menschenauflauf, ausgefeilten Zeremonien und dem magischen Tausch der Ringe. Noch dazu, wo das feierliche Gelöbnis »... bis dass der Tod uns scheidet« heute häufiger gebrochen denn gehalten wird.

1960 gingen in Deutschland gerade mal 44.000 Ehen in die Brüche, im Jahr 1980 immer noch weniger als 100.000. In den 1990er-Jahren begann ein regelrechter Scheidungsboom. Die Rate der aufgelösten Ehen stieg von 23,8 % im Jahr 1990 auf 55,4 % im Jahr 2004. Seit diesem Rekordjahr mit 214.000 Scheidungen geht der Trend wieder etwas in die Gegenrichtung.

Und die Krise beginnt rasch. Viele Ehen schaffen es gar nicht einmal ins »verflixte siebente Jahr«. Laut Statistik liegt das höchste Scheidungsrisiko zwischen dem dritten und sechsten Ehejahr. Auch Kinder können den »Zusammenhalt in guten wie in schlechten Zeiten« nicht wirklich kitten. Die Hälfte der geschiedenen Paare hat minderjährige Kinder, pro Jahr wächst die Zahl der Scheidungswaisen in Deutschland um mehr als 130.000 an.[8]

Die Paare trauen sich immer später. In Österreich lag das mittlere Erstheiratsalter der Männer im Jahr 2015 bei 32,6 Jahren, das der Frauen bei 30,3 Jahren. Die Wahrscheinlichkeit, dass eine der frisch geschlossenen Ehen vorzeitig beendet wird, lag zuletzt bei 41,6 Prozent.[9]

Ähnlich ist die Situation in der Schweiz. Zwei von fünf Ehen landen vor dem Scheidungsrichter. Die zuletzt erhobenen Daten zeigen, dass weniger geheiratet, dafür mehr geschieden wird.[10]

Ist es bei derartigen Voraussetzungen nicht besser, gleich auf die trügerische Sicherheit eines Trauscheins zu verzichten? Das hätte durchaus handfeste Vorteile. Wenn jeder seine Güter behält, müssen später keine teuren Anwälte bemüht werden. Der Rosenkrieg fällt aus. Wer sich nicht mit Haut und Haar dem anderen verpflichtet, kann sich im Fall einer Trennung rasch und unkompliziert lösen. Das entspricht doch viel eher dem Zeitgeist: Gehen zu können, wenn einem der Partner mit der Zeit zu sehr auf den Geist geht. Hier Freiheitsliebe, dort emotionelles, sexuelles und materielles Gefängnis. Es gibt scheinbar nicht viel, was für die Heirat spricht. Oder doch?

Die Erwartungen ans große Glück zu zweit bestehen jedenfalls noch immer. Fixe Partnerschaften werden nicht infrage gestellt – ganz im Gegenteil. Nach wie vor sucht die Mehrheit nach der oder dem »Richtigen«.

Zwar ist das Sexualleben im Vergleich zu den Ansichten der meisten Eltern und Großeltern heute deutlich entkrampfter, doch findet Sex überwiegend innerhalb der Zweierbeziehung statt. »Sexualität«, sagt der deutsche Therapeut Michael Mary, »ist fest im Griff der Partnerschaft.«

Auch Singles feiern nicht ununterbrochen wilde Orgien, wie manche TV-Serie glauben machen möchte: Die meist unfreiwillig Anhanglosen haben viel seltener Sex als fest liierte Paare, und fast alle sehen ihr Singledasein als Zwischenphase bis zur nächsten Partnerschaft. In der aktuellen Shell-Jugendstudie[11] geben nur 15 Prozent der Befragten an, dass sie sicher nicht heiraten werden. Zwar ist die Mehrzahl noch unschlüssig, ob sie es dann selbst auch tun, für neun von zehn der Befragten ist eine dauerhafte Partnerschaft aber »wichtig« bis »sehr wichtig«. Für drei von vier der jungen Frauen sowie für zwei Drittel der Jungmänner gehört eine Familie unbedingt zu ihrem Bild von einem glücklichen Leben dazu. Inklusive Hochzeit.

Also sehen wir uns einmal genauer an, ob sie damit gar so falsch liegen.

Heiraten ist gesund

Es war im März 1958, als der berühmte Hammond Report[12] erschien und mit einer Teilnehmerzahl von fast 200.000 Männern erstmals klar die Schädlichkeit des Rauchens bewies. In der Rauchergruppe starben im Untersuchungszeitraum 7316 Männer, bei den gleichaltrigen Nichtrauchern nur 4651.

Der riesige Datensatz wurde noch von anderen Wissenschaftlern auf mögliche interessante Resultate abgeklopft. Es dauerte jedoch fast zwei Jahrzehnte, bis Harold Joseph Morowitz, ein Professor der Yale University, einen gesundheitlichen Risikofaktor fand, der mit dem Effekt des Rauchens mühelos gleichzog: Verheiratete Männer, ergab Morowitz' Analyse, hatten gegenüber Geschiedenen einen ebenso starken Gesundheitsvorteil wie Nichtraucher gegenüber Männern, die täglich eine Packung Zigaretten rauchten.[13] Und dieser Unterschied war beträchtlich.

Ende der 1970er-Jahre erstellten die Medizin-Statistiker Bernhard Cohen und I-Sing Lee auf Basis des damaligen Wissens einen Katalog der Risiken.[14] Und dieser sah folgendermaßen aus:

Katalog der verlorenen Lebenstage	
Risiko (bezieht sich nicht auf ein Individuum, sondern auf die Gesamtheit)	**Tage**
Unverheirateter Mann	3500
Rauchen	2250
Herzkrankheit	2100
Unverheiratete Frau	1600
30 Prozent Übergewicht	1300
Arbeiter in einem Kohlenbergwerk	1100
Krebs	980
Acht oder weniger Schuljahre	850
Niedrige Sozialschicht	700
Teilnahme am Vietnamkrieg	400
Verkehrsunfall	207
Mord	90

Dieser obige Katalog ist von seiner Methodik her sicher gewagt. Außerdem, werden Skeptiker einwenden, sind die Siebzigerjahre halt doch schon eine ganze Weile her. Und in der Zwischenzeit ist mit dem Niedergang der Institution Ehe wahrscheinlich auch viel von ihrem Schutzeffekt verloren gegangen.

Doch dem ist nicht so. Studie um Studie beweist den gesundheitlichen Stellenwert der alten Institution, und es wird deutlich, dass für jene, die glücklich verheiratet sind, von einem Werteverlust keine Rede sein kann. Bei Männern fällt vor allem der enorme Unterschied im Risikoverhalten auf. In einer großen Präventionsstudie[15], die in Schweden in den 1970er-Jahren gestartet wurde, starb während des Untersuchungszeitraums jeder fünfte geschiedene, aber nur jeder elfte verheiratete Mann. Die Geschiedenen pflegten einen wesentlich ungesünderen Lebensstil, doch auch wenn Raucher und Männer mit Alkoholmissbrauch in der Auswertung ausgeschlossen wurden, blieb für Verheiratete noch immer ein starker Überlebensvorteil.

Apropos Alkoholmissbrauch: In Schweden, wo Alkoholismus seit Langem ein relevantes Gesundheitsproblem darstellt, befassten sich zahlreiche Wissenschaftler mit sinnvollen Strategien zur Suchtvermeidung. Weit und breit fand sich keine Therapie, die auch nur annähernd an die Erfolgsrate einer Heirat herankam. Männer reduzierten ihr Risiko für problematisches Trinkverhalten durch eine Heirat um 59 Prozent, Frauen sogar um 73 Prozent. »Nichts geht über die gegenseitige partnerschaftliche Verhaltenskontrolle«, lautet das Resümee einer Studiengruppe der Universität Malmö, die eine Kohorte von 3,2 Millionen Schweden ausgewertet hatte.[16]

Dass dieser Effekt nichts mit unterschiedlichen genetischen Anlagen zu tun hat, belegte eine 2016 veröffentlichte Zwillingsstudie[17] mit 2452 Geschwisterpaaren. Zweisamkeit schützt vor Exzessen. Verheiratete Zwillinge tranken seltener Alkohol – und wenn sie tranken, dann nicht so viel wie geschiedene oder nie verheiratete Zwillingsgeschwister.

Doch auch abgesehen von Alkohol und sonstigen Drogen zeigt sich, dass Eheleute einen gesünderen Lebensstil prägen. Dazu kommt eine beruhigende, stressreduzierende Wirkung, die sich speziell für Frauen positiv bemerkbar macht. In einer großen Langzeitstudie mit mehr als 281.000 Teilnehmern zeigte sich speziell in der mittleren Altersgruppe ein enormer Effekt bei Herz-Kreislauf-Erkrankungen.[18] Verheiratete Männer hatten dabei ein um

30 Prozent, Frauen sogar ein 50 Prozent geringeres Risiko auf vorzeitigen Tod.

Alleinstehende hatten im Vergleich mit den Verheirateten ein deutlich höheres Risiko, durch Unfälle, Kriminalität oder Selbstmord aus dem Leben zu scheiden. Dies gilt wiederum besonders für Männer: Bei nie Verheirateten ist das Risiko eines gewaltsamen Todes um 48, bei Verwitweten um 85 und bei Geschiedenen sogar um 115 Prozent erhöht.

Wie die Ehe wirkt

Die Soziologie-Professorin Linda Waite hat mit ihrem Forscherteam an der Universität Chicago alle vorhandene Literatur zum Thema Partnerschaft und Ehe ausgewertet und auch noch zahlreiche Studien selbst durchgeführt. Auf die beiden Geschlechter wirkt die Ehe nach ihren Erkenntnissen höchst unterschiedlich.

»Für Männer«, sagt Waite, »ist das Gesundheitsgeheimnis der Ehe relativ leicht zusammenzufassen: Weniger Junggesellen-Blödheiten.«

Single-Männer trinken fast zwei Mal so viel wie verheiratete, sie rauchen mehr, sie fahren öfter betrunken mit dem Auto, sie bleiben nicht im Bett, wenn sie krank sind, und fallen leichter in eine Depression. Das Selbstmordrisiko von Verheirateten beträgt nur die Hälfte des Risikos von Junggesellen, ein Drittel des Risikos von Geschiedenen und ein Neuntel des Risikos von Witwern.

Verheiratete Männer leben in einem wesentlich stabileren Umfeld. Ein geordneter Alltag mit regelmäßigen Essens- und Schlafenszeiten ist offensichtlich gesund. Ledige und Geschiedene sind hingegen offen für alle nur denkbaren Gesundheitsrisiken. »Die Liebe und der Suff, die reiben den Menschen uff«, heißt es im Volksmund. Die Suche nach einem neuen Partner mit den unvermeidlichen Rückschlägen sorgt für gewaltigen Stress. Und wenn der darauffolgende Kummertrunk zur Gewohnheit wird, mündet die Frustration rasch in einen gesellschaftlichen Abstieg. Etwaige

Alimentationszahlungen für Kinder und Exfrau tragen das Ihre zum finanziellen Dilemma bei.

Ehefrauen bilden für ihre Männer hingegen häufig so etwas wie einen Gesundheitscoach. Das funktioniert über Pflege, Zuneigung, Versorgung, aber auch über beständige, oft als lästig empfundene Ermahnung. In Untersuchungen zeigte sich, dass verheiratete Männer viel häufiger als ledige angeben, dass »jemand auf ihre Gesundheit schaut«. Das ist fast immer die Ehefrau, manchmal auch die Mutter. Verheiratete Frauen hingegen fühlen sich in einer Ehe nicht besser »überwacht« als unverheiratete.

Bei Frauen sind die Wege, auf denen die Ehe ihre positive Wirkung entfaltet, nicht so klar offensichtlich. Zwar verringern auch sie in der Heirat ihr Risikoverhalten. Dies erreicht jedoch schon bei Ledigen bei Weitem nicht das hohe Selbstgefährdungsniveau der Männer. Davon geht also nicht der große Gewinn an Lebenszeit aus.

Die Soziologin Waite kommt zu einem ganz anderen Schluss: »Es ist vor allem das Geld«, sagt sie. Verheiratete Frauen beziehen ihren Überlebensvorteil demnach aus dem materiellen Rückhalt, den eine Ehe gibt. Das geht weit über die Befriedigung der Grundbedürfnisse hinaus. »Es geht um Sicherheit und Sozialprestige, das wirkt sich bei Frauen konkret in besserer Gesundheit aus.«

Nach wie vor sind allein lebende und speziell alleinerziehende Frauen wirtschaftlich deutlich schlechter gestellt; doch auch wenn nur Personen mit gleichem Einkommen berücksichtigt wurden, blieb der Trend erhalten.

Frauen gewinnen umso mehr Lebenszeit aus einer Ehe, je länger die Ehe andauert. Während bei Männern der Gewinn schon in mittleren Jahren gegenüber Unverheirateten deutlich ist, profitieren Frauen langsamer, dafür aber stetig. Im höheren Alter haben verheiratete Frauen dann ein wesentlich geringeres Risiko, zum Pflegefall zu werden. Die Gründe dafür sind noch nicht ganz klar. Aber einfach die Tatsache, dass ein Ehemann vorhanden ist, scheint Frauen im höheren Alter gesund zu halten. Egal, ob sie ihren Mann pflegen müssen oder noch mit ihm tanzen gehen. Sie sind länger unabhängig als unverheiratete Frauen, bleiben mobil und gehen zu einem wesentlich geringeren Anteil in ein Pflegeheim.

Der Trauschein bietet aber nicht nur Schutz vor frühem Tod und Behinderung, sondern hält die Ehepartner auch geistig fit. Dies ergab eine französische Studie mit knapp 4000 Teilnehmern, die zu Beginn der Untersuchung allesamt noch geistig gesund waren.[19] Nach fünf Jahren waren 190 Teilnehmer dement, 140 an Alzheimer erkrankt. Der Schutzeffekt der Ehe war beträchtlich. Personen, die nie verheiratet waren, hatten ein doppelt so hohes Demenz- und ein beinahe drei Mal höheres Alzheimerrisiko.

Dieses Ergebnis überraschte umso mehr, als man in bisherigen Untersuchungen gefunden hatte, dass eher das Gegenteil zutrifft. Personen, die als dement gemeldet wurden, waren überproportional häufig verheiratet. Dabei hatte man aber eine Kleinigkeit übersehen. Nämlich die aktive Rolle des gesunden Ehepartners, der den beginnenden geistigen Verfall des anderen rasch bemerkt und den Hausarzt informiert. Bei Alleinstehenden wird die Demenz hingegen oft übersehen. Bis der Zivi von der Altenpflege zufällig merkt, dass der einsame alte Herr oder die greise Dame nicht bloß zerstreut, sondern völlig jenseits sind, können Jahre vergehen.

Das Demenzrisiko für Unverheiratete wurde nicht wesentlich gemildert, wenn die Betroffenen besser gebildet waren oder bei Studienbeginn in einem aktiveren sozialen Umfeld gelebt hatten. Der beste Schutzschild war die partnerschaftliche Beziehung.

Die französischen Wissenschaftler erbrachten damit einen eindeutigen Beweis für die These, dass tägliche Kommunikation die geistige Aktivität wachhält. Dazu kommen auch die regeren Sozialkontakte bei Verheirateten, die nach dem Tod eines Partners häufig einen starken Einbruch erleiden. Gesellschaftlicher Umgang ist ebenso ein starker unabhängiger Schutzfaktor vor intellektuellem Verfall. Und hier sind es vor allem die von Alzheimer stärker betroffenen Frauen, die besonders von der Ehe profitieren.

Die Gründung einer Familie bewirkt bei den Ehepartnern einen enormen Anstieg des Verantwortungsgefühls. Geld wird nicht mehr so leicht unnötig ausgegeben, ungesunde Gewohnheiten werden schrittweise verringert, soziale Unterstützung übt einen mäßigenden Einfluss auch auf Menschen aus, die während ihrer Ledigen-Zeit psychisch höchst labil waren. Das Wissen, dass eine schwere Krankheit, Verletzung oder der Tod des Partners die Familie zerstören könnte, lässt Verheiratete wesentlich vorsichtiger agieren als Singles oder auch als die Partner in einer Lebensgemeinschaft.

»Wenn der Trauschein nur ein wertloses Stück Papier wäre«, sagt Linda Waite, »sollte es keinen messbaren Unterschied zwischen legalisierten und wilden Ehen geben.« Dem ist aber nicht so.

Zunächst, stellte sie fest, sind Menschen, die die Ehe wählen, schon von vornherein anders. Sie praktizieren schon als Teenager oder junge Erwachsene einen gesünderen und weniger riskanten Lebensstil. Das erklärt jedoch nicht alles. Menschen, die eine Lebensgemeinschaft eingehen, verabschieden sich viel weniger von den riskanteren Gewohnheiten des Singlelebens. Die Lebensgemeinschaft ist scheinbar eine gänzlich andere Institution als die Ehe. Auch wenn man von außen im Zusammenleben der Partner keinen großen Unterschied merkt.

Menschen, die eine Partnerschaft ohne Trauschein wählen, tun dies vor allem, weil sie den stärkeren gesetzlichen Verpflichtungen einer Ehe entkommen wollen. Sie fühlen sich nicht sicher genug, derart weitreichende Weichenstellungen für ihr ganzes Leben vorzunehmen. Die Nähe zwischen den Partnern und das Verantwortungsgefühl für den anderen ist deshalb auch nicht so intensiv wie bei Eheleuten, die – im Guten wie im Schlechten – zusammengeschweißt und vertraglich gebunden sind. Dadurch ergibt sich, möglicherweise unbewusst, ein gewisses Manko an Sicherheit und Sozialprestige.

Alles zusammen ist die Ehe also ein reiner Gesundbrunnen. Unterm Strich bleibt ein klarer Nettonutzen. »Nehmen Sie zwei 48-jährige Männer mit vergleichbarem Einkommen, ähnlicher Sozialschicht, gleichem Gewicht und dem einzigen Unterschied, dass der eine verheiratet ist und der andere nicht«, führt Waite aus. »Mit welcher Wahrscheinlichkeit, denken Sie, werden diese Männer mit 65 noch am Leben sein?« Neun von zehn verheirateten

Männern werden das Pensionsalter erreichen, aber nur sechs von zehn Singles.

Bei Frauen ist der Vorteil zwar nicht so dramatisch, aber auch messbar. Hier feiern acht von zehn ledigen Frauen, aber neun von zehn Ehefrauen den 65. Geburtstag.

Waite empfiehlt deshalb, eine Scheidung sehr gut zu überlegen, und alles zu tun, um eine Ehe über die auftretenden Krisen zu retten. »Die Annahme, dass eine rasche Scheidung die ultimative Lösung der Probleme ist, trügt nämlich oft.«

Mit ihrem Forscherteam untersucht sie, was aus schlecht laufenden Ehen wird, die nicht in Scheidung enden. »70 Prozent derer, die sich als ›sehr unglücklich‹ in ihrer Ehe beschrieben hatten, sich dann aber doch nicht scheiden ließen, sagten fünf Jahre später, sie seien ›ziemlich‹ oder ›sehr‹ glücklich in ihrer Verbindung.« Die Soziologin der Universität Chicago zieht daraus einen einfachen Schluss: »Genauso, wie gute Ehen schiefgehen können, können schlechte Ehen auch wieder gut gehen.«

Auch finanziell schneiden die mit Ring verbundenen Paare auf Dauer deutlich besser ab. Eheleute haben mehr Geld und sparen auch mehr an: Durchschnittlich haben verheiratete Paare zum Zeitpunkt ihrer Pensionierung mehr als doppelt so viel Geld auf die Seite geschafft wie lebenslange Singles. Einen bleibenden wirtschaftlichen Partner zu haben, so Linda Waite und Maggie Gallagher in ihrem Forschungsbericht »The Case for Marriage«[20], lässt Menschen gleich in mehrerlei Hinsicht finanziell besser dastehen: Nicht nur sind die Lebenserhaltungskosten im Vergleich zu Einzelpersonen geringer, Verheiratete schaffen es offenbar auch besser, beruflich voranzukommen, kommen leichter mit ihrem Geld aus und sparen mehr.

1.3 Lebenselixier Sex

Was ist guter Sex? Guter Sex ist, wenn die Nachbarn danach eine rauchen.
Verfasser unbekannt

Inflationäre Lust

Die sexuelle Revolution liegt hinter uns. Wir dürfen unsere Partner heute frei wählen und werden selbst dann nicht mehr zu ewigen Höllenqualen verdammt, wenn wir mit deutlich mehr als einem Mann oder mehr als einer Frau geschlafen haben. Sex gehört zur Alltagskultur, lockt in der Werbung, verführt beim Einkauf. Kein Film, der ohne erotische Szene auskäme, selbst explizite Pornografie gilt derzeit als mutig und modern.

Und obwohl alle Hüllen gefallen sind und die Hemmschwellen so demonstrativ niedrig liegen, scheint »es« nicht viel besser zu funktionieren und nicht viel häufiger stattzufinden als bei unseren Eltern und Großeltern. Uwe Hartmann, Leiter der Abteilung Sexualmedizin an der Universität Hannover, stellt in seinen Studien sogar einen »massiven Rückgang der Koitusfrequenz in den letzten 20 Jahren« fest. »Viele Männer schauen nur noch Filmchen im Internet an und schlafen immer weniger mit ihren Frauen«, sagt Hartmann. Mit schuld daran sei die Verkomplizierung von Sexualität.

In einer Zeit, in der uns eindeutige Inhalte überschwemmen und allerorten von multiplen Orgasmen, stundenlangen Liebesspielen, dem ultimativen Sex-Kick und 1001 todsicheren Tricks, sie oder ihn zum Rasen zu bringen, die Rede ist, reagieren immer mehr Paare mit Lustlosigkeit und Selbstzweifeln. Das Bild des allzeit bereiten Mannes und der bei jedem Mal Sex ekstatisch stöhnenden Frau hat so wenig mit der Realität zu tun wie einst die TV-Serie »Sex and the City« mit dem Leben einer mitteleuropäischen Städterin.

Doch anstatt Gegenbilder zu entwerfen, die den Leistungsdruck aus den Schlafzimmern nehmen könnten, sprechen Experten in weißen Mänteln mit besorgter Miene von der wachsenden Zahl an Männern und Frauen mit »sexueller Dysfunktion« und bieten reichlich Pillenwerk an, um das gewünschte »Funktionieren« wiederherzustellen – wenigstens für den Mann.

Der Wert dieser Hilfsmittel soll gar nicht in Abrede gestellt werden. Zweifellos haben die kleinen blauen Pillen, mit denen der Rummel um das beste Stück des Mannes begonnen hat, das Tabuthema Impotenz ins Bewusstsein der Menschen gerückt. Für viele Paare sind die neuen Medikamente eine wirkliche Befreiung. Doch gleichzeitig hat die Viagra-Euphorie einen einzelnen Punkt ins Zentrum allen Denkens gestellt: das Funktionieren des Penis. Sexualität funktioniert, wenn die Erektion klappt. Beispielhaft zeigt sich das auf den Sexologen-Kongressen: Wo früher psychische und gesellschaftliche Dimensionen der Sexualität ein breites Forum hatten, dominieren nun Potenzprobleme, Dysfunktionen und Vorträge von Firmen, die die nötigen Mittel zu ihrer Behebung anbieten. Seit sich die Potenzpille zum Verkaufsschlager entwickelt hat und ihren Hersteller Pfizer zum größten Pharmakonzern der Welt gemacht hat, verschob sich das Bild einer »funktionierenden« Sexualität dramatisch. Immer weniger geht es um das Wohlbefinden des Paares selbst. Sexualität, eines der zentralsten Momente in jeder Beziehung, wird zur Leistungsschau. Was am Anfang einer Beziehung gang und gäbe ist, wird zur Norm erhoben: Prickeln und Knistern, stundenlange Küsse, Sex in der Früh und am Abend und vielleicht nochmals zwischendurch ...

Im Normalfall hält dieser Zustand der sexuellen Euphorie – je nach Alter, Persönlichkeit und Zusammenspiel der beiden Partner – bestenfalls ein paar Monate an. Dann beginnt unweigerlich die Zahl der gemeinsam verbrachten Schäferstündchen abzunehmen. Statt erotisch knisternder Abende gibt's immer öfter Fernsehen, statt Sex am Abend und Sex in der Früh gibt's nur noch Sex am Wochenende. Noch immer ist es schön, und sehr oft wird die gemeinsam verbrachte Zeit durch die Vertrautheit, die das Paar nun verbindet, auch inniger und zärtlicher. Aber selbstredend ist mit mehr Nähe der Sex auch nicht mehr ganz so aufregend wie am Anfang. Das Herz setzt nicht mehr aus, wenn sich die Füße zufällig unter dem Tisch berühren. Kniezittern, Erröten, Schweißhände vor jedem Treffen gehören der Vergangenheit an – und mit ihnen das erotische Kribbeln, das früher in der Luft lag, die süße Lust der Ungewissheit, was als nächstes passieren wird.

Kommen dann Kinder, beruflicher Stress und Alltagssorgen dazu, sinkt die Lust auf Sex mitunter dramatisch gegen null. Schon ein paar Jahre, nachdem alles so hoffnungsvoll begonnen hat, grüßt die Paare täglich das Murmeltier ...

Und nun beginnt das große Fragen: Was ist mit uns nicht in Ordnung? Warum ist unser Sexleben nicht so wie das der »anderen«, der großen Vorbilder, die in Film und Fernsehen zeigen, was ein erfülltes Abenteurer-Leben ausmacht? Was machen wir falsch – oder was sollten wir besser machen?

Die einen finden sich mit der Situation ab, manche frustriert, manche stoisch. Andere suchen verzweifelt nach »Lösungen«: besuchen Tantra-Seminare, lesen Bücherwände von Ratgebern für ein aufregenderes Sexualleben, gehen zur Therapie, um ihr »Problem« zu lösen. Wieder andere Paare stellen ihre Ehe oder Partnerschaft ganz infrage: Wir verstehen uns zwar super, verbringen gerne Zeit miteinander, lieben einander – aber leider – wenn im Bett nur noch ein-, zweimal im Monat was los ist, kann's ja wohl doch nicht der richtige Partner für mich sein.

Therapeut Michael Mary erzählt dazu folgende Geschichte aus seiner Praxis: Ein Arzt (48) lebt seit 18 Jahren in einer Ehe, die er als wertvolle Partnerschaft beschreibt. Gemeinsame Interessen und gegenseitige Unterstützung hätten ein starkes Vertrauensband geschaffen. Auch sexuell kämen noch schöne Begegnungen zustande. Aber leider nur sehr selten. »Ich will ihn gerade beglückwünschen, nach 18 Jahren Ehe noch schönen Sex mit seiner Frau zu erleben«, schildert Mary, »da bemerkt er mit traurigen Augen: ›Was stimmt mit uns nicht? Was machen wir falsch, dass wir nicht mehr wie früher einander begehren?‹« Die Antwort ist so einfach wie unpopulär: Alles stimmt mit den beiden – sie sind nur nicht mehr frisch verliebt.

Es wäre ein Fehler, Sexualität in einer Partnerschaft unterzubewerten. Sex gehört zu den grundlegenden Bedürfnissen der Menschen, und wenn bei einem Paar gar keine körperliche Liebe mehr zustande kommt, darf an der Innigkeit der Beziehung gezweifelt werden. Sexualität ist ein wichtiger gemeinsamer Bereich einer Beziehung. Umso wichtiger ist es, einen »normalen« Zugang dazu zu finden: den Wunsch nach perfektem, hinreißendem, überwältigendem, immer gleich gutem Sex aus den Köpfen zu verbannen und durch das Bild des Nähe-Vermittelns zu ersetzen.

Zu Sex gehört mehr als ein vollzogener Beischlaf. Küssen, Umarmen, Wärme geben und spüren sind bereits Teile gelebter Sexualität, und es wäre gut, wenn diese zum Repertoire jedes Paares gehören würden. Es im Rahmen eines solchen Austauschs dann – fließend und selbstverständlich, jedoch ohne Zwang – auch zu einer »körperlichen Vereinigung« kommen zu lassen, statt diese immer von vornherein als »notwendigen Endpunkt« jeder körperlichen Interaktion zu sehen, könnte viel Erfolgsdruck aus den Betten nehmen.

Zieht hingegen jeder Kuss unweigerlich eine »Leistungsforderung Sex« nach sich, ist es nicht verwunderlich, wenn vom Tag erschöpfte Männer und Frauen schon im Vorfeld kapitulieren, den geforderten Ablauf verweigern und sich lieber aus den Armen des Partners zurückziehen, anstatt sich auf die Nähe einzulassen.

Neuer Pep in alten Betten

Freilich kann eine lustvolle Sexualität nicht nur Ergebnis von Kuscheln und Küsschen sein. Sex braucht auch immer einen Schuss Erotik: Lust und Begehren müssen wach sein, damit es zu einer schönen Begegnung kommen kann. Wer seinen Partner, seine Partnerin zu genau zu kennen glaubt, verliert schnell das Interesse an Neuem. Die Begegnungen werden zum mechanischen Abspulen immer gleicher Abläufe und schließlich immer seltener. »Sexuelle Lustlosigkeit oder Langeweile entstehen dann, wenn Sexualität nur der eigenen Selbstvergewisserung oder der Zufriedenstellung des Partners dient«, glaubt der Sexualtherapeut Uwe Hartmann.

Aller angeblichen »Befreiung« und »Entmythisierung« zum Trotz: Es gibt nach wie vor kein Thema, das so anfällig ist für Verletzungen, so besetzt mit Tabus und Ängsten wie das Sexualleben eines Paares. Therapeuten machen immer wieder die Erfahrung, dass Männer und Frauen in gemeinsamen Sitzungen kaum in der Lage sind, ihre Wünsche und Enttäuschungen zu formulieren. Mit »ihm«, mit »ihr« an der Seite wird Therapeuten vermittelt, es sei eigentlich »ohnehin alles okay«. In Einzelsitzungen treten dann die Probleme an den Tag. Er beklagt sich, dass sie viel zu selten mit ihm schlafen will und ihn dann alles machen lässt, während sie nur passiv daliegt; sie zieht sich vor ihm zurück, weil er so total unromantisch ist und sie keine Lust mehr hat, dass »es« immer nach einem Schema abläuft. Warum die Partner nicht miteinander darüber sprechen? Sie können nicht – aus Angst, zu verletzen oder verletzt zu werden.

Tatsächlich scheint nichts so schwer zu sein, wie das Vermitteln von Wünschen und Sehnsüchten im Bereich der Sexualität. Wenn überhaupt, werden höchstens vage Andeutungen gemacht oder unkonkrete Hinweise gegeben. Und beide Partner hoffen dann, der andere möge auf wundersamen Wegen »erfühlen«, was er oder sie gerade gemeint hat. »Je weniger deutlich Sie sagen, was Sie wollen und was nicht, desto unwahrscheinlicher ist, dass Sie es auch bekommen«, bringt John Gottman die Problematik auf den Punkt. Der Ehetherapeut empfiehlt, Wünsche nur ja nicht in Form von Kritik zu deponieren, denn das verschreckt den Partner und vergrößert die Unsicherheit, sondern immer zu versuchen, »eine gute Sache noch besser zu machen«. Etwa in folgendem Ton: »Es war so angenehm, wie du mir gestern vor dem Fernseher den Bauch gestreichelt hast.« Das ist konkret und einladend, ganz im Gegensatz zu einem abturnenden und ungenauen »Nein, nicht hier ...«.

Wichtig ist vor allem, sich akzeptiert und angenommen zu fühlen – auch in der Sexualität. Nur dann kann er oder sie es wagen, auch einmal ungewöhnlichere Wünsche zu formulieren. Natürlich muss der andere nicht bei allem mitmachen – doch wenn das Gewünschte die persönlichen Hemmschwellen nicht überschreitet, wäre es auch schön, dem Partner einen solchen Wunsch einmal zu erfüllen. Umgekehrt sollten Anregungen und Vorschläge des anderen nicht als Kritik aufgefasst werden – nach dem Motto: War also bis jetzt alles schlecht? Es geht vielmehr darum, das Neue am anderen zu finden und zuzulassen.

Es gibt wohl niemanden, der keine sexuellen Fantasien hätte – sie befruchten und beflügeln unsere Libido. Sie können von sehr einfachen Bildern oder Situationen bis hin zu hochkomplexen Handlungen reichen – und ganz sicher sind die meisten davon nicht jugendfrei! Das Besondere an sexuellen Fantasien ist, dass sie uns immer und jederzeit zur Verfügung stehen – und zwar jenseits jeder realen Umsetzung. Es ist deshalb auch nicht angebracht, etwa über »perverse« Vorstellungen Schuldgefühle oder Scham zu entwickeln – solange sie sich im Kopf abspielen. Sexuelle Fantasien sind ein wunderbares Hilfsmittel, um die Liebe erregender zu gestalten.

Manche dieser »Bilder« haben auch das Potenzial, in die Sexualität einer Partnerschaft einzufließen und ihr einen neuen Kick zu verschaffen. Wichtig ist – und das gilt generell –, den Partner, die Partnerin noch überraschen zu können: abzuweichen vom ewig Gleichen, neue Dinge auszuprobieren. Mann und Frau müssen sich auch in ihrer Partnerschaft entwickeln, ihre Identität bewahren, eigenständige Persönlichkeiten mit eigenen Wünschen sein können. Wenn sich das Paar bewusst Zeit füreinander nimmt, muss auch nach Jahren die Lust aufeinander nicht verloren gehen.

Alarmfall Seitensprung

Die Absicht, immer und unbedingt ehrlich miteinander zu sein, klingt fürs Erste gut. Sie hat aber durchaus ihre Tücken und kann manche Partnerschaften erst recht zu Fall bringen! Es gibt genug glückliche Paare, die regelmäßig Dinge unter den Teppich kehren. Auf der anderen Seite gibt es genug unglückliche Paare, die jeden

Ansatz eines Konflikts haarklein durchdiskutieren und trotzdem aneinander nicht froh werden.

Ein besonders riskantes Thema ist in diesem Zusammenhang der Seitensprung. Er ist ein klares Warnzeichen, dass in der Beziehung etwas nicht mehr funktioniert. Es geht nicht allein um Sex. Dem fremdgehenden Partner fehlen Aspekte wie Freundschaft, Respekt und Aufmerksamkeit. Und wer sich in seiner Partnerschaft nicht mehr angenommen und geliebt fühlt, ist dann natürlich leichter empfänglich für Anerkennung von außen. Die Frage ist aber, wie weit sich jemand auf solche Gelegenheiten einlässt.

Das »eine« Mal, das eher zufällig passiert, etwa auf einer Party nach ein paar Gläschen über dem Durst, endet meist mit einem furchtbar schlechten Gewissen und wird in den seltensten Fällen fortgesetzt. Dennoch treibt dieses schlechte Gewissen die Seitenspringer häufig dazu, ihre Verfehlung dem Partner oder der Partnerin zu beichten, selbst wenn diese es sonst nicht bemerkt hätten. »Das ist ein großer Fehler«, warnt der Paartherapeut Hans Jellouschek. »Dem anderen sofort alles erzählen zu ›müssen‹, ist ein Zeichen von kindlicher Unreife.« Es ist nun einmal passiert, hatte aber keine Bedeutung. Warum dann dem Partner die Bürde des Wissens aufladen, diesen Schmerz, betrogen worden zu sein, die Unsicherheit, es könnte wieder passieren?

Dieses Geständnis ist in Wahrheit durch und durch egoistisch, denn dahinter steht eine unausgesprochene Absicht: Der betrogene Partner soll mir die Bürde des schlechten Gewissens abnehmen, und das auch noch gütig und verzeihend, »weil es ja nichts bedeutet hat«.

»Ja was soll der Partner denn sonst noch alles leisten«, fragt Jellouschek. »Wer erwachsen ist, muss die Verantwortung für sein Handeln selbst übernehmen, und dazu gehört nun einmal auch, die Verantwortung für Fehler selbst zu tragen und den anderen vor Wissen zu verschonen, das ihn oder sie – unnötigerweise – verletzen würde.«

Seitensprünge sind dann ein Problem, wenn sie der Sehnsucht nach etwas entspringen, das eigentlich die Partnerschaft erfüllen sollte. Natürlich ist es schön, wieder einmal Schmetterlinge im Bauch zu fühlen, wenn daheim schon seit Jahren alles seinen allzu gewohnten Gang geht und der Glanz der Anfangszeit längst verblasst ist. Doch die meisten Menschen leben in Beziehungen, in denen sich die Partner auf sexuelle Treue geeinigt haben. Hier bedeutet ein Seitensprung einen ernsten Vertrauensbruch. Wichtig ist es, für sich selbst die Ursache zu erkennen, wenn sich Seitensprünge häufen. Und dann mit dem Partner offen über die nicht erfüllten Bedürfnisse zu reden. In solchen Situationen, wo eine Krise zum Dauerzustand wird, ist Offenheit also durchaus angesagt.

Es ist nicht immer leicht, den Unterschied zu erkennen, wann man besser reden und wann man schweigen sollte. »Geheimnisse können uns mehr zu uns selbst bringen, dann müssen wir sie wahren«, rät Jellouschek. »Geheimnisse können uns aber auch voneinander trennen und in Einsamkeit stürzen. Dann ist es an der Zeit, sie zu teilen.«

Wem an der eigenen Beziehung liegt, sollte also sehr genau überlegen, ob sich das Risiko fortgesetzten Vertrauensbruchs lohnt. Irgendwann werden die meisten Affären bemerkt, und dann beginnt der große Katzenjammer: Man wollte dem anderen doch nicht weh tun. Die Affäre war einem ja gar nicht wichtig. Man hätte gern, dass alles wieder so ist wie vorher. Doch das hätte man sich früher überlegen müssen. Denn nur zu oft verkraften betrogene Männer und Frauen diese tiefe Kränkung nicht, und die Beziehung zerbricht über etwas angeblich völlig Harmlosem.

1.4 Wenn die Beziehung in der Krise steckt

Ich befürworte eine lange Verlobungszeit. Denn das verkürzt die Ehe.
George Bernhard Shaw

Weiterwursteln oder Neuanfang?

Wir stellen hohe Anforderungen an unsere Beziehung: Die Partnerschaft soll möglichst viel von dem erfüllen, wovon wir jahrelang geträumt haben. Tauchen dann die ersten schweren Probleme auf, neigen wir wesentlich rascher als unsere Elterngeneration dazu, alles hinzuschmeißen und noch einmal anderswo neu zu beginnen. Doch Scheidungen schaden oft mehr, als sie bringen. Denn: Meist wird es in einer neuen Beziehung nicht besser. Überall gibt es Dinge, die nicht so gut funktionieren. Immer werden uns Sachen am jeweiligen Partner nerven. Und immer wird die Sexualität nach einiger Zeit wieder an Intensität verlieren. Wenn wir anderswo neu beginnen, beginnt der ganze Kreislauf von vorn – und nach ein paar Jahren sind wir wieder am selben Punkt angelangt.

Was wir uns dabei »vergeben«, ist das Miteinander-Vertrautsein, das erst entsteht, wenn wir über Jahre hinweg Dinge gemeinsam erlebt und durchlebt haben. Es ist Konstanz und das Gefühl der Sicherheit, mit dem anderen sein zu können, selbst wenn Probleme auftauchen. Genau dieses Gefühl der Sicherheit und Geborgenheit ist es, das die Ehe lebensverlängernd macht.

»Sehen wir den Tatsachen ins Gesicht«, meint Gottman. »Jeder Mensch, den Sie heiraten, wird manche wünschenswerte Qualität vermissen lassen. Das Problem ist, dass wir dazu neigen, uns auf das zu konzentrieren, was unserem Partner fehlt, und dadurch die wundervollen Qualitäten, die vorhanden sind, einfach übersehen – die nehmen wir für selbstverständlich.«

Trennungen sollten dann erwogen werden, wenn der Zustand unerträglich geworden ist; wenn die Achtung voreinander einer alles durchdringenden Kälte gewichen ist. Und wenn einer oder beide

Partner nicht mehr bereit sind, in die Beziehung Zeit und Kraft zu investieren. Wenn eine Partnerschaft auf diesem toten Gleis angelangt ist, gehen von ihr auch ganz klare gesundheitliche Risiken aus. So zeigt eine Langzeitstudie der Universität Stockholm, dass Frauen ein fast drei Mal so hohes Risiko eines zweiten Herzinfarkts haben, wenn sie sich in ihrer Ehe unglücklich fühlen. Frauen, die nach dem Infarkt mit ihrem familiären Status zufrieden waren, erweiterten den Durchmesser ihrer Herzkranzgefäße im Mittel um 22 Millimeter. Bei Frauen, die ihre Ehe als unglücklich beschrieben, reduzierte sich der Durchmesser hingegen um 20 Millimeter – und dementsprechend wahrscheinlicher war ein Rückfall.[21]

Auch James Coyne, Psychiater an der Universität Pennsylvania, konnte einen engen Zusammenhang zwischen dem Gesundheitszustand von Patienten nach einem Herzinfarkt und ihrer Ehe-Zufriedenheit beobachten. Coyne fand heraus, dass die Ehe seiner Patienten sowohl auf die Erholung als auch auf die Pumpfrequenz des Herzens Einfluss hatte. »Tatsächlich kann eine schlechte Ehe schlechter sein als gar keine Ehe«, erklärt Coyne. Jene Patienten, die feindselige Gefühle für ihren Angetrauten hegten, hatten demnach ein rund doppelt so hohes Risiko, innerhalb von acht Jahren zu sterben, als Ehepartner, die zufrieden waren in ihren Verbindungen. Für Frauen war der Trend noch stärker als für Männer. »Das ist harter Tobak – wir hätten nie gedacht, dass der Effekt so groß sein könnte!«[22]

Während bei Frauen die Herzgesundheit profitiert, ist der Effekt der Ehe bei Männern ganzheitlicher. In einer Untersuchung an mehr als 40.000 Teilnehmern stellte ein Forscherteam aus Boston fest, dass Männer in fixen Beziehungen länger leben als Single-Männer. Als wahrscheinlichste Ursache drängt sich der Lebensstil auf. So verändern sich nach Trennungen die Ernährungsgewohnheiten vieler Männer deutlich zum Schlechteren: Sie essen kaum noch Obst und Gemüse. Stattdessen setzen Alleinstehende auf Fast Food und schauen auch häufig zu tief ins Glas. Single-Männer rauchen mehr, und es gelingt ihnen auch weniger gut, mit dem Rauchen aufzuhören. Die Forscher bemerkten außerdem, dass Männer nach ungewollten Scheidungen oder dem Tod ihrer Frauen öfter in schwere Lebenskrisen schlittern, depressiv werden, häufiger Selbstmord begehen und öfter an Alzheimer erkranken als ihre Altersgenossen, die in Beziehungen leben. Auch ihr Risiko, an Diabetes zu erkranken, war signifikant erhöht.[23] »Ärzte sollten viel größeres Augenmerk auf den Ehestand ihrer Patienten legen«, erklärte Studienleiterin Marilyn Cornelis, »vor allem, wenn sich deren Gesundheitszustand plötzlich ändert.«

Test: Wie gut ist Ihre Beziehung?

Bereich Gemeinsamkeit				
	nie bzw. fast nie	selten	oft	sehr oft
Er/sie sagt mir, dass er/sie mich gernhat.	0	1	2	3
Er/sie fragt mich abends, was ich tagsüber gemacht habe.	0	1	2	3
Er/sie bemüht sich, meine Wünsche zu bemerken und erfüllt sie bei passender Gelegenheit.	0	1	2	3
Wir schmieden gemeinsam Zukunftspläne.	0	1	2	3
Wenn er/sie mich falsch behandelt hat, folgt später eine Entschuldigung.	0	1	2	3

Bereich Sexualität				
	nie bzw. fast nie	**selten**	**oft**	**sehr oft**
Ich merke, dass er/sie mich körperlich attraktiv findet.	0	1	2	3
Er/sie reagiert positiv auf meine sexuellen Wünsche.	0	1	2	3
Vor dem Einschlafen schmiegen wir uns im Bett aneinander.	0	1	2	3
Er/sie macht mir ein ernst gemeintes Kompliment über mein Aussehen.	0	1	2	3
Er/sie berührt mich zärtlich und ich empfinde es als angenehm.	0	1	2	3

Bereich Konflikte				
	sehr oft	**oft**	**selten**	**nie bzw. fast nie**
Er/sie wirft mir vor, dass ich in der Vergangenheit Fehler gemacht habe.	0	1	2	3
Er/sie bricht über eine Kleinigkeit einen Streit vom Zaun.	0	1	2	3
Er/sie kritisiert mich in einer sarkastischen Art und Weise.	0	1	2	3

Wenn wir uns streiten, können wir schwer ein Ende finden.	0	1	2	3
Er/sie gibt mir die Schuld, wenn etwas schiefgegangen ist.	0	1	2	3

Auswertung:

Gemeinsamkeit: ________Punkte
Sexualität: ________Punkte
Konflikte: ________Punkte
Gesamt: ________Punkte

In jedem Partnerschafts-Bereich sind im Optimum 15 Punkte zu erreichen. Rundum glückliche Paare erreichen bei diesem Test mehr als 35 Punkte. Eine überwiegend glückliche bis glückliche Beziehung bringt es auf 25 bis 35 Punkte. Wer weniger als 25 Punkte erreicht, führt eine eher unglückliche Partnerschaft.

Ein schwieriges Unterfangen

Sieben von zehn jungen Leuten geben an, dass sie eine Familie gründen wollen. Und die meisten tun dies auch. Völlig unbeeindruckt von der Tatsache, dass jede zweite bis dritte Ehe schon lange vor dem Tod durch den Scheidungsrichter wieder beendet wird, gehört die Heirat für die allermeisten Menschen nach wie vor zum Lebensplan. Zwar wesentlich später als in früheren Jahrzehnten, aber doch.

Die Wahrscheinlichkeit, dass eine 24-jährige Frau verheiratet ist, hat sich vom Beginn bis zum Ende der 1990er-Jahre im deutschen Sprachraum glatt halbiert. Eine ledige Österreicherin ist heute im Schnitt 30 Jahre alt, wenn sie zum Traualtar tritt, ihr Bräutigam steht kurz vor dem 33. Geburtstag. Verheiratete Frauen sind bei der Geburt ihres ersten Kindes 29, unverheiratete sind 27,5 Jahre alt.[24]

In Deutschland zeigen sich starke regionale Unterschiede. Während eine Frau in Sachsen-Anhalt bei der Geburt ihres ersten Kindes im Schnitt gerade 29 geworden ist, warten Hamburger Frauen bis zum 31. Geburtstag. Geheiratet wird noch ein Jahr später als in Österreich.[25]

Die Geburtenrate zog in allen deutschsprachigen Ländern zuletzt kräftig an und stieg von 1,3 Kindern pro Frau zur Jahrtausendwende auf zuletzt 1,5 Kinder an. Das heißt, auf zwei Frauen kommen drei Kinder. Je höher der Bildungsabschluss, desto später kommt es zur Familiengründung.

Nach wie vor sehen Menschen in unseren Breiten eine stabile Partnerschaft, meist mit Kind oder Kindern, vielleicht noch verbrämt mit Häuschen, Hund und Garten, als das ideale Lebensmodell. Wir glauben an die »große Liebe« und träumen davon, dass sie ewig währt. Gerade weil Beziehungen immer häufiger in Brüche gehen, besteht als Gegenpol der heftige Wunsch, dass man selbst nicht dazugehören möge, dass die eigene Lebensbeziehung stabil bleibt.

Eine lebenslange Partnerschaft ist aber heute alleine deshalb schon schwieriger aufrechtzuerhalten, weil die Lebenserwartung enorm gestiegen ist. Hatte vor 100 Jahren das Ehegelübde »bis dass der Tod uns scheidet« eine Perspektive von durchschnittlich zwei bis drei Jahrzehnten, so könnten sehr viele Paare heutzutage spielend ihre Goldene Hochzeit erleben. Wer jetzt heiratet, hat – wenn bei der Lebenserwartung kein Trend-Einbruch erfolgt – gute Chancen, zusammen den Hunderter zu feiern. Eheleute haben noch nie so viel Zeit miteinander verbracht.

Vorboten der Trennung

Das lange Zusammensein gibt natürlich auch jede Menge Gelegenheit zu scheitern. Therapeuten sehen ein Hauptproblem vor allem darin, dass die Partner zu wenig der wichtigen Dinge miteinander besprechen und zu wenig Zeit miteinander verbringen. Langjährige Paare kommen pro Tag nur noch auf wenige Minuten wirkliches

Gespräch. Damit können nicht einmal die einfachsten Dinge geklärt, geschweige denn auftretende Konflikte gelöst werden. Entfremdung und ein »Doppel-Singledasein« sind die Folge.

Auch John Gottman und sein Team haben sich intensiv mit der Frage beschäftigt, was den Erfolg und die Dauer einer Partnerschaft ausmacht. Mithilfe eines mathematischen Modells glauben sie nun vorhersagen zu können, welche Beziehungen zerbrechen werden und welche nicht. Es bezieht sich auf das Verhältnis von positiven zu negativen Verhaltensmustern während eines Gesprächs zwischen zwei Partnern.

Gottman hat gemeinsam mit Mathematikern der University of Washington Hunderte von Videoaufzeichnungen von Paargesprächen ausgewertet. Dabei zeigte sich, dass sich stabile Beziehungen selbst in Streitgesprächen noch durch emotional positive Verhaltensweisen auszeichnen. Auch wenn argumentativ die Fetzen fliegen, kommt es zwischendurch immer mal wieder zu einem Lächeln, zu einer kleinen Witzelei oder einer Geste, die Zuneigung charakterisiert. Dies weist auf eine enge emotionale Bindung hin. Bei Paaren, die sich später trennen, fehlen viele dieser Signale. Da geht es nur hart auf hart. »Kommen auf eine negative Interaktion weniger als fünf positive, geht die Partnerschaft mit 94 Prozent Wahrscheinlichkeit in die Brüche«, betont John Gottman.

Die wichtigsten Alarmsignale einer Beziehung

Ein grober Auftakt der Diskussion

Wenn eine Diskussion mit einem Paukenschlag beginnt, also mit beleidigender Kritik oder sarkastischer Verachtung, ist das ein »grober Auftakt«. Ein solcher Satz muss gar nicht gebrüllt werden, er kann auch mit einem bösen Lächeln im Gesicht und sanfter Stimme ausgesprochen werden – umso tiefer sitzt dann der abgeschossene Giftpfeil. Wird ein Streit derartig begonnen, wird er auch meist in negativen Emotionen enden, egal wie oft in der Zwischenzeit versucht wurde, einzulenken und dem Gespräch eine positivere

Wendung zu geben. Also: Rückwärtsgang einschalten und noch mal anfangen!

Beschwerde statt Kritik

Eine Beschwerde bezieht sich auf ein konkretes Ereignis, während Kritik auf allgemeiner Ebene ansetzt und das Gegenüber als ganze Person angreift. »Du hast keinen Wein eingekauft, obwohl wir das besprochen hatten, und jetzt habe ich keine Zeit mehr dafür, bevor die Gäste kommen«, ist eine konkrete Beschwerde. »Auf dich kann man sich einfach nicht verlassen«, ist eine pauschale Kritik. Achtung auch vor Beisätzen wie: »Das ist typisch für dich.«

Verachtung

Verachtung ist eines der ernstesten Alarmzeichen in einer Beziehung. Sie wird von lange schwelenden negativen Gedanken über den Partner genährt und kommt meist in Form von zynischen Bemerkungen daher: als Spott und Hohn. Aber auch Augenrollen oder geringschätziges Mundverziehen können schon Zeichen für Verachtung sein. Verachtung ist stets Ausdruck von Abneigung und Lieblosigkeit. Wird sie zur ständigen Begleiterin, wird es für ein Paar immer schwieriger, sich aus dem Teufelskreis von Anschuldigungen und Gegenschlägen zu befreien.

Rechtfertigung

Wer dauernd angegriffen wird, wird irgendwann damit beginnen, sich zu rechtfertigen. Doch Rechtfertigung ist in Wirklichkeit eine Methode, den Partner zu beschuldigen: Das Problem liegt nicht bei mir, sondern bei dir. Dieses Verhaltensmuster prescht zusammen mit seinen Kompagnons Verachtung und Kritik im Kreis. Geht das zu lange, wird sich einer der beiden Streithähne aus der Diskussion ausklinken, dann dringt gar nichts mehr durch.

Mauern

Wer sich mit den Anwürfen der Partnerin oder des Partners nicht mehr auseinandersetzen will, zieht sich oft total aus der Diskussion zurück. Egal, was der andere sagt, es prallt »ungehört« ab. Und das ist ja auch der Zweck dieses Verhaltens: Dem anderen das Gefühl zu geben, alles, was er oder sie sagt, sei völlig gleichgültig. Das ist ein Schutzmechanismus vor Überflutung, und er treibt das Gegenüber zum Wahnsinn. Mauern kommt meist erst später in einer Ehe vor, sie sind bei Männern weiter verbreitet als bei Frauen.

John Gottman nennt diese Verhaltensmuster die »apokalyptischen Reiter« einer Beziehung. Wenn es nicht gelingt, sie loszuwerden, ist die Beziehung meist nicht zu retten. Dort, wo noch Hoffnung besteht, wird aber jeder der Partner zumindest zeitweilig gegensteuern. Rettungsversuche sollen in einer aufgeheizten Situation die Spannung reduzieren. Das kann eine ganz alberne Botschaft sein, eine dumme Bemerkung, die den Partner zum Lachen bringt. Etwas, das verhindert, dass die Negativität außer Kontrolle gerät. Einer der beiden Streitenden könnte auch die Hand heben und etwas sagen wie: »Ich glaube, wir kommen im Moment nicht weiter. Lass uns eine halbe Stunde auseinandergehen und es dann noch einmal versuchen.«

»Rettungsversuche«, so Gottman, »sind die Geheimwaffe der Paare mit emotionaler Intelligenz, und das, obwohl sich die meisten dieser Paare gar nicht bewusst sind, wie klug sie handeln.« Bei Paaren, wo Verachtung und Rechtfertigung bereits zum normalen Repertoire gehören, gehen Rettungsversuche von einem der beiden oft ins Leere.

Gottman sieht im Scheitern von Rettungsversuchen einen deutlichen Hinweis auf eine unglückliche Zukunft für ein Paar – und das, obwohl ironischerweise gerade in schlecht laufenden Beziehungen am laufenden Band Rettungsversuche gestartet werden. Nur leider reagiert der andere nicht angemessen darauf.

Paare, deren Beziehung tief in der Krise steckt, beginnen häufig auch damit, ihre gemeinsame Vergangenheit negativ einzufärben. Werden sie gebeten, von der Zeit des Kennenlernens zu berichten, fällt ihr plötzlich nur noch ein, dass er zu jeder Verabredung zu spät gekommen ist, und ihm, dass sie dauernd mit seinem besten Freund geflirtet hat. Andere Paare wiederum erinnern sich kaum noch an Einzelheiten aus ihrer Anfangszeit. Das Auslöschen der Vergangenheit ist meist ein zuverlässiges Anzeichen für das Fehlen von Zukunft.

Wie ist eine Beziehung zu retten?

Viele Paare versuchen es vor der Trennung noch mit Therapien. Die Initiative dazu kommt im Normalfall von den Frauen. »Der Mann denkt, die Ehe funktioniert, wenn die Kinder gewaschen sind, Essen auf dem Tisch steht und manchmal noch Sex stattfindet«, erklärt der Münchner Paartherapeut Wolfgang Schmidbauer.[26] »Männer stimmen einer Paartherapie deshalb oft erst dann zu, wenn Frauen konkret mit der Trennung drohen.« Generell betrachten viele Paare eine Therapie als Niederlage, weil es nicht gelingt, mit den Problemen selbst fertigzuwerden. Und sie sind tief gekränkt, weil die Liebe nicht groß genug ist.

Ob die Intervention Erfolg hat und die Beziehung den toten Punkt überwindet und wieder in Schwung kommt, hängt in erster Linie davon ab, ob es die Partner schaffen, sich wieder positiv zu sehen, ob sie sich wieder Anerkennung geben können. »So hat sich kürzlich eine Frau in einer Sitzung beklagt, dass ihr Mann immer so spät aus dem Büro nach Hause kommt. Sie warf ihm das vor. Daraufhin kam er noch später.« Schmidbauer versuchte zu erklären, dass Vorwürfe genau das falsche Mittel seien, das Verhalten des Mannes zu ändern. »Im Büro bekommt er Anerkennung, zu Hause keine.«

Eines der wesentlichen Härtekriterien einer Beziehung ist die Fähigkeit der Partner, Konflikte zu verarbeiten. Da gibt es jene, die beim geringsten Anlass explodieren, aber schon eine Minute nach dem Unwetter lacht wieder die Sonne vom Himmel. Andere schleppen Ärger und Verletzungen wochenlang mit sich herum, bevor es einmal aus ihnen herausbricht – doch dann sind sie kaum mehr versöhnlich zu stimmen. Es gibt Menschen, die selbst die sachlichste Kritik als persönlichen Angriff werten, andere wiederum nehmen alles auf die leichte Schulter, erkennen dann aber auch nicht, wenn es dem anderen wirklich ernst ist.

Doch gerade Verletzungen, die nie aufgearbeitet wurden, können im Inneren eines Menschen ihr zersetzendes Werk tun. Werden es zu viele, sind die Schäden irgendwann einmal nicht mehr zu reparieren – und die Liebe wird von ihnen zerstört. Deshalb sind Vergebung und Versöhnung, so schwierig sie auch zustande zu bringen sein mögen, so besonders wichtig.

Als erster Schritt sollten Verletzungen, so klein sie auch sind, nicht unter den Teppich gekehrt werden. Wer beleidigt, angegriffen oder seiner Meinung nach zu Unrecht kritisiert wurde, sollte das nach Möglichkeit auch formulieren. »Du bist gerade einen Schritt zu weit gegangen.« »Wieso sagst du so etwas? Das tut mir weh.« »Ich habe in letzter Zeit oft den Eindruck, du willst mich absichtlich verletzen.« So lässt sich die eigene Betroffenheit formulieren. Wer hingegen sagt: »Immer wirst du gleich beleidigend«, bezieht sich nicht auf den konkreten Vorfall und startet selbst gleich wieder einen Gegenangriff, anstatt die Situation zu entschärfen.

Genauso wichtig, betont Hans Jellouschek, sei aber auch, dass derjenige, der den anderen verletzt hat, diese Tatsache auch anerkennt. Sehr oft werden als Kränkung empfundene Äußerungen oder Handlungen nämlich großzügig vom Tisch gewischt: »Das war ja alles gar nicht so gemeint, warum reagierst du gleich so empfindlich?« Doch damit werden die Gefühle des Verletzten erst recht herabgewürdigt. Die Verletzung wird nicht ernst genommen, und man selbst befreit sich scheinbar von jeder Schuld, indem man den anderen als »Mimose« lächerlich macht.

Besonders schlimm ist es, wenn der Partner gar nicht mehr verzeihen will: »Das werde ich nie vergessen können!« Eine solche Äußerung kann eine Partnerschaft zerstören. Denn was bedeutet sie genau genommen? Dass der, der beleidigt hat, seine »Schuld« niemals wird abtragen können. Und dass der Verletzte für den Rest der Beziehung ein Instrument in der Hand hat, mit dem der andere als eigentlich Schuldiger abgestempelt werden kann. »Im Grunde«, meint Jellouschek, »müsste sich ein Paar nach so einer Äußerung konsequenterweise gleich voneinander trennen.«

Damit es nicht so weit kommt, muss der oder die Gekränkte auf das machtvolle Instrument verzichten – und die Entschuldigung von Herzen annehmen. »Es wird also auch von dem, der verletzt wurde, Demut verlangt, nämlich der Verzicht, die moralisch bessere Position zu behalten und auszunutzen. Er muss bereit sein, seine Verletzung loszulassen«, so Jellouschek.

Neben der Fähigkeit, Konflikte zu lösen, ist die Solidarität der Partner untereinander eine der wichtigsten Dinge für eine dauerhafte Beziehung. Auch wenn das beispielsweise bedeutet, sich gegen die eigenen Eltern stellen zu müssen. Sich ein Wir-Gefühl zu erarbeiten, das auch gegen die Meinung der Schwiegereltern Bestand hat, ist ein wichtiges Erfolgskriterium. Die vorrangige Aufgabe ist es hier, keine abfälligen Bemerkungen der Eltern über den Partner oder die Partnerin zuzulassen.

Tatsächlich haben besonders Frauen oft das Gefühl, in Wettstreit mit ihrer Schwiegermutter treten zu müssen. Dadurch fühlen sie sich verunsichert und in die Defensive gedrängt. Und hier liegt es besonders am Mann, seine Mutter wissen lassen, dass seine Frau in der Tat an erster Stelle steht. »Er ist zunächst ein Ehemann, dann erst ein Sohn«, fordert John Gottman. Auch wenn die Mutter dadurch verletzt sein könnte. Die Herkunftsfamilie ist häufig ein besonders kritisches Kapitel. Die Regel, andere nicht schlecht über den Partner oder die Partnerin sprechen zu lassen, gilt natürlich auch für Freunde, Arbeitskollegen oder sogar die eigenen Kinder.

Den Ausschlag, ob eine kriselnde Beziehung zu retten ist, gibt meist die Tatsache, ob die Partner zueinander noch ein funktionierendes System von Zuneigung und Bewunderung besitzen. Dann kann fast jede Ehe gerettet werden. Fehlen diese Gefühle hingegen vollständig, so ist eine Wiederbelebung nahezu unmöglich. Respekt und Zuneigung sind das Gegenteil der Verachtung. Solange ein Paar daran glaubt, dass es der andere wert ist, dass die Partnerschaft leben soll, solange besteht Hoffnung für die Beziehung. Wenn alle Reste von Bewunderung verschwunden sind, sieht es schlecht aus.

Eine **kleine Übung** hilft dabei, diese Gefühle wieder in sich aufzuspüren: Jeder der beiden Partner schreibt auf einen Zettel drei Eigenschaften, die er am anderen besonders mag, sowie eine Begebenheit, in der diese Eigenschaft besonders zur Geltung kam. Dann lesen sich die Partner gegenseitig vor, was sie am anderen so besonders mögen. Wenn es dann gelingt, diese Glücksmomente auch ohne direkten Vorsatz zu schenken, ist die Lektion verinnerlicht.

Jedes Mal, wenn sich Partner im Lauf ihrer Beziehung einander zuwenden, dem anderen liebevoll und aufmerksam begegnen, zahlen sie einen kleinen Betrag auf ein imaginäres Konto ein, ihr Gefühlskonto. Es sind tatsächlich Kleinigkeiten, die hier verbucht werden: ein bestätigendes Murmeln, wenn sie ihn auf die Ähnlichkeit des vorbeilaufenden Hundes mit Tante Friedas Hund hinweist; ein kurzer Händedruck im Theater, ein Blick im gegenseitigen Einverständnis, wenn Mutter am Telefon wieder einmal kein Ende findet.

Diese Momente der Zuwendung bestätigen im täglichen Zusammenleben: Ich hab dich gern, du bist in Ordnung, so wie du bist, du nervst mich nicht. Von diesem Guthaben kann das Paar dann zehren, wenn Schwierigkeiten auftauchen oder Stürme über die Partnerschaft fegen.

»Das Geheimnis einer glücklichen Partnerschaft ist es, sich jeden Tag in vielen kleinen Dingen einander zuzuwenden«, drückt es John Gottman aus. »Eine romantische Nacht schürt das Feuer nur, wenn das Paar für die richtige Glut gesorgt hat, indem es bei all den kleinen, alltäglichen Gelegenheiten in Verbindung blieb.«

2. Genieße ohne Sucht

2.1 Motivationshilfe für die letzte Zigarette

Wenn da kein Nikotin im Tabakrauch wäre, würden die Leute wohl mit ebenso wenig Begeisterung Zigaretten paffen, wie sie ständig Kaugummiblasen platzen lassen.
M.A.H. Russell, Tabakforscher, 1974

In der Suchtgift-Falle

Die »Mode des Rauchens« ist als Breitensport ein relativ junges Phänomen. Erst als zu Beginn des 20. Jahrhunderts die ersten Zigarettenfabriken in Europa ihre Produktion aufnahmen und die Glimmstängel in Massen vom Band liefen, fielen die Preise so weit, dass Kettenrauchen überhaupt leistbar war.

Wenn jemand zum Raucher wurde und das auch blieb, so galt dies als persönliche Entscheidung, als angelernte Gewohnheit. Das hat sich erst im letzten Jahrzehnt grundlegend geändert, als die Bedeutung des Suchtgifts Nikotin bei der Aufrechterhaltung des Rauchens zunehmend erforscht wurde. Heute gilt es als anerkannte Tatsache, dass Rauchen in erster Linie eine Manifestation von Sucht darstellt. Der Bedarf an Nikotin ist dabei individuell und wird vom Raucher selbst reguliert. Je nachdem, wie viele Zigaretten geraucht werden, wie stark die gewählte Marke ist und wie intensiv der Rauch in die Lungen inhaliert wird, sorgen der oder die Süchtige dafür, dass ein bestimmtes Nikotinniveau erhalten bleibt.

In Experimenten hat man überprüft, was passiert, wenn Nikotin aus dem Tabakrauch eliminiert wird, ohne dass die Versuchspersonen davon wissen. Tatsächlich wurde das Bedürfnis zu rauchen langsam weniger und verschwand schließlich ganz. Im realen Leben funktionieren diese Entzugsmodelle jedoch nicht. Ein Raucher würde dann eben zu »besseren Zigaretten« wechseln. Dass handfeste Sucht hinter diesem Verhalten steckt, merken in der frühen Phase nur die wenigsten.

Das bedeutet nun keineswegs, dass gesellschaftliche und soziale Einflüsse beim Rauchen keine Rolle spielen. Ob jemand anfängt, weiterraucht oder nach ein paar Zigaretten rasch wieder aufhört, hat ganz intensiv mit dem persönlichen familiären Hintergrund zu tun.

Normalerweise beginnen Menschen im Teenageralter mit den ersten Rauchversuchen. Für einen Anfänger ist das Rauchen einer Zigarette ein symbolischer Akt des Aufbegehrens. Die ersten Zigaretten werden zum Symbol, »dass man kein Langweiler, sondern stark und bereit für Abenteuer ist«, wie es der Tabakmogul Philip Morris formulierte.

Kinder, die von dieser Art, in die Welt der Erwachsenen einzudringen, angezogen werden, stammen eher aus einem Umfeld, wo Eltern, Geschwister und Freunde ebenfalls rauchen. Die Sozialschicht spielt eine große Rolle und damit auch die Schule, die sie besuchen. Die Raucherquote in Hauptschulen ist deutlich höher als in Gymnasien. Speziell gilt das für Mädchen. Stammen sie aus unterem Sozialstatus, rauchen 39 Prozent, aus höherem 22 Prozent. Häufig zeichnet sie ein schwaches Selbstwertgefühl aus, das zum Rudelverhalten neigt. Bei einer Berliner Untersuchung gab die Hälfte der Raucher an, dass »alle oder fast alle« ihrer Freunde Raucher seien. Bei Nichtrauchern sagten das nur fünf Prozent.

Das typische Alter für die erste Zigarette liegt bei 14 Jahren. Mit der Begründung für ihren Einstieg in die Raucher-Karriere tun sich die Jugendlichen schwer. Am häufigsten wird »der Geschmack« genannt, weiterhin geht es um die »beruhigende Wirkung«, »Entspannung« und »Geselligkeit«. Nichtraucher nennen für ihre Abstinenz am häufigsten »gesundheitliche Gründe«, »Suchtgefahr« und – mit einem Anteil von fast 50 Prozent – dass Rauchen »eklig« ist.

Das Image des Rauchens als symbolischer Akt der Rebellion und der unbedingte Wunsch, selbst diese Rebellion durchzuführen, erlauben es einem Teenager, die persönliche Ekelschwelle zu überwinden und die ersten paar Zigaretten zu ertragen. Danach beginnen bereits die ersten pharmakologischen Wirkungen des Nikotins im Organismus. Wieder war es Philip Morris, der im Jahr 1969 Folgendes zufrieden notierte: »Und während der psychologische Aspekt, der die Menschen zur ersten Zigarette treibt, mit der Zeit schwächer wird, beginnen nun die Inhaltsstoffe zu wirken und sorgen dafür, dass die Leute dranbleiben.«

Innerhalb eines Jahres, nachdem Teenager zu rauchen beginnen, inhalieren sie bereits dieselben Mengen Nikotin wie erwachsene Raucher. Und sie erkennen nun rasch, mit welcher gewaltigen Macht sie sich hier eingelassen haben. Sie erleben einen schier übermenschlichen Drang nach Zigaretten, versuchen wieder loszukommen und erleben das volle Programm des Nikotinentzugs.

Mit jedem Lungenzug strömt ein Schwall von Nikotin in die Lungen und wird komplett über das Blut absorbiert. Innerhalb von 10 bis 16 Sekunden erreicht das Suchtmittel das Gehirn, schneller sogar als bei einer intravenösen Injektion. Die Halbwertzeit des Nikotins im Blutkreislauf beträgt zwei Stunden. Dann ist die Hälfte des Nikotins abgebaut. Raucher erleben also ständige starke Schwankungen in der Nikotinkonzentration mit einem Spiegel, der in den Morgenstunden so stark abgesunken ist, dass er dem von Nichtrauchern gleicht.

In den Chemiehaushalt des Gehirns greift das Nikotin mit durchschlagendem Erfolg ein. Zunächst entsteht ein Netzwerk von sensiblen Rezeptoren, die bei jedem künftigen Zug auf die Ankunft von Nikotin vorbereitet sind und darauf mit der Ausschüttung von Wirkstoffen (Serotonin, Endorphine, Dopamin) reagieren, die im Gehirn aktivierende Funktionen ausüben. Nikotin benutzt dabei exakt denselben Mechanismus, der auch von Amphetaminen oder Kokain benutzt wird. Es setzt unmittelbar im Suchtzentrum des Gehirns an und wirkt in der Anfangsphase als neuromotorisches Stimulans. Für kurze Zeit erhöht sich durch die Wirkung der Zigaretten tatsächlich die Reaktionsgeschwindigkeit, und auch die Konzentrationsfähigkeit steigt.

Serotonin, Endorphine und Dopamin sind so etwas wie die Glückstaler unserer Psyche. Ihr Vorrat ist jedoch begrenzt, und jeder Taler, der ausgegeben wird, muss auch wieder eingenommen werden. Der ekstatische Effekt von Drogen liegt darin, eine große Menge dieser Glücksgefühle auf einmal freizusetzen. Sind jedoch alle Taler verjubelt, folgt der Katzenjammer. Im Amphetamin- oder Kokainentzug wirkt die Welt wie ein durch und durch deprimierendes Jammertal. Deshalb wird der Versuch unternommen, die Glückstaler so rasch wie möglich wieder auszugeben. Die Reaktion ist jedoch nie wieder so wie beim ersten Mal, wo das Gehirn unvorbereitet und jungfräulich in einem euphorischen Taumel aufging.

Und ebenso ist es beim Nikotin. Mit jeder Wiederholung reagiert die Hirnchemie mit weniger Begeisterung, die Reaktionsbereitschaft lässt nach. Der Organismus wird zunehmend resistent gegen die ohnehin recht bescheidenen positiven Wirkungen des Nikotins. Und bald ist in objektiven wissenschaftlichen Tests von einer besseren Konzentrations- oder Reaktionsfähigkeit unter dem Einfluss von Zigaretten nichts mehr vorhanden.

Raucher berichten zwar immer wieder davon, dass eine Zigarette auf sie eine beruhigende Wirkung ausübe, dass sie nach wie vor die Konzentration fördere und ein effektives Arbeiten überhaupt erst möglich mache. Sie unterliegen dabei aber einer psychologischen Täuschung. Was hier nämlich greift, ist bereits der Suchtmechanismus. Nikotin wird allein deshalb als positiv empfunden, weil die auf Nikotin eingestellten Rezeptoren im Gehirn nach »Nahrung« rufen. Es handelt sich also um ausgewachsene Entzugssymptome, und jede neue Zigarette lindert diese Symptome, so, wie eine neue Dosis Kokain vor allem deshalb als angenehm empfunden wird, weil sie die Probleme des Entzugs vergessen macht. Probleme, die man ohne den Griff zum weißen »Glückspulver« nie gekannt hätte.

Harte Fakten zum Rauchen

Viele Raucher verstehen zwar intellektuell, dass Zigaretten nicht das Optimum für ihre Gesundheit bedeuten, zum Aufhören reicht das aber noch lange nicht. Auf der einen Seite fehlt der wirkliche Leidensdruck – es sind noch keine so schweren Schäden eingetreten, dass ein Ignorieren der Problematik unmöglich wäre. Auf der anderen Seite scheuen sie die Mühen des Entzugs. Den Abschied von einem fixen Bestandteil und Ritual des Alltags. Hier fehlt also der wichtigste Begleiter eines künftigen Freiatmers: die Motivation. Und so wie ein Alkoholiker Alkoholiker, ein Penner Penner und ein Junkie Junkie bleiben, wenn sich kein starkes Motiv findet, den Ist-Zustand zu ändern, so wird auch den Raucher nichts aus dem Sumpf holen, wenn der Motor Motivation nicht anspringt.

Wenn man in der Suchfunktion des internationalen Medizinarchivs Pubmed den Begriff »smoking« eingibt, so werden mehr als 240.000 Publikationen aufgelistet, darunter 13.143 klinische Studien und 23.327 Übersichtsarbeiten.[27] Die Effekte des Rauchens sind also ausgezeichnet untersucht. Im Folgenden finden Sie eine Reihe interessanter Ergebnisse aus den verschiedensten Lebensbereichen. Sie alle beschäftigen sich zentral oder zumindest am Rande mit dem Einfluss des Rauchens. Wenn Ihr Kopf sagt, Sie sollten aufhören, Ihr Gefühl aber noch nicht dazu bereit ist, so sehen Sie sich hier um. Vielleicht finden Sie ein Argument, das für Sie so bedeutsam ist, dass es den entscheidenden Ansporn geben kann für einen ernst gemeinten Aufhörversuch. Lassen Sie sich zur Motivation inspirieren.

Karies bei Kindern

76.920 japanische Kinder wurden im Alter von drei Jahren auf den Zustand ihrer Zähne untersucht.[28] Zu Studienbeginn wurden die Eltern nach ihren Rauchgewohnheiten gefragt und, falls sie Raucher waren, ob zu Hause geraucht wurde oder nur außerhalb der

Wohnräume. Waren beide Eltern Nichtraucher, wurden bei 14 Prozent der Kinder Anzeichen von Karies festgestellt. Dieser Anteil stieg auf 20 Prozent, wenn die Eltern Raucher waren und auf 27,6 Prozent, wenn sie bestätigten, dass zu Hause geraucht wurde.

In einer US-amerikanischen Studie waren die Kinder bereits zwischen vier und elf Jahre alt, als sie auf Karies untersucht wurden. Jedes dritte Kind hatte zumindest eine Plombe. Schäden an den Milchzähnen hatte sogar jedes zweite Kind. Schließlich ermittelten die Wissenschaftler über eine Blutprobe die Belastung der Kinder durch Tabakrauch. Gemessen wurde der Gehalt an Cotinin, einem Abbauprodukt von Nikotin. Bei der Hälfte der Kinder war Cotinin nachweisbar. Wenn der Spiegel über einem gewissen Wert lag, wurden die Kinder aus der Studie ausgeschlossen, weil hier der Verdacht nahelag, dass diese Kinder selbst aktive Raucher waren. Gemessen werden sollte nämlich nur der Einfluss des Passivrauchens auf Karies. Und er war auch so noch groß genug: Belastete Kinder hatten ein um 80 Prozent höheres Risiko auf faule Zähne als Kinder aus einer Nichtraucherumgebung ohne Cotinin im Blut.[29]

Zum Thema Rauchen und Zähne gibt es eine ganze Reihe weiterer Studien, die unter anderem die drastische Erkenntnis zutage förderten, dass Raucher im Schnitt zwei Zähne weniger haben als Nichtraucher.

Nun aber zu einer wirklichen medizinischen Neuheit, die wir ohne das Rauchen eventuell nie kennengelernt hätten.

Die Etablierung des Lungenkrebses

Bevor Zigaretten in größerem Umfang hergestellt wurden, war Lungenkrebs eine sehr seltene Krankheit und kam in den medizinischen Lehrbüchern nur als Exotikum vor. Erst ab 1913, als die ersten Zigarettenmanufakturen ihren Betrieb aufnahmen, wurde Rauchen zum Massenphänomen, und in den Dreißigerjahren des vergangenen Jahrhunderts forderte der seltene Krebs bereits eine stattliche Anzahl von Opfern.

Der durchschnittliche Lungenkrebspatient ist ein 55 bis 60 Jahre alter Mann, der entweder aktiver Raucher ist oder lange Jahrzehnte geraucht hat. Lungenkrebs zeichnet heute für jede sechste Neuerkrankung bei Männern verantwortlich und ist damit nach dem Prostatakrebs die zweithäufigste Tumorart. Bei den Todesfällen führt Lungenkrebs hingegen die Statistik überlegen an und fordert so viele Opfer wie die Nummer zwei (Prostata) und drei (Darmkrebs) zusammen.

Bei Frauen machte sich Lungenkrebs erstmals Mitte der 1960er-Jahre in den Statistiken bemerkbar. Zuletzt holten Frauen aber mit Riesenschritten auf. Im letzten Jahrzehnt stieg ihre Sterberate um 22 Prozent an, jene der Männer sank hingegen um 15 Prozent. Aktuell sind 37 Prozent der Lungenkrebs-Todesopfer weiblich.

Bei der Therapie von Lungenkrebs sind nur geringe Fortschritte gemacht worden. Im Lauf der letzten 15 Jahre stieg der Anteil der Patienten, die ein Jahr nach der Diagnose noch am Leben waren, gerade einmal von 40 auf 50 Prozent an. Nach fünf Jahren lebt nur noch einer von sechs Männern bzw. eine von vier Frauen.

Ein Früherkennungsprogramm per Reihenuntersuchung mit Lungenröntgen wurde bereits in den 1980er-Jahren wieder eingestellt, weil sich zeigte, dass die Früherkennung für die Betroffenen nur eine längere Leidensphase, aber keinen Überlebensvorteil brachte. Es kommt beim Lungenkrebs nicht so sehr auf den Zeitpunkt der Diagnose, sondern vielmehr auf dessen Beschaffenheit an. Kleinzellige Karzinome haben eine enorme Neigung zur Metastasierung. Die mittlere Überlebenszeit nach einer Diagnose liegt nur bei vier bis zwölf Monaten. Aber auch die nicht-kleinzelligen Karzinome bieten nur selten die Chance einer dauerhaften Heilung. Nur bei einem von fünf Patienten kann der Tumor vollständig entfernt werden.

Zwar gibt es auch andere Auslöser von Lungenkrebs (z. B. Asbestbelastung), dennoch ist bei keiner Krebsart der Einfluss des Rauchens so eindeutig nachgewiesen wie hier. Die Wahrscheinlichkeit, dass ein Raucher bis zum 75. Lebensjahr an Lungenkrebs erkrankt, liegt bei 16 Prozent, bei einem Nichtraucher hingegen bei 0,4 Prozent. Bei Männern, die Lungenkrebs bekommen, liegt die Ursache mit einer Wahrscheinlichkeit von 87 Prozent im Rauchen, bei Frauen beträgt diese 56 Prozent.

Wer es schafft, bis zum Alter von 35 Jahren mit dem Rauchen aufzuhören, hat später ein Krebsrisiko wie ein Nichtraucher. Aber sogar Siebzigjährige profitieren noch, wenn sie Schluss machen. Überhaupt ist es erstaunlich und ermutigend, welche ungeheure Regenerationsfähigkeit der menschliche Organismus besitzt.

Rauchen vor der OP

Wie eindrucksvoll sogar der kurzfristige Effekt erfolgreicher Entwöhnung ist, zeigt eine im Journal »The Lancet« publizierte dänische Studie. Hier sollten Patienten zwei Monate vor einer geplanten Hüft- oder Knieoperation mit dem Rauchen aufhören.

In der Gruppe, die weiterrauchte wie bisher, trat bei 52 Prozent der Fälle irgendeine Art von Komplikation auf, in der Abstinenzgruppe nur bei 18 Prozent. Das Risiko schlechter Wundheilung war bei den frisch gebackenen Nichtrauchern um das Sechsfache geringer, das Risiko einer Nachfolgeoperation sank um das Vierfache. Zudem konnten sie die Klinik im Schnitt zwei Tage früher verlassen.[30]

Das klingt ja nicht schlecht. Doch ob das zur Motivation ausreicht? Nirgends – heißt es – wird so viel geraucht wie vor den Türen der Lungen-Ambulatorien. Sobald die akute Lebensgefahr gebannt ist, gehört der nächste Gedanke schon der Suche nach einem Zigarettenautomaten. Und nach drei Tagen Rauchpause auf der Intensivstation schmeckt der erste Lungenzug besonders intensiv.

Die letzte Chance

Sogar bei einer schweren Gesundheitskrise unterliegt der verzweifelte Wunsch aufzuhören häufig der Anziehungskraft dieses stärksten aller Suchtgifte. Dies zeigte eine Studie an 300 Patienten, die nach einem Herzinfarkt oder einer Bypass-Operation im ersten Schock einem Angebot der Ärzte zustimmten, sie beim Rauchentzug zu begleiten. Dazu wurden alle denkbaren psychologischen Hilfestellungen gegeben. Die Patienten füllten beispielsweise eine Urkunde aus, die ihren Abschied vom Rauchen dokumentierte, sie bekamen einen »Kumpel« zugewiesen, mit dem sie ihr Entzugsleid teilen konnten, und sie füllten ein Quiz aus, dessen Ergebnisse sie mit den Krankenschwestern diskutierten. Kurz: Es wurde ein maximaler Aufwand betrieben, um die Patienten bei ihrem Vorhaben zu unterstützen.

Die Ergebnisse dieses ersten, unmittelbar auf den Herzstationen gestarteten Entwöhnungsprogramms waren jedoch frustrierend: Nach sechs Wochen waren 40 Prozent der Patienten abermals Raucher, nach einem Jahr stieg der Anteil auf 60 Prozent.

Ausschlaggebend für den Erfolg war allein die zuvor eingeholte Einschätzung der Patienten, wie wichtig ihnen selbst die rauchfreie Zukunft war. Eine gute psychologische Unterstützung bot seltsamerweise die von den Patienten unterzeichnete Urkunde. Jene, die ihren Abschied vom Glimmstängel derart dokumentierten, waren wesentlich erfolgreicher als jene, die auf diesen »symbolischen Akt« verzichtet hatten. Insgesamt wurden Bypass-Patienten doppelt so häufig rückfällig wie Patienten mit Herzinfarkt.[31]

Symbole scheinen also zu wirken. Schon die Indianer haben bei besonders feierlichen Anlässen – ach pardon, das ist jetzt kontraproduktiv... Andererseits – wenn es gelingen könnte, nur alle paar Wochen oder Monate so eine Friedens- oder Entspannungspfeife zu rauchen ...

Auch hier steht allerdings das Tor zum Selbstbetrug weit offen. Eine alte Freundin aus Studentenzeiten, die früher bekannt dafür war, dass sie bei Festen immer einen kleinen Vorrat an Marihuana dabeihatte, beschloss, mit dem Rauchen aufzuhören. Mit dem Tabakrauchen, wohlgemerkt. Ihre Joints wollte sie nach wie vor zu besonderen Anlässen genießen.

Und zunächst war sie mit ihrer Abstinenz auch wirklich erfolgreich. Bis sie bei einer Party wieder mal ihrem alten Hobby huldigte und am Joint mitrauchte. Sie redete sich ein, dass dies ja etwas ganz anderes sei als die elende Zigarettensucht. Zwar sei auch Tabak im Spiel, doch nur in der Nebenrolle.

Die Taktik ging ganz kräftig daneben. Bald sah man sie immer häufiger mit einem Joint und schließlich verschwand sogar das verräterische Gras-Aroma im Rauch. »Du rauchst also wieder ganz normal«, fragte ich sie bei unserem letzten Treffen. »Nein, nein«, antwortete sie, »nur ab und zu einen Joint. Absolut keine Zigaretten. Da bin ich hart geblieben.«

Dabei suchte sie immer nervöser in ihrer Jackentasche herum. Schließlich wurde sie fündig und zog erleichtert ein winziges grünes Brösel daraus hervor. Dies legte sie sorgfältig ins Zentrum eines Blättchens, holte Tabak aus ihrer Javaanse-Packung, drehte sich flugs eine Zigarette und zündete sie an. »Was war denn das?«, fragte ich erstaunt. »Wieso?«, entgegnete sie irritiert, »ich hatte bloß befürchtet, mir ist das Gras ausgegangen.«

Raucherhusten

Mitarbeiter der Lungenabteilung der Universität Helsinki machten eine Untersuchung an 1130 männlichen Soldaten im Alter von 18 bis 21 Jahren, unterzogen sie Fitnesstests, fragten nach Rauchgewohnheiten und auch nach chronischem Husten.[32] Beinahe die Hälfte rauchte täglich. Die Unterschiede in der Fitness waren dramatisch, Raucher waren auch häufiger übergewichtig. Bereits in dieser jungen Altersgruppe litten 40 Prozent der Raucher an chronischem Husten mit Auswurf. Dieses Symptom ist das wichtigste Anzeichen für eine sich entwickelnde chronische obstruktive Lungenerkrankung (COPD).

Der permanente Tabakrauch zerstört die winzigen Flimmerhärchen, die für den Abtransport eingeatmeter Schmutzpartikel aus den Bronchien verantwortlich sind. Der Selbstreinigungsprozess der Lungen wird dadurch schwer behindert. Obwohl die Betroffenen unfreiwillig versuchen, die mikroskopisch kleinen Fremdkörper doch noch mithilfe des Raucherhustens herauszuschleudern, verbleiben große Mengen davon in der Lunge und verschlimmern die Situation immer weiter.

Dabei werden die Wände der winzigen Lungenbläschen stark überdehnt. Viele gehen dauerhaft kaputt und erschweren damit den Sauerstofftransport ins Blut. Zudem verlieren die Atemwege ihre Elastizität. Der Sauerstoffmangel macht sich bei COPD-Patienten unter anderem durch bläulich gefärbte Lippen und Fingernägel bemerkbar.

Die chronische obstruktive Lungenerkrankung ist das fatale Zusammentreffen von Lungenemphysem und chronischer Bronchitis. Obstruktiv bedeutet so viel wie verstopft oder verlegt. Die Bronchialschleimhaut ist bei COPD chronisch entzündet. Einmal voll entfaltet ist die Krankheit nicht mehr umkehrbar. Sie zählt heute in Europa bereits zu den häufigsten Todesursachen. Die WHO rechnet mit einer weiteren Zunahme und einem Vormarsch der Krankheit auf Platz drei der Todesursachen-Liste. Im Jahr 2015 starben drei Millionen Menschen an COPD.[33]

Rund 90 Prozent der COPD-Betroffenen sind Raucher. Ihr Informationsstand ist allerdings mehr als bescheiden. Nicht einmal die Hälfte der befragten Raucher kannte COPD. Ebenso wenige wussten vom unmittelbaren Zusammenhang mit dem Rauchen. Zwar gaben sieben von zehn Rauchern an, sie würden Freunden oder Familienmitgliedern mit chronischem Husten zu einem Arztbesuch raten. Von jenen, die selbst an Raucherhusten litten, ging nicht einmal jeder Fünfte zum Arzt.

Aber kennt nicht jeder – zumindest vom Hörensagen – eine putzmuntere Achtzigjährige, die noch immer »ihr« Päckchen pro Tag raucht? Einen schlohweißen Älpler, der den Touristen entgegenlächelt, mit der Pfeife in der Zahnlücke, den Vollbart tabakgefärbt, und der urig erklärt: »A G'söchts hoit si länga« (»Geräuchertes hält sich länger«).

Diese Hoffnung sitzt ganz tief bei den Rauchern: Dass man selbst zu jenen gehören möge, denen das Rauchen nichts anhaben kann.

Die Macht der Verdrängung

Bei einer Umfrage der norwegischen Gesundheitsbehörden unter Krebspatienten sollte untersucht werden, wie die Patienten im Nachhinein mit ihrer Diagnose umgingen. Ob sie über ihre Krankheit informiert seien, ob sie ihren Ärzten darüber Auskunft gäben, ob sie ihren Lebensstil geändert hätten, wie sich ihre Lebensqualität entwickelt habe.

Am meisten erstaunte die Forscher die Antwort auf die erste Frage. Diese lautete: »Haben oder hatten Sie Krebs?« 778 der insgesamt 2697 befragten Krebspatienten beantworteten die Frage nämlich schlichtweg mit Nein.

Ob die Teilnehmer der Studie verheiratet, ledig oder geschieden waren, ob sie höher oder weniger gebildet waren, ja nicht einmal, ob die Krebsdiagnose schon Jahrzehnte zurücklag, hatte Einfluss auf den Wahrheitsgehalt der Antwort. Ausschlaggebend waren allein das Geschlecht und der Raucherstatus. Die mit Abstand meisten Falschantworten kamen von rauchenden Männern.[34]

Keine Zigarette ist berühmter als »die Zigarette danach«. Mit zunehmendem Alter werden diese Zigaretten aber vermehrt »stattdessen« geraucht.

Rauchen und Sex

Ein Team der Tulane University in New Orleans untersuchte den Zusammenhang zwischen Rauchen und Impotenz bei 7684 Männern.[35] Diese waren zwischen 35 und 74 Jahre alt. Um den Risikofaktor Rauchen zu isolieren, wurden sonstige Risikofaktoren wie höheres Alter, übermäßiger Alkoholkonsum, Diabetes, Bluthochdruck und Übergewicht statistisch herausgerechnet. Raucher hatten demnach ein um 41 Prozent höheres Risiko für Impotenz als Nichtraucher. Und das war auch noch klar von der Dosis abhängig: Wer täglich bis zu zehn Zigaretten rauchte, hatte um 27 Prozent häufiger Erektionsstörungen, bei 20 Zigaretten waren es schon 45 Prozent und bei mehr als 20 Zigaretten 65 Prozent. Waren die Raucher auch noch Diabetiker, so stieg die Versagerquote auf mehr als das Dreifache.

Und weil Rauchen so sexy ist, im Folgenden gleich noch eine Studie.

Erektionen im Schlaf

In einem texanischen Schlaflabor wurden 314 impotente Männer während des Schlafs mit einer Vorrichtung ausgestattet, die Stärke und Dauer ihrer nächtlichen Erektionen aufzeichnete und den Blutdruck im Penis maß. Alle Studienteilnehmer waren aktive Raucher. Die Steifheit des Penis hing unmittelbar von der Anzahl der tagsüber gerauchten Zigaretten ab. Allerdings indirekt proportional: Die Gruppe der Männer, die am meisten rauchte (über 40 Zigaretten pro Tag), hatte die mit Abstand schwächsten Erektionen. Dies ließ für die Leiter der Studie den Schluss zu, dass Rauchen einer der wesentlichen Auslöser für Impotenz darstellt.[36]

Mit dem Rauchen aufzuhören, ist die beste Therapie. Allzu viel Zeit sollte man sich damit aber nicht lassen, warnt eine aktuelle Übersichtsarbeit: »Leider zeigt die aktuelle Literatur, dass sich die Verbesserungen vor allem auf die jüngere Altersgruppe – und hier speziell auf jene, die nicht übermäßig geraucht haben – beschränken.« [37]

Mit dem Rauchen aufzuhören, ist tatsächlich eine bewundernswerte Leistung, die außerordentliche Disziplin und Willenskraft erfordert. Ein Kampf, der nur von den Mutigen überhaupt in Erwägung gezogen wird.

Jede Frau und jeder Mann, die diesen Schritt wagen, verdienen Anerkennung und Unterstützung. Und jeder in der Umgebung frisch gebackener Nichtraucher kann ein wenig dazu beitragen, sie moralisch aufzurüsten.

Wer diese Menschen hingegen absichtlich in Versuchung führt und zum Rückfall provoziert, hat damit jegliches Recht verwirkt, sich Freund oder Freundin zu nennen.

Rauchen in der Schwangerschaft

Obwohl es die meisten versuchen, gelingt es nur zwei von drei Raucherinnen, während der Schwangerschaft vollständig von den Zigaretten loszukommen. Rauchen in der Schwangerschaft ist einer der stärksten Risikofaktoren für das Absterben des Fötus im Mutterleib. Es erhöht das Risiko auf Frühgeburten und hat auch bei Babys, die termingerecht zur Welt kommen, einen starken Einfluss auf das Geburtsgewicht. Babys von Müttern, die täglich bis zu neun Zigaretten rauchen, wiegen durchschnittlich 88 Gramm (Mädchen) bzw. 107 Gramm (Jungen) weniger. Wenn die Frauen zehn oder mehr Zigaretten rauchen, so wiegen Mädchen im Durchschnitt 168 Gramm und die Jungen bei der Geburt um 247 Gramm weniger.[38]

Bis zum Schuleintritt haben die Babys diesen Gewichtsrückstand mehr als aufgeholt: Eine Übersichtsarbeit der Universität München mit mehr als 100.000 Mutter-Kind-Paaren zeigte, dass die Wahrscheinlichkeit auf starkes Übergewicht um 60 Prozent ansteigt, wenn die Mutter während der Schwangerschaft geraucht hat.[39] Aus zuvor extrem kleinen Babys rauchender Mütter werden also mit höherer Wahrscheinlichkeit übergewichtige Schulkinder. Welche Mechanismen hier bereits im Mutterleib wirken, ist nicht bekannt.

Haben Sie schon mal gehört, dass Kaffee, insbesondere starker Bohnenkaffee, das Risiko für Herzinfarkt und Schlaganfall beträchtlich erhöht? Es ist jetzt schon einige Jahre her, seit diese Studien erschienen sind, und sie wurden auch bald wieder zurückgezogen. Denn sie waren falsch.

Die Wissenschaftler hatten vergessen, die sogenannten Confounder zu beachten. Das sind wissenschaftliche Störfaktoren, die eine Aussage völlig verfälschen können. In unserem Fall war dieser Confounder das Rauchen.

Personen, die besonders viel und starken Kaffee trinken, sind nämlich zu einem wesentlich höheren Prozentsatz Raucher als Personen, die wenig mit Kaffee anfangen können und stattdessen lieber Tee trinken.

Man kann nun – wie die Epidemiologen sagen – auf Confounder kontrollieren. Das ist weniger kompliziert, als es klingt. Man sieht einfach nach, ob sich die rauchenden Kaffeetrinker in der Studie von den nicht rauchenden Kaffeetrinkern unterscheiden. Und dabei stellt sich schnell heraus, dass sich die nicht rauchenden Kaffeetrinker in ihrem Risiko plötzlich gar nicht mehr von den nicht rauchenden Teetrinkern unterscheiden. Das bedeutet: Freispruch für Kaffee. Rauchen bringt harmlose Getränke in Verdacht. Doch es sind noch andere kuriose Geschichten in Umlauf.

Das Raucher-Paradoxon

Viel Aufsehen erregt ein Phänomen, das wohl auch deshalb so gerne weitererzählt wird, weil es vollständig unlogisch erscheint: Das sogenannte »Raucher-Paradoxon« besagt, dass Raucher, wenn sie einen Herzinfarkt erleiden, eine deutlich bessere Prognose haben als Nichtraucher. Der Raucher-Herzinfarkt schädigt ein kleineres Areal des Herzmuskels und die Patienten sind deutlich rascher wieder auf den Beinen. Möglicherweise, um dann draußen vor der Tür gleich wieder weiterzurauchen: Im Sinne der Herzinfarkt-Vorsorge.

Soweit die Theorie, die weltweit in Dutzenden Studien beschrieben wurde und reichlich Anlass für Spekulationen bot.

Sebastian Reinstadler, ein junger österreichischer Kardiologe von der Medizinischen Universität Innsbruck, hat sich dieses Phänomens angenommen und in einer aufwendigen Studie die Daten von 727 Herzinfarkt-Patienten analysiert.[40] Die Größe des geschädigten Areals wurde mittels Magnetresonanzuntersuchung vermessen. Bei dieser größten MR-Untersuchung, die beim Herzinfarkt je durchgeführt wurde, löste sich gleich das erste Vorurteil in Rauch auf: Beim geschädigten Areal gab es keine relevanten Unterschiede. Was allerdings einen großen Unterschied ausmachte, war das Alter der Patienten. Die Raucher waren im Schnitt zehn Jahre jünger als die Nichtraucher. Und sie hatten demnach deutlich weniger andere altersbedingte Krankheiten. Insofern konnten sie tatsächlich rascher wieder aus der Klinik entlassen werden.

Das nun als großen Vorteil des Rauchens zu interpretieren, fällt allerdings schwer. Außer natürlich, man möchte in möglichst jungem Alter die Erfahrung eines Herzinfarkts mitmachen.

Seit Mai 2016 müssen Zigarettenpackungen mit Schockbildern versehen sein. Warnaufschriften sind bereits seit 2004 vorgeschrieben. Ebenso lange sind Bezeichnungen wie »light«, »leicht« oder »mild« für Zigaretten verboten. Nicht ohne Grund.

Der Wert der Light-Zigaretten

Eine der größten Studien weltweit, die amerikanische Krebspräventionsstudie, umfasst mehr als eine Million Männer und Frauen, die bei Studienbeginn im Jahr 1982 etwa 30 Jahre alt waren. Ein Wissenschaftlerteam der Universität Cambridge untersuchte, ob es einen günstigen Einfluss auf die Sterblichkeit bei bestimmten Krebsarten hat, wenn sogenannte Light-Zigaretten geraucht werden.[41]

Die einzelnen Zigarettenmarken wurden in »Ultra-Light« (weniger als 7 mg Teer), »Light« (8 bis 14 mg), »Medium« (15 bis 21 mg) und »Stark« (über 22 mg, ohne Filter) eingeteilt. Das höchste Krebsrisiko hatten die Raucher der filterlosen Zigaretten. Es lag um 44 Prozent über jenem der mittelstarken Raucher. Unter den anderen drei Gruppen waren hingegen keinerlei signifikante Unterschiede feststellbar. Raucher von Light- oder Ultralight-Zigaretten hatten genau dasselbe Krebsrisiko wie die Raucher der stärkeren Zigaretten.

Die genauen Ursachen sind noch nicht bis ins letzte Detail geklärt. Es zeigte sich aber beispielsweise, dass speziell Männer, die Light-Zigaretten rauchten, überdurchschnittlich viele Zigaretten pro Tag konsumierten. Der Rauch von Light-Zigaretten wird auch intensiver inhaliert, womit die Partikel tiefer in die Lunge eindringen.

Die Schockbilder und Warnungen, massive Preiserhöhungen, Rauchverbote an öffentlichen Plätzen, in Restaurants und Amtsgebäuden haben eindeutig Erfolge gebracht und die Attraktivität des Rauchens – speziell unter Jugendlichen – reduziert. Ein Nebeneffekt ist aber sicherlich jener, dass die verbliebenen Raucher enger zusammenrücken und es zu einem Solidarisierungseffekt kommt.

Ich erinnere mich an einen Besuch bei der Pharmafirma Pfizer im englischen Ort Sandwich. Auf dem riesigen Firmengelände war überall das Rauchen verboten. Als sich aus unserer Besuchergruppe jemand auf der Straße eine Zigarette anzünden wollte, wurde er von unserer Pressedame höflich darauf aufmerksam gemacht, dass dies nicht geduldet werde. »Aber«, meinte sie mit verschwörerischem Unterton, »kommen Sie später mit mir. Auf der anderen Seite gibt es einen Platz, wo sich die Raucher treffen. Es wäre in meiner Position völlig unmöglich, mit dem Rauchen aufzuhören, weil man nur dort die neuesten Intrigen, Sensationen und Gerüchte aus der Firma erfährt.«

Apropos, gibt es Zigarettenwerbung überhaupt noch? Aus dem Fernsehen ist sie ja schon lange verschwunden. Auch im Kino sieht man keine Spots mehr vor dem Film. Dafür umso häufiger später im Film. Und wenn der angebetete Held oder die verführerische Schönheit sich eine anrauchen, so geht das tiefer in die Psyche hinein, als das der dumpfe Marlboro-Mann je vermocht hätte. Damit hat Rauchen weiterhin das Attribut von lockerer Lebenskunst und natürlicher Eleganz. Wie so vieles in Hollywood, hat das mit der Realität aber gar nichts gemein.

Rauchen und Schönheit

Rauchen fördert den Abbau von Kollagengewebe, das der Haut Straffheit und jugendliches Aussehen verleiht, und behindert dessen Neubildung.[42] Die Folgen sind einerseits vermehrte Faltenbildung, andererseits ein trockener Hauttyp mit einem »ledrigen« Erscheinungsbild. Damit wird die Hauterneuerung empfindlich gestört und die Hautalterung beschleunigt. In Entgiftungsprozessen werden Teerrückstände über die Hautporen ausgeschieden und führen zu Unreinheiten, Pickeln und Mitessern. Die gleichzeitig verringerte Hautdurchblutung bewirkt einen fahlen, grauen Teint.

Zudem besteht für beide Geschlechter ein höheres Risiko des Haarausfalls durch das Rauchen. Auslöser dafür sind toxische Effekte im Tabakrauch, die die Haarfollikel angreifen, Mikro-Entzündungen hervorrufen und die Verankerung der Haare im natürlichen Wachstums- und Erneuerungsprozess schwächen. Ähnliche Mechanismen führen auch zu einem schnelleren Ergrauen der Haare.

Während hier aber mit kosmetischen Methoden eingegriffen werden kann, stehen bei Haarausfall derzeit kaum medizinische Hilfsmittel zur Verfügung.

Das waren nun eine ganze Reihe guter Gründe, mit dem Aufhören Ernst zu machen. Es gibt keine Chance, davor die Augen zu verschließen. Gewohnheitsmäßiger Zigarettenkonsum ist absolut nicht mit einem glücklichen langen Leben vereinbar. Mit jedem Lungenzug inhalieren wir den Hauch des Todes, chronische Krankheit, Behinderung und elendes, langsames Dahinsiechen. Das ist definitiv so.

Die Gesamtbilanz

Tabakrauch ist eines der potentesten Karzinogene für den Menschen. Der Rauch enthält rund 90 Substanzen, die als krebserregend bekannt sind. Rauchen ist die mit Abstand bedeutsamste Ursache für vorzeitigen Tod, die wir selbst beeinflussen können. Bei jedem fünften Todesfall ist die eigentliche Ursache das Rauchen. Die Mehrzahl aller Tumoren der Lunge, des Kehlkopfes, der Bronchien, der Luftröhre, der Rachenhöhle, der Mundhöhle und der Speiseröhre wären ohne Rauchen niemals aufgetreten. Dasselbe gilt für einen beträchtlichen Anteil aller Fälle von Bauchspeicheldrüsen-, Nieren-, Blasen- und Gebärmutterhalskrebs.

Rauchen ist auch der mit Abstand größte Risikofaktor für Arteriosklerose, Herzinfarkt und Schlaganfall. Es ist der wichtigste Risikofaktor für Erkrankungen der Atemwege, für Lungenentzündung, chronische Bronchitis und für die bereits oben erwähnte unheilbare chronisch obstruktive Lungenkrankheit (COPD).

Das Nikotin im Tabakrauch ist eine süchtig machende Droge, die pharmakologisch dieselben Mechanismen der Gehirnchemie nutzt wie Kokain oder Heroin.

Rauchen erhöht des Weiteren das Risiko für Osteoporose, plötzlichen Kindstod, Tot- und Missgeburten, immer wiederkehrende Mittelohrentzündungen, Asthma sowie – Brände und Großfeuer. Jeder fünfte Feuerwehreinsatz in Privatwohnungen und Häusern wird von Rauchern durch Brandstiftung ausgelöst. Doch nun im Folgenden zu einer wirklich guten Nachricht.

Das Wunder der Regeneration

In einer Analyse berechneten Kardiologen den Effekt aller medizinischen Möglichkeiten, um einen Raucher nach einem Herzinfarkt bestmöglich am Leben zu erhalten. Die optimale medizinische Behandlung, mit den modernsten Medikamenten und Operationsmethoden, ergab für die Patienten einen Überlebensbonus zwischen 12 und 25 Prozent.

Das ist nicht schlecht, aber doch recht wenig im Vergleich zu dem, was die Raucher selbst beitragen können. Wenn es ihnen nämlich gelingt aufzuhören, so sinkt allein mit dieser einfachen Maßnahme die Wahrscheinlichkeit, dass sie während der nächsten fünf Jahre sterben, auf die Hälfte.[43]

Und das ist die entscheidende Botschaft für alle aktiven Raucher: Es ist nicht zu spät! Aufhören macht zu jedem Zeitpunkt Sinn. Denn es ist ein wirkliches Wunder, welche Kräfte der Regeneration im Organismus frei werden, wenn die tägliche Vergiftung gestoppt wird. Der Körper steckt seine frei werdenden Energien sofort in die Reparatur der Schäden und die Beseitigung der Altlasten.

Bereits nach einer Stunde verbessert sich die Durchblutung von Händen, Füßen und der Haut. Nach zwölf Stunden gelingt es schließlich, das Kohlenmonoxid aus dem Zigarettenrauch aus den roten Blutkörperchen zu verdrängen. Die Sauerstoffversorgung verbessert sich nachhaltig.

Zwei bis drei Tage nach der letzten Zigarette kommt meist der Husten so richtig in Schwung. Jetzt wird der grobe Dreck herausgeblasen. Nach ein paar Tagen ist der Raucherhusten für immer

Geschichte. Nun machen sich langsam die Geschmacksnerven bemerkbar. Das Essen muss nicht mehr zugepulvert werden mit Pfeffer, Chili oder Oregano, um etwas zu schmecken. Plötzlich nehmen die Ex-Raucher Gerüche auf, die viele zuletzt in ihrer Jugend wahrgenommen haben – bevor die Nikotinsucht begonnen hat.

Ein wahrer Jungbrunnen beginnt nun für die Sportler und alle, die sich gern bewegen. Plötzlich hält die Luft zweimal so lange wie zu Raucherzeiten. Das Gipfelkreuz ist wieder möglich. Die Freiatmer müssen nicht mehr auf den Lift warten, sondern nehmen sportlich das Treppenhaus, ohne einen Kreislaufkollaps zu riskieren.

Eine schöne neue Zeit beginnt. Man beobachtet ungläubig die Freunde, die nach wie vor am Glimmstängel hängen, und schwört: »Nie wieder will ich meine guten Lungen derart mit Gift abfüllen!«

2.2 Fifty Ways To Leave Your Laster

Das Rauchen aufzugeben, zählt zu den einfachsten Dingen überhaupt. Ich muss es wissen, ich habe es tausend Mal getan.
Mark Twain

Am Anfang steht die Motivation

Es sind zwei völlig verschiedene Dinge: Etwas vom Intellekt her zu begreifen – und dann daraus die richtige Konsequenz zu ziehen. Im Fall des Rauchens kommt noch dazu, dass man diese Konsequenz tagtäglich durch alle Versuchungen des Lebens aufrechterhalten muss.

Dass ich selbst irgendwann mit dem Rauchen aufhören würde, wusste ich seit meinem 30. Lebensjahr. Davor machte ich mir keinerlei Gedanken über mögliche negative Konsequenzen der rund zwanzig Zigaretten, die ich meinen Lungen jeden Tag zumutete.

Nach zwölf Jahren exzessivem Raucherleben waren die ersten Folgen dieser täglichen Vergiftung so weit gediehen, dass ich sie nicht mehr verleugnen konnte. Beim Sport merkte ich, dass meine Kondition nachließ und meine einstige »Pferdelunge« aus dem letzten Loch pfiff. Mindestens ein Mal pro Jahr hatte ich eine Phase, in der mich Anfälle unkontrollierbaren Hustens plagten. Ich bellte durch die Büroräume, dass es sogar den Raucherkollegen zu viel wurde, als sie mich trotzdem weiterrauchen sahen. Sie empfahlen mir, ich solle doch mal eine Woche lang pausieren mit den Zigaretten: »Dann bist du den Husten los, und es schmeckt dir wieder.«

Und so begannen meine Erfahrungen mit dem Aufhören. Nun bin ich seit Langem und endgültig – so hoffe ich – von den Zigaretten los. Es war kein leichtes Unterfangen, und ich habe dabei fast alle Methoden des Aufhörens, aber auch jene fatalen Gefühle und Situationen, die eine Suchtpersönlichkeit wieder zurück in die Abhängigkeit führen, kennengelernt.

Der für den Erfolg einer solchen Aktion maßgebliche Faktor ist Motivation. Die einen fassen einen nüchternen und rationellen inneren Beschluss und reden nicht viel herum. Andere brauchen die Hilfe ihrer Umgebung und lassen sich mit Ermutigung und Zuspruch über die ersten schwierigen Tage und Wochen begleiten. Tatsache bleibt: Ohne starke Motivation geht gar nichts. Wir haben uns über Jahre und Jahrzehnte in täglichen, ja minütlichen Ritualen mit diesem Suchtgift vertraut gemacht, wir haben viele Zigaretten wirklich genossen und manche unserer schönsten Lebensmomente rauchend verbracht. Wir haben eine Vergangenheit mit diesem »Genussmittel«, die auch jetzt, wo wir beim Rauchen nur den ausgewachsenen Kater spüren, noch immer wirkt.

Diese Motivation muss stark sein und braucht eine tiefe innere Verankerung. Sie muss an ein Gefühl rühren, das nicht wankelmütig, sondern dauerhaft ist und auch in schwierigen Situationen sehr tief in unserer Persönlichkeit wurzelt.

Solche Motive sind beispielsweise der Wunsch, alt zu werden, das Bedürfnis, die Enkelkinder aufwachsen zu sehen, die Liebe zum Sport und zur eigenen Fitness, die Angst vor Krankheit, Schmerzen und Tod oder eine komplette Neudefinition dessen, was persönlicher Genuss bedeutet: Weg von den mühsamen und feindlichen Giften – hin zu den lebensfreundlichen Angeboten. Und da hat der tödliche blaue Dunst restlos ausgedient.

Oder denken Sie an die Steuern und Sozialversicherungsbeiträge, die Sie im Lauf ihres Arbeitslebens eingezahlt haben. Soll das alles ein Geschenk für die anderen gewesen sein – oder wollen Sie davon nicht auch einiges zurück? In Form der monatlichen Rente beispielsweise oder der zahlreichen Angebote und Einrichtungen für Senioren, die aus Steuergeldern finanziert werden. Ich für meinen Teil hatte Phasen meines Erwerbslebens, wo es mir sehr schwer gefallen ist, die hohen Beiträge zu leisten. Und ich bin fest gewillt, diese einbezahlte Altersvorsorge auch in Anspruch zu nehmen.

Wenn die Motivation gefunden und gewachsen ist, braucht es so etwas wie eine Initialzündung. Den Gedanken, dass nun etwas gänzlich Neues begonnen hat: die suchtfreie Zeit.

Dieser Initialgedanke kann bei sehr rationalen Menschen, die nicht zu theatralischer Symbolik neigen, ein simpler Beschluss sein. Beispielsweise jener, an diesem schönen Sonntagmorgen, wo dummerweise die Zigaretten ausgegangen sind, einmal nicht die Autoschlüssel zu suchen und missmutig den Weg zum Zigarettenautomaten zu nehmen, sondern zu Hause zu bleiben, Kaffee zu kochen, die Zeitung aufzuschlagen und still und heroisch ein neues Leben zu beginnen.

Andere werfen die Aschenbecher feierlich in den Mülleimer und verbrennen alle geheimen Notvorräte an Zigaretten.

Dann folgen einige mühsame Tage, in denen der körperliche Entzug zu schaffen macht. Es gibt eine Reihe von Nikotinersatz-Produkten, die hier helfen. Dennoch ist der körperliche Entzug eigentlich das kleinste Problem. In den ersten Tagen ist zudem die Motivation so stark, dass hier keine Gefahr lauern sollte. Und schon nach zwei Wochen sind die Entzugssymptome kaum noch zu spüren.

Beschwerden beim Nikotinentzug

Mit diesen körperlichen und psychischen Symptomen müssen Sie den Kampf aufnehmen. Das sind die Gegner, die Ihnen in der Zeit nach der letzten Zigarette auflauern. Nach spätestens zehn Wochen ist der Spuk allerdings vorbei und der Körper hat sich wieder auf ein Leben ohne Nikotin eingestellt.

Symptom	**Dauer**	**davon betroffen**
Schwindelgefühl	< 2 Tage	10 Prozent
Schlafstörungen	< 1 Woche	25 Prozent
Konzentrationsstörungen	< 2 Wochen	60 Prozent
Gier nach Nikotin	< 2 Wochen	70 Prozent
Gereiztheit oder Aggression	< 4 Wochen	50 Prozent
Depression	< 4 Wochen	60 Prozent
Rastlosigkeit	< 4 Wochen	60 Prozent
stärkerer Appetit	< 10 Wochen	70 Prozent

Danach aber beginnt die Zeit der emotionalen Fallen. Die Tätigkeit des Rauchens ist so intensiv mit Denk- und Verhaltensmustern verbunden, dass man hier von geradezu animalischer Konditionierung sprechen muss. Diese Konditionierung springt auf alle nur möglichen Signale an: Fernsehbilder, den Anblick einer Zigarettenschachtel, den Geruch von Tabakrauch oder spezielle Situationen, die intensiv mit Rauchen verbunden sind.

Wer stets zum Kaffee geraucht hat, wird ein unangenehmes Gefühl empfinden, wenn nun plötzlich nichts »zu tun« ist. Es geht gar nicht so sehr um den Geschmack des Tabaks, der als Gewürz unbedingt notwendig ist, so wie das Stück Zucker oder der Schluck Milch, weil sonst der Kaffee nicht schmeckt. Es geht um die Einheit von Kaffee und der Tätigkeit des Rauchens.

Die Hände von Rauchern sind abgerichtet auf das Herausnehmen der Zigarette, das Feuergeben, den ersten Zug. Je nachdem, wie viel geraucht wird, fährt die Hand jährlich zwischen 50.000 und 150.000 Mal zum Mund. Und die Befürchtung von Rauchern, was sie denn ohne diese Beschäftigung mit ihren Händen anfangen sollen, ist durchaus ernst gemeint und gar nicht so einfach zu beantworten.

Den meisten Menschen fällt es ziemlich schwer, »nichts« zu tun. Es ist gar nicht so einfach, eine Pause zu machen, zehn Minuten herumzugehen, mit der Kollegin zu reden oder einfach zum Fenster hinauszusehen. Und Rauchern fällt dies besonders schwer. Eine Pause beim Arbeiten wird geradezu damit entschuldigt, dass man jetzt rauchen muss. Rauchen dient sowohl dazu, die Pause zu legitimieren, als auch dazu, der Pause Sinn zu geben. Denn was würde man sonst mit zehn Minuten Freizeit anfangen? »Gehen wir eine rauchen«, klingt so legitim und unkompliziert im Gegensatz zur Aufforderung: »Gehen wir mal zehn Minuten raus, um zu reden.« Da denkt man gleich an schwerwiegende persönliche Geständnisse.

Und vielen Ex-Rauchern macht es gerade in der ersten Phase der Abstinenz starke Probleme, ihre dabei völlig »unnütz« herumbaumelnden Hände zu beschäftigen. Bis hier Erleichterung und Entspannung eintritt, dauert es eine gewisse Zeit.

Der Morgenkaffee im Büro, der traditionell mit einer Zigarette begangen wurde, die »Genusszigarette« nach dem Mittagessen, der erste Abend in der Kneipe mit den Freunden und hundert andere Situationen, wo das Bedürfnis, »jetzt eine anzuzünden« aus dem Nichts auftaucht und beinahe übermenschlich stark werden kann. Jeder Ex-Raucher kennt und fürchtet diese Fallstricke eines erfolgreichen Aufhörversuchs.

Hier eine Sammlung von zehn der häufigsten Gefahrensituationen, die manchen sogar Monate oder Jahre nach der letzten Zigarette noch zu schaffen machen.

10 Fallen für Ex-Raucher

- Abends in der Kneipe bei zu viel Alkohol sitzen.
- Starker Liebeskummer oder Ärger über den Partner.
- Starkes Solidaritätsempfinden mit einem eng befreundeten Raucher.
- Stress im Beruf.
- Die Empfindung, das Leben sei sinnlos, und mit Rauchen sei zumindest schneller »Schluss«.
- Das Bedürfnis nach sofortiger Belohnung.
- Das Gefühl, in dieser Extremsituation (z. B. Verkehrsunfall, bei Prüfung durchgefallen etc.) sei ohnehin schon alles egal.
- Spontane emotionelle Hingabe, weil ein positives Bild des Rauchens aus der eigenen Vergangenheit auftaucht.
- Ein schwerer depressiver Schub, der die Zigarette als einzigen Trost erscheinen lässt.
- Ein aus Überschwang spontan entstehendes Empfinden der körperlichen Unverwundbarkeit, der auch eine »kleine Zigarette« nichts anhaben könne.

Diese Situationen sind umso mächtiger, je kürzer der Abschied vom Glimmstängel zurückliegt. Dann haben wir zwar die Symptome des körperlichen Entzugs glücklich überstanden, die über Jahre aufgebaute seelische Abhängigkeit ist jedoch eine viel gefährlichere Macht. Und so heftig der Wunsch auch war, endlich vom Gift loszukommen, so heftig sind auch die Phasen, in denen plötzlich nur noch die rosarote Seite des Rauchens erinnert wird. Und sogar der tiefe Lungenzug, eines der schädlichsten und perversesten Dinge, die wir unserem Körper antun können, bleibt als intimes Erlebnis haften, das einst Wärme und Geborgenheit vermittelte und – in diesen »kranken« Momenten – eine unvorstellbare Sehnsucht auslöst, dieses Gefühl wieder zu erleben.

Manche Ex-Raucher bauen sich hier regelrechte Rituale auf, um diese Situationen zu überstehen. Eine Kollegin schwor etwa auf die

Methode, bei derartigen Anwandlungen die Nase in einen vollen Aschenbecher zu stecken: »Damit man weiß, wohin der Weg geht, wenn man der Verlockung nachgibt.« Andere ergreifen die Flucht, verlassen ein Lokal sofort und ohne große Abschiedsworte, um der Gefahrensituation zu entkommen. Oder sie belohnen sich mit einem Stück Torte, Schokolade oder dem Lieblingscocktail, um die Empfindung umzuleiten. Manche haben immer ihren Notvorrat an Nikotinpflaster oder die E-Zigarette mit. Wieder andere nehmen eine Schlaftablette und gehen ins Bett. Empfehlenswert ist Sport: Eine Runde auf der Lieblingslaufstrecke macht den Kopf wieder frei und holt einen aus dem Stimmungsloch.

Die Zeit ist hier ein wichtiger Schutzzauber. Die Vorteile der wiedergefundenen Freiheit, das Gefühl von Unabhängigkeit und der Stolz, dass man die nötige Kraft zum Aufhören aufbrachte, wächst mit jedem Tag, den die Suchtzeiten länger zurückliegen. Jeder Ex-Raucher muss einen eigenen Weg finden, mit den schwierigen Situationen zurechtzukommen. Schließlich aber lösen sich die psychischen Fesseln der Konditionierung auf, man steht erstaunt vor dem ehemaligen Gefängnis und wundert sich, warum diese lächerlichen Mauern aus Spleens und Manierismen einst so unüberwindlich schienen.

Mit jedem rauchfreien Tag steigt die Regenerationskraft unseres Organismus. Nach einem Jahr sind die meisten Giftstoffe im Körper abgebaut. Nach fünf Jahren sind subjektiv keine tabakbedingten körperlichen Nachteile mehr zu erkennen, und nach zehn Jahren hat das Krebs- und Herzrisiko beinahe wieder die optimalen Werte eines lebenslangen Nichtrauchers erreicht. Wer vor dem 50. Geburtstag zu rauchen aufhört, halbiert mit einem Schlag sein Risiko, innerhalb der nächsten 15 Jahre zu sterben.

Es tut immer wieder gut, sich in seiner Kraft selbst zu loben und den Vorsatz immer wieder zu erneuern und zu bestärken. Meditieren Sie ein wenig über diese Vorsätze und fügen Sie der Liste noch einige persönliche, wie die folgenden, hinzu.

Ich zünde mir keine Zigarette mehr an, weil …

… meine Zähne jetzt schön langsam wieder weiß werden.
… meine Haut jetzt viel reiner ist und jünger wirkt.
… mir sonst wieder jeden Morgen beim ersten tiefen Lungenzug schwindlig wird.
… ich wesentlich aktiver und besser drauf bin, seit ich nicht mehr rauche.
… ich nun endlich zur attraktiveren Gruppe der Nichtraucher zähle.
… ich sonst freiwillig einen Schritt Richtung Krebsklinik gehen würde.
… ich keinem meiner Kinder und auch nicht deren Freunden ein schlechtes Vorbild geben will.
… ich nie wieder in eine Situation kommen möchte, in der ich fast durchdrehe, weil ich nicht an Zigaretten komme.
… es entwürdigend ist, wenn ich nach einem Abendessen bei Freunden rausgehen muss, um allein auf der Terrasse zu rauchen.
… ich jetzt nicht mehr so dumm und leichtgläubig wie als Teenager bin.
… ich meinen Freunden nicht erklären will, dass ich aus Charakterschwäche umgefallen bin und schon wieder rauche.
… ich jetzt eine appetitlich rote und nicht mehr die ewig weiß belegte Zunge habe.
… ich es genieße, dass ich beim Aufwachen nicht mehr den Geschmack eines vollen Aschenbechers im Hals habe.
… ich beim Sport plötzlich wieder Luft bekomme.
… ich damit wesentlich mehr Chancen habe, meine eingezahlten Rentengelder auch wieder ausgeben zu können.
… weil ich nie von einem Arzt hören möchte: »Als Raucher mussten Sie damit rechnen, dass so etwas leider geschehen kann …«
… weil ich es genieße, dass mein Raucherhusten für immer der Vergangenheit angehört.
… weil ich mich jetzt insgesamt viel gesünder fühle.

… weil meine Stimmbänder und Lungenbläschen wohl mit einem akuten Schock reagieren würden.
… weil ich jetzt keine hässlichen Verfärbungen an den Fingern mehr habe.
… weil ich jetzt erst weiß, wie schlecht Raucher aus dem Mund riechen.
… weil ich mindestens 1000 Euro pro Jahr für Zigarettengeld spare.
… die Zeiten endgültig vorbei sind, wo Raucher attraktiver wirkten.
… weil ich weiß, dass ich mich dafür am nächsten Tag hassen würde.
… weil damit die ganze Katastrophe wieder von vorn anfangen würde.

Wirksame Hilfe beim Aufhören

Je stärker unsere Motivation ist, desto sicherer gelingt beim Aufhören gleich der erste Versuch. Wir sollten auch viel dafür tun und diesen ersten Versuch nicht leichtsinnig gefährden. Denn so, wie wir irgendwann dem Reiz des Anfangens erlegen sind, weil Anfangen eben etwas Reizvolles hat, so hat es auch etwas Reizvolles, mit dem Aufhören anzufangen. Beim ersten Mal fühlen wir uns wie Helden, wenn wir den ganzen Tag durchhalten und nicht schwach werden, allen Verlockungen widerstehen und dem inneren Schweinehund keine Chance lassen.

Nutzen wir den Reiz dieses ersten Mals. Es ist wesentlich schwieriger, sich beim zweiten, dritten, siebten Mal so schön zu motivieren. Und leider brauchen viele Raucher viele Male. Machen wir uns nichts vor: Die Chancen, dass ein Versuch gelingt, stehen verteufelt schlecht. Nur einer von zwanzig Rauchern, die auf sich allein gestellt und ohne Hilfsmittel von einem Tag auf den anderen aufhören, ist nach einem halben Jahr noch Nichtraucher. Trotzdem ist die **Schlusspunktmethode** für viele Raucher geeignet. Speziell für solche mit einem starken Willen. Sie sagen irgendwann Nein und bleiben dabei. Starke Charaktere eben.

All jene, die kein so großes Vertrauen in ihren Willen haben, können sich technisch ein wenig aufrüsten. Die meisten Versuche scheitern während der ersten Wochen. In dieser Zeit ist der körperliche und psychische Entzug vom Nikotin in vollem Gang. Mit **Nikotinersatz** können wir die schlimmsten Erscheinungen dämpfen und schaffen es schrittweise, die Achse Zigarette – Nikotin zu entkoppeln. Wir haben ohnehin genug mit den Konditionierungen zu kämpfen, und es ist hart genug, den Kaffee ohne Zigarette zu genießen. Da wollen wir nicht auch noch die Entzugserscheinungen spüren.

Traditionsreichstes Hilfsmittel ist der Nikotinkaugummi. Er wurde ursprünglich entwickelt, um tabaksüchtigen U-Boot-Matrosen den Aufenthalt in ihren rauchfreien Arbeitsräumen zu erleichtern. 1975 waren die ersten Nikotinkaugummis in den Apotheken erhältlich. Später kamen die Inhalatoren, bei denen Nikotin-Kapseln eingelegt und inhaliert werden. Derzeit boomen die E-Zigaretten bzw. die Verdampfer. Diese Geräte bieten ein ähnliches »Feeling« wie beim Rauchen. Der Lungenzug ist ebenso möglich, und es wird auch Rauch herausgeblasen, doch die schädlichen Inhaltsstoffe sind weitgehend reduziert.

Die Auswahl der verschiedenen Hilfsmittel gegen die Sucht ist enorm. Größere Tabakgeschäfte haben eigene Abteilungen, in denen eine Unzahl an Geräten angeboten wird, dazu Dutzende »Liquids«, »Fluids« und »Aromen« aller Geschmacksrichtungen, mit oder ohne Nikotin. Es gibt sie in Apotheken, Drogeriemärkten, im Onlinehandel und in spezialisierten Fachgeschäften.

Die Effekte der E-Zigaretten sind noch nicht wirklich gut einschätzbar, da es kaum Studien gibt, die älter als vier Jahre sind. Doch immerhin gibt es Zwischenresultate. Eine der aufwendigsten Arbeiten stammt aus Italien. Sie läuft bis 2019 und folgt knapp 1000 Rauchern, welche die Absicht haben, mit dem Rauchen aufzuhören oder es stark zu reduzieren.

In der ersten Auswertung wurden kürzlich die Resultate nach zwölf Monaten veröffentlicht.[44] Die Angaben von Studienteilnehmern, die behaupteten, nun rauchfrei zu sein, wurden mittels Bluttests überprüft. Im Mittel waren die Teilnehmer bei Studienbeginn 44 Jahre alt. Der Frauenanteil lag bei 37 Prozent. Es gab drei Gruppen. Eine rauchte weiter normale Zigaretten wie bisher. Die zweite Gruppe stieg vollständig auf E-Zigaretten um. Die dritte Gruppe verwendete E-Zigaretten zusätzlich, um die Anzahl der Tabak-Zigaretten zu reduzieren. Nach einem Jahr waren in den ersten beiden Gruppen etwas mehr als 20 Prozent der Teilnehmer weg vom Tabak. Bei den Konsumenten der E-Zigaretten immerhin stolze 62 Prozent. Klar gescheitert ist der Versuch, mithilfe der zusätzlichen E-Zigaretten weniger Tabak-Zigaretten zu rauchen. Das funktionierte gar nicht.

Bei den selbst berichteten Nebenwirkungen gab es kaum Unterschiede, abgesehen davon, dass die E-Zigaretten-Raucher ihre Fitness nun etwas besser einschätzten.

Interessant sind die medizinischen Ereignisse, die während des ersten Studienjahres aufgetreten sind: In der E-Gruppe kam es zu einem Herzinfarkt. Dem standen in der Tabak-Gruppe drei Fälle von Lungenentzündung, drei Erstdiagnosen mit COPD, ein Herzinfarkt sowie eine Krebsdiagnose gegenüber.

Die höchsten Erfolgsraten auf dem Weg zur Rauchfreiheit bieten **therapeutisch geleitete Nichtraucherkurse**. Hier wirkt das Gruppenerlebnis besonders motivierend, ebenso der hohe Preis, den man für so einen Kurs meist bezahlt.

Besonders empfehlenswert sind Kurse, die nach der **Methode von Allen Carr** arbeiten, jenem britischen Ex-Raucher, der seinen Abschied von der Zigarette im Kultbuch »Endlich Nichtraucher!« festgehalten hat. Gerade weil Raucher jeder Menge von Vorhaltungen ausgesetzt sind, entwickeln viele eine erhöhte Empfindlichkeit gegen Besserwisserei und Bevormundung. Raucher wissen sehr wohl, dass ihre Sucht nicht das Gelbe vom Ei ist. Aber auch wenn sie sich längst entschlossen haben, demnächst Schluss zu machen, bewirken eine allzu eifrige schulmeisternde Anrede oder der moralische Zeigefinger hier eine starke Trotzreaktion. Diesen Ton lässt Allen Carr gar nicht erst aufkommen. Jeder aufhörwillige Raucher fühlt sich bei ihm verstanden und ernst genommen. Er zeigt mit seiner Methode, dass nicht die körperliche Abhängigkeit von Nikotin das Problem darstellt, sondern die Illusion, dass man durch das Rauchen einen Vorteil oder Mehrwert gegenüber einem Nichtraucher hat. Und das ist, wie Allen Carr es nennt, »die Gehirnwäsche beim Rauchen«.

Für viele reicht es, Carrs Buch zu lesen oder anzuhören, andere besuchen Seminare. Die Erfolgsquote seiner Seminare wurde von Allen Carr mit bis zu 50 Prozent angegeben. Kürzlich ist dazu eine erste wissenschaftliche Studie erschienen, in der 124 Kursteilnehmer mit 161 aufhörwilligen Rauchern ohne Kurs verglichen wurden. Und tatsächlich lag Carr mit seiner Schätzung gar nicht schlecht: Nach 13 Monaten waren 41,1 Prozent mit seiner Methode noch immer rauchfrei. In der unbetreuten Kontrollgruppe war nur einer von zehn die Nikotinsucht losgeworden.

Allen Carr erfuhr 2006 bei einer Routineuntersuchung, dass er an Lungenkrebs erkrankt war, er starb binnen fünf Monaten. Zu diesem Zeitpunkt hatte er 23 Jahre nicht geraucht. Wahrscheinlich war es ihm zum Verhängnis geworden, dass er die Tausenden von Teilnehmern seiner Seminare bis zum Ende rauchen ließ – und er selbst dabei reichlich Passivrauch abbekam. Carr nahm die Diagnose heroisch: »Wenn das der Preis ist, den ich zahlen muss, um so vielen Rauchern geholfen zu haben, dann zahle ich ihn gerne«, sagte er in einem seiner letzten Interviews. »Denn ich bin sicher, dass ich bereits vor 20 Jahren gestorben wäre, wenn ich nicht rechtzeitig aufgehört hätte.«

Etwas aus der Mode gekommen sind die »**Anti-Raucher-Pillen**«. Zyban, das älteste der Präparate mit dem Wirkstoff Bupropion, wurde ursprünglich als Antidepressivum entwickelt. Depressive, die das Medikament verschrieben bekamen, stellten häufig fest, dass sie plötzlich keine Lust mehr hatten zu rauchen. Diese »Nebenwirkung« verhalf dem Wirkstoff zu seiner Zweitanwendung. Bupropion führt wahrscheinlich zu einem Anstieg von Dopamin und

Noradrenalin im Gehirn und unterdrückt so das Verlangen nach einer Zigarette.

2007 kam mit Champix (Wirkstoff Vareniclin) ein zweites Mittel auf den Markt. Es bindet an Nikotinrezeptoren im Gehirn an und mindert damit Entzugssymptome. Studien zeigten, dass Champix eine etwas bessere Wirksamkeit zeigt als Zyban. Der Erfolg nach sechs Monaten liegt mit 20 Prozent Nichtraucheranteil etwa in der Größenordnung, die mit anderen Nikotin-Ersatzstoffen erzielt wird.

In den Fachjournalen wurde jedoch mehr über die häufigen und teils schweren Nebenwirkungen der Präparate diskutiert. Beide Mittel waren zeitweilig gefährdet, vom Markt genommen zu werden. Bei Champix steht die Wirkung auf die Psyche im Vordergrund. Es gibt zahlreiche Berichte über abnormes Träumen, Geschmacksstörungen, Selbstmordgedanken und auffällige Aggressivität. Bis zu 40 Prozent leiden unter Mundtrockenheit, Schweißausbrüchen und Schlafstörungen. Auch das Anfallsrisiko steigt: Etwa einer von tausend Anwendern reagiert mit einem epileptischen Anfall. Deshalb ist die Tablette für Personen mit erhöhtem Risiko nicht zu empfehlen.

Zyban kann – speziell in höheren Dosen – eine Neigung zu Krämpfen verstärken. Ein Teil der Anwender empfindet ein »High«-Gefühl. Berichtet wird von psychotischen und manischen Phasen infolge der Einnahme. Immerhin soll sich Zyban – im Gegensatz zu anderen Antidepressiva – nicht negativ auf die sexuelle Funktion auswirken.

Besonders Mutige unterziehen sich einer Kombinationstherapie mit beiden Wirkstoffen. Damit steigt laut neueren Studien[45] die Erfolgsrate bei der Raucherentwöhnung deutlich an, aber wohl auch die Nebenwirkungen.

Gerade beim Rauchen, wo so vieles über verborgene oder unbewusste Einstellungen läuft, kann die Methode der **Hypnosetherapie** erfolgreich sein. Ob der Hypnotiseur dabei die Aversionsmethode anwendet und dem Unterbewusstsein den Ekel vor der Zigarette und dem dabei entstehenden Rauch einimpft oder ob man mehr im Sinne der Verhaltenstherapie die Kraft des Patienten stärkt, ist unterschiedlich. In einer großen Studie zur Hypnosetherapie mit mehr als 2800 Teilnehmern ergab sich nach einem Jahr eine Erfolgsquote von immerhin 22 Prozent.[46] Das Schöne dabei: Hypnose hat keine Nebenwirkungen, und die intensive Betreuung durch den Therapeuten kann den entscheidenden Kick bringen.

Dasselbe gilt für die Rauchentwöhnung über **Akupunktur**. Es kommt hier sehr auf die Qualität des Therapeuten an, und ebenso auf die Persönlichkeit des Patienten. In Übersichtsstudien ergab sich für diese Methode jedoch keine statistisch signifikante Wirksamkeit.[47]

Für den einzelnen Menschen bedeutet dies jedoch wenig. Denn nirgends ist die Ausgangslage individueller, die psychische Komponente wesentlicher als beim Rauchen. Wer von einer Methode besonders angezogen wird, sollte sich nicht abschrecken lassen. Und auch Experimente oder Spontanaktionen können den entscheidenden Durchbruch bringen.

Einer meiner ehemaligen Chefredakteure, einer der skeptischsten und esoterikfeindlichsten Charaktere, die mir je begegnet sind, reduzierte seinen Zigarettenkonsum über Nacht von vierzig Stück auf null, weil es seiner Frau gelungen war, ihn zu einem durchreisenden Schamanen zu schleppen. Dieser Heiler machte einige wenige Handbewegungen, strich meinem Ex-Chef über den Kopf und sagte nach fünf Minuten Therapie: »So, und nun ist es vorüber.« Kopfschüttelnd verließ er den Behandlungsraum und wollte sich gleich auf der Straße eine Zigarette anzünden, verärgert über die verlorene Zeit. Allein, es ging nicht. Er hatte weder die Kraft, sich eine anzuzünden, noch die Lust. Die Sucht war wie weggeblasen. Als ich ihn das letzte Mal sah, war er bereits mehr als sieben Jahre rauchfrei.

Etwas schräg hört sich eine Methode an, die alles andere als rauchfrei ist. Nämlich der **Umstieg auf Zigarren oder Pfeife**. Wer denkt, hier werde der Teufel mit dem Beelzebub ausgetrieben, hat nicht unrecht. Der Erfolg hängt vor allem davon ab, ob es auf Dauer gelingt, nicht zu inhalieren. Wenn das gelingt, so fällt die Transportroute des Nikotins über die Lunge weg. Der deutlich langsamere Weg über die Haut führt dazu, dass der süchtig machende Effekt des Nikotins immer schwächer wird. Zigarren- oder Pfeifenraucher vergessen oft tagelang darauf, ihrem Hobby nachzugehen. Das können bei den Zigarettenrauchern nur die wenigsten behaupten.

Allerdings haben Untersuchungen gezeigt, dass zwei von drei Zigarrenrauchern zumindest zeitweise den Rauch inhalieren. Bei Pfeifenrauchern ist das deutlich seltener. Dadurch ergibt sich aber weiterhin eine Gefährdung der Lungen und des Gefäßsystems.

Eine Langzeitstudie mit mehr als 120.000 Männern zeigte bei Zigarrenrauchern ein um 30 Prozent höheres Sterberisiko. Dies gilt allerdings nur bis zum Alter von 75 Jahren. Wenn das überlebt wird, stellt die Zigarre fortan offenbar kein Risiko mehr dar.[48]

Verglichen mit Nichtrauchern, sind Zigarre und Pfeife also noch immer ein schwerer Gesundheitsnachteil. Wenn es hingegen jemand schafft, von zwanzig Zigaretten täglich auf eine Zigarre oder Pfeife umzusteigen, so ist dies zweifellos ein Fortschritt. Und wer schließlich so weit weg ist von der Sucht, dass nur noch ab und zu bei besonderen Anlässen der Humidor aufgemacht wird, um ein edles Stück zu rauchen, hat endgültig den Umstieg geschafft vom Stresspaffer zum Genussmenschen.

Denkfehler beim Aufhören

Es ist leichter, einer Begierde ganz zu entsagen, als in ihr Maß zu halten.
Friedrich Nietzsche

Eines der Dinge, die beim Rauchen immer nach hinten losgehen, ist der Versuch der Reduktion. Dies gelingt eventuell Menschen, die es geschafft haben, niemals in Abhängigkeit zu geraten. Sie rauchen manchmal eine Zigarette, eventuell einmal einen Abend lang eine halbe Packung, aber dann ist wieder tagelang Schluss.

Bei allen Rauchern, die süchtig sind, und das ist die überwiegende Mehrheit, passiert bei der Reduktion Folgendes: Man setzt sich ein Ziel, beispielsweise die Reduktion der gerauchten Zigaretten von zwanzig auf fünf. Die verbleibenden Zigaretten werden sorgsam auf den Tag verteilt, und bei jeder dieser »Genusszigaretten« setzt schon lange vorher der Nikotinentzug ein. Das ganze Denken konzentriert sich nur noch auf die Uhrzeit, zu der endlich die Belohnungszigarette geraucht werden darf. Damit überhöht sich zwangsläufig unser inneres Bild, das wir von der Droge haben, in beinahe religiöse Sphären. Unsere fünf Zigaretten schmecken so gut, dass es uns nach einigen Tagen Plackerei schon wie die schlimmste Perversion vorkommt, so weiterzumachen. Und schließlich kommt es zum ersten Rückfall: Wir sind wieder auf zwanzig und die Reduktion ist Schnee von gestern.

Was allerdings bleibt, ist dieses überhöhte Bild und die Erinnerung an schreckliche Qualen. Wenn es schon mit fünf Zigaretten in einen derartigen Horror ausartet, wie um Himmels willen soll das jemals mit null Stück klappen? Die Antwort lautet: Es klappt besser! Wesentlich besser. Vergessen Sie die Idee der Reduktion am besten gleich. Da ist es noch sinnvoller, wenn Sie genau das Gegenteil machen: Übertreiben Sie es noch einmal so richtig grausam in Ihren letzten Rauchertagen. Lassen Sie es so richtig qualmen. Und wenn zum Aufhörwunsch auch noch das große Grausen dazukommt, dann reduzieren Sie radikal auf null.

Dass man beim Abschied von den Zigaretten unweigerlich an Gewicht zunimmt, scheint ein unabänderliches Schicksal zu sein, wenn man sich die Erzählungen im Bekanntenkreis anhört oder diverse Studien liest. Auch ich habe bei meinem ersten gelungenen Aufhörversuch eine Mastkur hingelegt, als wäre ich Robert de Niro, der sich auf eine Rolle als Schwergewichtsboxer vorbereitet. Ich belohnte mich bei jeder Gelegenheit mit Süßigkeiten. Im Büro richtete ich mir sogar eine Schreibtischschublade ein, die ich einmal pro Woche mit einem Schokolade-Einkauf füllte. Dazu kam ein unmäßiger Appetit. Ich sagte mir, das sei eben der Preis fürs

Nichtrauchen, frönte meiner Naschlust und dachte nicht weiter darüber nach.

Schließlich entdeckte ich mit Entsetzen, dass ich mein Gewicht von 75 Kilogramm, das ich seit dem Abitur gehalten hatte, in rasender Geschwindigkeit hinter mir ließ. Ich fühlte, wie meine Oberschenkel beim Gehen aneinander rieben, und beim Sport drückte das ungewohnte Gewicht ganz enorm auf meine Gelenke. Als dann eines Tages sogar die freche neue Sekretärin über meine Figur geschmacklose Bemerkungen machte, hatte ich genug und beschloss, nach langer Zeit wieder einmal unsere Badezimmerwaage auszugraben. Ich legte neue Batterien ein, hielt die Luft an und war geschockt. Binnen sechs Monaten war mein Gewicht um 20 Kilogramm nach oben geklettert. Ich beschloss als Notprogramm, zunächst einmal auf keinen Fall dreistellig zu werden, und beendete sofort meine Gewohnheit mit der Naschlade. Ich intensivierte mein Bewegungsprogramm, machte wirklich viel Sport und tat etwas, das ich zuvor immer abgrundtief verachtet hatte: Ich ging auf Diät. Dennoch kam ich auf Dauer nie weiter als bis auf 94 Kilogramm runter.

Bevor Sie also in die Verlegenheit kommen, meine Fehler nachzumachen oder wegen der Gewichtszunahme wieder zur Zigarette greifen, sehen Sie sich die interessanten Fakten an, die eine neue revolutionierte Ernährungslehre hier zur Hilfe anbieten kann. Aber übertreiben Sie es auch nicht, indem Sie zu viele Schritte gleichzeitig machen. Beginnen Sie mit der Umstellung der Ernährung erst, wenn Sie sich ohne Zigarette wohlfühlen. Es ist riskant, zu viel auf einmal anzufangen.

»Das Alter ist ein vielköpfiges Monster«, sagte der russische Altersforscher Leonid Gavrilov, »ein striktes biologisches Alter oder ein reales Alter gibt es nicht.« Das ist für jeden Menschen unterschiedlich. Mit dem Alter nimmt lediglich die Wahrscheinlichkeit zu, dass auf biologischer Ebene in unserem Körper Fehler passieren, Fehler in der Zellteilung, im Stoffwechsel, in der Genreparatur, im Abwehrsystem. Es gibt unzählige Möglichkeiten für Fehler, und manchmal passieren gleich ganze Fehlerserien. Die Kombination der Effekte ist es, die uns alt macht.

Den einen rasanten Durchbruch in der Altersforschung wird es hingegen mit hoher Wahrscheinlichkeit nie geben. Wenn wir auf die geniale Gentherapie warten, die uns mit einem Schlag die Verdoppelung der Lebenszeit beschert, so können wir uns genauso gut auf ein Rendezvous mit Godot einlassen.

Aber sehen wir doch stattdessen die positive Seite: Denn genauso, wie es viele verschiedene Arten gibt zu altern, gibt es auch viele verschiedene Möglichkeiten, sich dagegen zu wehren. Alter kommt in vielerlei Gestalt und auf vielerlei Wegen. Und wir sollten uns nicht entmutigen lassen, wenn wir die eine Zentrallösung nicht finden. Sehen wir es vielmehr als Ansporn, dem Alterungsprozess auf den verschiedensten Ebenen zu begegnen. Wenn wir wissen, was den Alterungsprozess beschleunigt, so können wir diese Handlungen vermeiden, indem wir unseren Lebensstil entsprechend anpassen.

Man muss dem Alter keine Rennstrecke bieten, damit es möglichst rasch vorankommt. Sicher, es wird auch einen steilen Bergpfad erklimmen und irgendwann zum Ziel kommen. Aber wesentlich langsamer.

In der Summe kommen wir damit auf einen hübschen Effekt, der sich für uns persönlich in vielen gewonnenen Lebensjahren bei hoher Lebensqualität bezahlt macht. Mit dem Rauchen aufzuhören, ist eine der effektivsten Möglichkeiten, den Alterungsprozess zu verlangsamen und den unerbittlichen Sensenmann von der Autorennbahn auf einen Bergpfad umzuleiten.

2.3 Die Gefahren des Alkohols

Fast alles lässt sich in Alkohol konservieren. Alles außer Gesundheit, Glück und Geld.
Mary Wilson Little

Alkoholmissbrauch als Massenphänomen

Gesundheitsschädlicher Alkoholkonsum zählt zu den wesentlichsten Risikofaktoren für Krankheit, Beeinträchtigung und vorzeitigen Tod. Nach Hochrechnungen des »Epidemiologischen Suchtsurvey 2015«[49] erfüllen 3,4 Millionen Erwachsene in Deutschland die Kriterien für Alkoholmissbrauch oder -abhängigkeit und mit ihnen noch wesentlich mehr Menschen im familiären und sozialen Umkreis. Jeder dritte Patient in psychiatrischen Krankenhäusern und jeder fünfte in chirurgischen und internistischen Abteilungen ist alkoholkrank. Bis zu 74.000 Deutsche sterben jährlich an den Folgen des Alkoholkonsums. Fast 400.000 müssen aufgrund ausschließlich alkoholbedingter Erkrankungen stationär behandelt werden. Eine aktuelle Auswertung der amtlichen deutschen Todesursachen-Statistik ergab für männliche Alkoholiker durchschnittlich 17 verlorene Lebensjahre und für weibliche durchschnittlich 20 verlorene Lebensjahre.

Frauen vertragen normalerweise weniger Alkohol als Männer. Früher dachte man, das liege daran, dass Frauen meist zierlicher sind, weniger wiegen. Doch die Masse allein ist es nicht. Der Organismus von Männern erzeugt meist größere Mengen des alkoholabbauenden Enzyms Dehydrogenase als jener von Frauen. Frauen brauchen demnach deutlich länger, um den Alkohol aus dem Körper zu bekommen. Die fehlenden Enzyme machen Frauen deshalb nicht nur anfälliger für Peinlichkeiten im Rausch, sondern auch für alkoholbedingte Schäden im Körper. Auch Männer aus Ostasien, Indigene Amerikas und Aborigines in Australien haben dasselbe Problem.

Wieso sich diese Eigenschaften herausgebildet haben, ist ein Rätsel. Möglicherweise handelt es sich um evolutionäre Anpassungen an jahrtausendealte Gewohnheiten und Rituale der europäischen, afrikanischen und westasiatischen Gesellschaften, wo Männer traditionell zur gemeinsamen Berauschung neigten.

Als »riskant« wird ein täglicher Reinalkoholkonsum von mehr als 10 bis 12 Gramm bei Frauen angesehen, wenn also mehr als ein Glas Wein oder Bier pro Tag getrunken wird. Bei Männern gilt die doppelte Menge – 20 bis 24 Gramm pro Tag – als gefährlich.

Wie dramatisch die Situation nach diesen Kriterien aussieht, zeigt ein Blick in das »Handbuch Alkohol«, herausgegeben vom österreichischen Gesundheitsministerium. Darin heißt es: »Jeder Österreicher im Alter zwischen 15 und 99 Jahren konsumiert – statistisch betrachtet – 26,4 Gramm Reinalkohol pro Tag.« Beim durchschnittlichen österreichischen Bürger – egal ob Frau oder Mann – handelt es sich demnach also um einen Risikotrinker.

Dass Österreich trotzdem noch halbwegs funktioniert, liegt daran, dass Alkoholkranke und Problemtrinker für einen enormen Umsatz sorgen, die große Mehrheit der Bevölkerung aber recht wenig trinkt.

Dasselbe gilt für Deutschland, wie detaillierte Befragungen ergaben: Fünf Prozent der Bevölkerung trinkt ein Drittel der Menge. Die oberen 20 Prozent konsumieren gewaltige 70 Prozent des Gesamtalkohols. Die Basis der Wenig- oder Nichttrinker ist hingegen breit: 50 Prozent der erwachsenen deutschen Bevölkerung konsumiert zusammen gerade mal vier Prozent der Alkoholmenge.

Der Umgang mit Alkohol ist auch regional geprägt. In manchen Gegenden gehört es zum Alltag, sich gegenseitig bei jeder sich bietenden Gelegenheit »auf ein Glas« einzuladen, speziell dann, wenn rundum auf den Hügeln der Wein wächst. In Österreich herrscht dabei ein enormes Ost-West-Gefälle. Im Burgenland kommt eine Person auf eine tägliche Menge von 44 Gramm Alkohol, in Vorarlberg liegt der Tagesumsatz mit 12 Gramm bei nicht einmal einem Drittel.

In Deutschland pflegt – ebenso wie in der Schweiz – jede achte Frau und fast jeder fünfte Mann einen riskanten Alkoholkonsum. Bei Männern steigt das Problem mit dem Alter an. Am schlimmsten ist die Situation zwischen 60 und 69 Jahren. In dieser Altersgruppe weist ein Viertel der Männer einen problematischen Konsum auf.

Bei Frauen steigt der Alkoholkonsum mit dem Sozialstatus. Frauen aus der höheren Einkommens- und Bildungsschicht trinken am meisten. Bei Männern gibt es hier keine besonderen Schichtunterschiede. Außer jenen der Raucher: Sie stellen mit Abstand die meisten Alkoholiker.

Die gute Nachricht ist, dass der Missbrauch deutlich weniger wird. In den 1990er-Jahren lag der Anteil der Bevölkerung mit riskantem Alkoholkonsum nämlich sowohl bei Männern als auch bei Frauen noch knapp über 50 Prozent, heute bei weniger als der Hälfte.[50]

Als »Rauschtrinker« gilt, wer mehr als sechs Standardgläser Alkohol an einem Abend trinkt. Eine Stichprobe ergab, dass jeder dritte Mann und jede zwölfte Frau innerhalb des letzten Jahres zumindest eine Episode mit solch übermäßigem Alkoholkonsum erlebten.

Paradoxerweise ist jedoch gerade ein guter Gesundheitszustand ein Merkmal für höheren Alkoholkonsum. Speziell bei Männern über 70 Jahren konsumieren jene, die ihren Gesundheitszustand als »gut« oder »sehr gut« einschätzen, häufiger und deutlich mehr Alkohol als jene, die mit »mittelmäßig« oder »schlecht« antworten. Hier bleibt allerdings die Frage offen, ob die Alten gesund bleiben, weil sie trinken, oder ob sie zu trinken aufhören, weil der Alkoholkonsum sie krank gemacht hat. Am wahrscheinlichsten ist folgende Regel: Moderater Alkoholkonsum trägt zur Gesundheit bei, übermäßiger Alkoholkonsum zur Krankheit.

Mediziner kennen 17 Krankheiten, die als »ausschließlich alkoholbedingt« definiert sind. Dazu zählen Alkoholgastritis, Niacinmangel (alkoholbedingte Pellagra) oder die alkoholbedingte chronische Entzündung der Bauchspeicheldrüse. Das gesundheitliche Spektrum des Alkoholmissbrauchs schließt unter anderem folgende

Beschwerden ein: Psychosen, Demenz, Entzugsanfälle, Hepatitis, Zirrhose und Neuropathien.

Dazu kommt ein erhöhtes Krebsrisiko. Übermäßiger Alkoholkonsum gilt (in Kombination mit Rauchen) als der mit Abstand wichtigste Auslöser von Kopf-Hals-Karzinomen (Mund-, Rachen-, Kehlkopf-, Speiseröhrenkrebs, ...), die häufig spät entdeckt werden und eine sehr schlechte Prognose haben.

Trinkmengen (Gläser pro Tag*)

	unproblematisch	riskant	gefährlich
Männer	1–2	3–6	> 6
Frauen	1	2–4	> 4

** Ein Glas entspricht: 0,3 Liter Bier, 0,2 Liter Wein, 0,02 Liter Schnaps*

Die sozialen Konsequenzen von problematischem Trinkverhalten sind meist genauso ernsthaft wie die unmittelbaren medizinischen. Etwa jeder fünfte regelmäßige Konsument von Alkohol berichtet über daraus erwachsende Probleme mit der Familie, dem Beruf oder der Polizei. Alkoholmissbrauch erhöht das Risiko von Scheidungen, Depressionen, Selbstmord, Arbeitslosigkeit und Armut beträchtlich. Exzessiver Konsum von Alkohol ist auch Auslöser des fetalen Alkoholsyndroms (FAS), das mit reduziertem Wachstum, Missbildungen und Organschäden im Mutterleib einhergeht. Dieses Syndrom wurde bisher ausschließlich bei den Kindern alkoholkranker Frauen diagnostiziert.

Trinkgewohnheiten international

Tendenziell geht der Alkoholkonsum in Europa in den letzten zwei Jahrzehnten zurück. Im Schnitt trinken Deutsche, Schweizer und Österreicher pro Jahr zwischen 10 und 11 Liter Alkohol, das ist um fast drei Liter weniger als noch zur Jahrtausendwende. Damit liegen die deutschsprachigen Länder beim Alkoholkonsum im Mittelfeld. Am markantesten war der Rückgang bei den Italienern, die nun mit 7,6 Litern am wenigsten Alkohol verbrauchen.

Wie sehr sich die Trinksitten in Europa von den internationalen Gepflogenheiten abheben, zeigt der weltweite Durchschnitt.[51] Er liegt bei 6,4 Litern und damit deutlich unterhalb des europäischen Musterschülers Italien. Gedrückt wird der Schnitt vor allem vom Alkoholverbot des Islam. In der Türkei liegt der Konsum beispielsweise bei 1,9 Litern.

Am massivsten gebechert wird in Russland, der Ukraine und den baltischen Staaten Litauen und Estland. Ganz oben auf der Liste der Trinkernationen steht seit 2016 Litauen, wo im Schnitt der Bevölkerung 18,2 Liter Alkohol vernichtet werden. Wie sich derartige Spitzenleistungen auswirken, merkt man unter anderem daran, dass Litauen auch die Selbstmordstatistik Europas mit großem Vorsprung (vor Kasachstan, Weißrussland und Polen) anführt.

Die Tschechen schaffen es in die Spitzenränge durch ihren Rekordwert bei Bier. Hier folgen Irland, Österreich und Deutschland auf den Rängen. Typische Schnapstrinker sind die Russen und Esten, die weltweit nur von den Trinkern Südkoreas überboten werden. Dort wird zwar kaum Bier und nahezu gar kein Weit getrunken, dafür gießen sich die Südkoreaner 9,5 Liter Alkohol in Form von Hochprozentigem hinter die Binde.

Beim Weinkonsum führen Franzosen und Luxemburger, gefolgt von Portugiesen, Italienern und den Bürgern Andorras, die es sich in ihrem Zwergstaat auf Platz 7 der meisttrinkenden Länder der Welt gemütlich eingerichtet haben. Allen diesen Rekord-Weintrinkern ist gemeinsam, dass sie auch in der Liste der Länder mit der höchsten Lebenserwartung die vorderen Ränge belegen. Ein heute geborener Italiener wird durchschnittlich 80,5 Jahre alt, eine Italienerin 84,8 Jahre. Alkohol mäßig, dafür aber vorwiegend in Form von Wein zu konsumieren, bietet demnach die besten Voraussetzungen für Langlebigkeit.

Den gegensätzlichen Weg konnte man am Beispiel Russlands in den wilden postkommunistischen Jahren der Jelzin-Regierung studieren. Als er zu Silvester 1999 seinen Rücktritt erklärte und die Amtsgeschäfte an Wladimir Putin übergab, war ein großer Teil der Bevölkerung Russlands ebenso alkoholkrank wie Boris Jelzin selbst.

Welche extremen Auswirkungen Alkoholmissbrauch auf eine gesamte Nation haben kann, lässt sich am Beispiel Russlands eindrucksvoll nachvollziehen. Gleichzeitig offenbaren sich aber auch die Zusammenhänge mit wirtschaftlichen und gesellschaftlichen Prozessen.

Der Zerfall der Sowjetunion zu Beginn der 1990er-Jahre hatte eine extreme Destabilisierung zur Folge. Der Umbau der staatlich kontrollierten Planwirtschaft in eine kapitalistische Gesellschaft ging rasend schnell vor sich. Die Währung stürzte rapide ab, die Inflation erreichte Spitzenwerte. Gleichzeitig tat sich eine enorme Kluft zwischen Arm und Reich auf und resultierte auf der einen Seite in protzender Elite, auf der anderen Seite in zuvor nicht gekannter Jobunsicherheit und Massenarbeitslosigkeit. Die Bürger empfanden sich zu einem großen Teil als Hin- und Hergeworfene in einem Prozess, den sie weder verstehen noch beeinflussen konnten.

Dieser enorme existenzielle Stress verband sich mit einer ohnehin schon weit verbreiteten Neigung zu exzessivem Alkoholkonsum. Jeder zweite Mann und jede sechste Frau tranken zumindest einmal pro Woche sehr viel Alkohol. Damit lag die Absturzquote der russischen Frauen deutlich höher als beispielsweise jene der französischen Männer, die auch nicht gerade zur Abstinenz neigen.

Russische Männer erreichten zu Beginn des Jahrtausends nur noch eine Lebenserwartung von 57 Jahren. Bei den jungen Russen unter 35 hat sich das Sterberisiko zwischen 1991 und 2001 bei beiden Geschlechtern um 52 Prozent erhöht, und das, obwohl die Krebsrate in diesem Zeitraum sogar zurückging. Auch bei den älteren Russen zeigte sich ein ähnlicher Trend. Die Menschen wurden gar nicht mehr alt genug, um an Krebs zu sterben. Schon davor starben sie massenhaft an Hirnblutungen, Tuberkulose, Herzinfarkt und Unfällen.

In den nachfolgenden Putin-Jahren hat sich die Situation deutlich gebessert. Landesweite Kampagnen gegen die Trunksucht trugen ebenso dazu bei wie die stabileren wirtschaftlichen Verhältnisse. Wichtig war es vor allem, die zahlreichen privaten Brennereien in den Griff zu bekommen, wo Wodka mit lebensgefährlich hohen Ethanol-Anteilen produziert wurde. Seit 2004 muss auf allen legal verkauften Alkohol-Gebinden eine behördliche Kontrollmarke kleben, ein Werbeverbot wurde eingeführt, ebenso wie die 0,0-Promille-Pflicht im Straßenverkehr.

Von 2005 bis 2015 ging die Rekordzahl der Alkoholpsychosen in Russland von 52 Fällen pro 100.000 Einwohner auf 20 Fälle massiv zurück. Russische Männer wurden zuletzt im Schnitt wieder immerhin 65,5 Jahre alt, Frauen 76,6. Im Jahr 2016 wurde sogar die öffentliche Alkoholwerbung wieder zugelassen. Allerdings speziell in Bezug auf die Förderung des Umstiegs von Wodka auf Wein.

Alkoholiker oder Problemtrinker?

»Die meisten Patienten, die in die Notaufnahme eines Krankenhauses eingeliefert werden, sind betrunken.« Mit diesem Satz beginnt eine Studie[52], die von Medizinpsychologen der Universität Clermont-Ferrand durchgeführt wurde. Die Ärzte in den Ambulanzen und die Notfallmediziner versorgen normalerweise die Platzwunde, helfen den Epileptikern und therapieren den akuten Schlaganfall. In den zugehörigen Krankenblättern und Statistiken werden die alltäglichen Alkoholprobleme aber kaum verzeichnet. Nur jedem zwanzigsten Betrunkenen wird eine Therapie angeboten.

Dies kann zwei Ursachen haben: Entweder hat der Alkoholkonsum gar nichts mit dem aufgetretenen Notfall zu tun, oder das Alkoholproblem wird von den behandelnden Ärzten nicht erkannt bzw. ignoriert.

Das französische Team wollte herausfinden, ob es sich bei ihrer Klientel um Alkoholiker handelt oder um Problemtrinker, die normalerweise wenig bis moderat trinken und nur durch Zufall ins

Krankenhaus geraten sind. Zur Klärung starteten sie eine zweimonatige Untersuchung.

24 Stunden täglich bewachten Michel Reynaud und sein Team die Notaufnahme des Krankenhauses und nahmen jeden Betrunkenen unter die Lupe. Um Alkoholiker unter ihnen zu entlarven, wurden die Leberwerte (CDT und GGT) gemessen. Zusätzlich führten die Ärzte während des Aufnahmegesprächs – oder sobald dies eben möglich war – einen speziellen Alkohol-Psychotest (CAGE) durch.

CAGE-Fragebogen

(Wenn mindestens zwei Fragen mit Ja beantwortet werden, ist eine Alkoholabhängigkeit wahrscheinlich.)

1. Haben Sie erfolglos versucht, Ihren Alkoholkonsum zu reduzieren?

2. Ärgert Sie die Kritik Ihrer Umgebung wegen Ihres Alkoholkonsums?

3. Haben Sie Schuldgefühle wegen Ihres Trinkens?

4. Brauchen Sie morgens Alkohol, um richtig leistungsfähig zu sein?

124 Männer und 42 Frauen erfüllten die Kriterien der Studie, indem sie betrunken in der Notaufnahme erschienen bzw. von Polizei oder Sanitätern eingeliefert wurden. Der typische »Kunde« war 42 Jahre alt, allein lebend (52 Prozent) und arbeitslos (74 Prozent). Im Blut befanden sich durchschnittlich 2,4 Promille Alkohol.

Vier von fünf Patienten hatten deutlich erhöhte Leberwerte, die chronischen Alkoholmissbrauch vermuten ließen. Nur einer von zehn Patienten erfüllte die Kriterien eines Zufallsexzesses bei ansonsten unauffälligen Werten.

»Man sollte also generell nicht davon ausgehen, dass Personen, die betrunken im Krankenhaus landen, moderate Trinker sind, die nur einmalig über die Stränge geschlagen haben«, erklärt Studienleiter Reynaud. Er empfiehlt deshalb, Leberwerte- und CAGE-Test routinemäßig anzuwenden, sobald der Verdacht auf Alkoholisierung besteht. Allen Personen, die dabei ermittelt werden, sollten routinemäßig suchttherapeutische Hilfe und Behandlung angeboten werden.

Soweit die Theorie. In der Praxis haben weder die Ärzte noch die Patienten in so einer Situation gesteigerte Lust, über das Kernproblem zu diskutieren. Die behandelnden Ärzte belassen es meist bei einer strengen Ermahnung oder – in den Fällen von offensichtlichem chronischem Alkoholismus – bei einer resignierenden oder zornigen Maßregelung. Sie haben weder die Zeit, ein Beratungsgespräch zu Alkoholproblemen durchzuführen, noch halten sie eine derartige Intervention für aussichtsreich.

Diese Situation ist bedauerlich, denn beide Parteien gehen von falschen Voraussetzungen aus: Die Patienten durch ihre Verweigerungstaktik und ihr fehlendes Problembewusstsein. Eine Tendenz zum Alkoholmissbrauch legt sich im Normalfall nicht von selbst, sondern verschlimmert sich. So wie bei allen schweren Problemen des Lebens ist es sinnvoll, fachlichen Rat von außen zu suchen. Dies muss nicht unbedingt der Arzt in der Notaufnahme der Klinik sein, schon gar nicht, wenn die Situation dafür nicht geeignet ist. Es spricht aber auch nichts dagegen, hier um Hilfe zu bitten.

Noch sinnvoller ist die Intervention vonseiten der Ärzte. Denn in der aktuellen Misere, in der Notaufnahme, befinden sich die Patienten in einer Ausnahmesituation. Sie erkennen eher, dass sie tatsächlich ein ernstes Problem haben und sind deswegen auch empfänglicher für eine therapeutische Maßnahme.

Die Ärzte irren sich, wenn sie meinen, diese Intervention sei chancenlos. Gerade bei Problemtrinkern, die noch nicht so tief im Geflecht ihrer Sucht stecken, birgt ein strukturiertes

Aufklärungsgespräch von wenigen Minuten eine hohe Erfolgsaussicht. Studien der Universität Genf zeigten, dass der Erfolg der Maßnahme erhöht wird, wenn später noch einmal ein Gespräch über die weitere Praxis im Umgang mit Alkohol folgt.[53]

Wenn hingegen auch die Kriterien für Alkoholismus (siehe unten) erfüllt sind, so ist eine Kurzintervention nicht mehr ausreichend. Geeignete Hilfe ist nur noch über eine stationäre Therapie mit Nachbetreuung zu erwarten.

Symptome des Alkoholismus

(Wenn drei oder mehr der folgenden Kriterien zutreffen, gilt die Alkoholabhängigkeit als erwiesen. Suchen Sie dringend die Hilfe von Therapeuten.)

- Ein starker Wunsch oder eine Art Zwang, Substanzen oder Alkohol zu konsumieren.
- Verminderte Kontrollfähigkeit bezüglich des Beginns, der Beendigung und der Menge des Alkoholkonsums.
- Körperliche und/oder psychische Symptome des Alkoholentzugs bei Beendigung oder Reduktion des Konsums sowie Alkoholkonsum mit dem konkreten Ziel, die Entzugssymptome zu lindern.
- Um die ursprünglich durch niedrige Dosen erreichten Wirkungen hervorzurufen, sind zunehmend höhere Dosen erforderlich.
- Fortschreitende Vernachlässigung anderer Vergnügungen oder Interessen zugunsten des Alkoholkonsums.
- Anhaltender Alkoholkonsum trotz bereits erlittener Schäden.

Bei Vorsorgeuntersuchungen werden derzeit meist nur die Bluttests auf vorliegende Leberschäden mittels Bestimmung des GGT-Werts durchgeführt. Dieser Wert ist jedoch sehr unzuverlässig. Damit werden gerade einmal 33 bis 60 Prozent der alkoholgefährdeten Menschen erfasst. Etwa die Hälfte der Problemtrinker wird übersehen und bezüglich ihrer »Leberwerte« und ihres problematischen Trinkverhaltens in trügerischer Sicherheit gewogen. Die Tests, die Sie hier finden, sind wesentlich aussagekräftiger als die Labortests. Als begleitende (Kontroll-)Maßnahme bei einem angestrebten Alkoholentzug macht die laufende Kontrolle der Leberwerte aber durchaus Sinn.

Strategien zur Sucht-Kontrolle

Der Therapieerfolg bei dem Versuch, dauerhaft vom Alkohol loszukommen, ist mäßig: Nur etwa jeder fünfte Alkoholiker bleibt nach der ersten Entziehungskur trocken, manche schaffen es nach der zweiten, viele gar nicht. In den letzten Jahren sind deshalb viele Therapeuten davon abgekommen, die dauerhafte Abstinenz als einziges Ziel anzustreben. Auch eine deutliche Reduktion mit Kontrolle des Alkoholkonsums wird immer häufiger als Resultat einer erfolgreichen Therapie anerkannt.

Dies war insofern notwendig, als die bisherigen Therapien im Normalfall scheiterten. 70 Prozent aller Alkoholabhängigen erleiden im ersten Jahr einen Rückfall. Im zweiten Jahr trinken sogar 90 Prozent wieder. Nur eine kleine Minderzahl blieb trocken. Der Rest stürzte beim Rückfall normalerweise recht rasch wieder in die alten verheerenden Verhaltensweisen. »Rückfälligen Frauen«, erklärt die US-amerikanische Suchtforscherin Jennifer Mertens, »fehlt es meist an Selbstbewusstsein, Männern an der nötigen Langzeitmotivation, um eine Therapie trocken durchzustehen.«

Bis in die Nullerjahre hinein galt in Therapeutenkreisen die Regel, dass schwer abhängige Patienten nicht imstande seien, ihre Sucht zu kontrollieren und wenig zu trinken. »Dieser Ansatz war nicht ideal«, erklärt Thomas Hillemacher von der Medizinischen Hochschule Hannover. »Auch eine Reduktion kann Leberschäden und Krebs eindämmen und damit Todesfälle verhindern.«

Vergleichende Studien zeigen seither, dass das Abstinenzgebot tatsächlich für die meisten Suchtkranken keine Vorteile bringt. Patienten, die lernen sollten, den Alkoholkonsum zu reduzieren und zu kontrollieren, kommen nämlich etwa gleich viele Tage ohne Alkohol aus wie Patienten, bei denen das Therapieziel die Abstinenz ist. Patienten mit Abstinenz-Vorsatz erleben genauso oft »Trinkabstürze« wie Patienten, denen beigebracht wird, ihren Konsum zu kontrollieren. Bloß eben, dass die Kontrollierer meist nicht so tief stürzen.

Etwa 10 bis 30 Prozent der Teilnehmer von Kursen für kontrollierte Trinktherapie entscheiden freiwillig, dass sie nach dem Training abstinent leben wollen. »Doch die Entscheidung dafür haben sie selbst gewählt«, sagt der deutsche Psychologe Joachim Körkel. »Deshalb stehen die Leute viel stärker zu ihrem Entschluss.«

Jene, die von vornherein angeben, dass Abstinenz für sie keine Option ist, bekommen in den Kursen ein profundes Handwerkszeug mit, um den Alkoholkonsum zu reduzieren. Beispielsweise wird auf einer Familien- oder Firmenfeier als Erstes immer ein Liter Wasser oder gespritzter Apfelsaft getrunken und dann erst ein Glas Bier oder Wein. Zwei Tage pro Woche werden prinzipiell alkoholfrei gehalten. Manche erklären auch ihr Zuhause zum »geschützten Raum«, wo nichts getrunken wird.

Viele Alkoholiker werden vom Gebot der Abstinenz so abgeschreckt, dass sie gar keine Alternative sehen, als ihren Weg in den Abgrund weiterzugehen. Die Zugangsschwelle zu einem Lebensstil mit kontrolliertem Trinken ist hingegen wesentlich niedriger. Mit solchen Kursen werden die Problemtrinker deshalb oft früher erreicht: Wenn der Job noch nicht weg, die Beziehung zum Partner noch nicht komplett ruiniert ist.

Ältere Männer zeigen meist mehr Durchhaltevermögen als junge. Dazu verbessert ein übergeordnetes Ziel – etwa die Rettung der Ehe oder der Kontakt mit den Kindern – den Therapieerfolg.

Fehlende Selbstdisziplin ist bei alkoholkranken Frauen weniger das Problem. Hier bringt häufig die Seelenmassage durch die Therapeuten den entscheidenden Motivationsschub. »Bei vielen Frauen«, erklärt Jennifer Mertens, »ist es vor allem nötig, ihnen einen kräftigen Schuss Selbstbewusstsein mitzugeben.«

Ob das Ziel nun völlige Abstinenz oder Reduktion heißt, sollte mit den Therapeuten besprochen werden. Jeder Problemtrinker hat bestimmte individuelle Risikosituationen, die es zu meistern gilt. Am Beginn der Therapie werden alkoholfreie Phasen vereinbart. Es ist für Gefährdete sehr wichtig, den Alltag wieder völlig nüchtern zu erleben und den Unterschied klar zu erkennen.

Schließlich geht es um die Frage nach den Gründen für den übermäßigen Alkoholkonsum, um eine Analyse des persönlichen Trinkverhaltens und darum, welche Situationen, welche Trinkkumpane, welche seelischen Stimmungen besonders gefährlich sind. Bei manchen Menschen sind es eher die Freude und die Euphorie, die in den Absturz führen, bei anderen die Einsamkeit oder die Frustration.

Ehrliche Selbstreflexion ist hier – wie in so vielen Bereichen des Lebens – eine Fähigkeit, die Wunder zu leisten vermag. Ob dies nun gemeinsam mit einem Freund oder einer Freundin, unter der Hilfe und Begleitung eines Fachtherapeuten oder ganz allein für sich stattfindet, kommt auf den Schweregrad der Alkoholgefährdung und auf die individuelle Motivation an.

Selbsttherapie birgt jedoch auch die konkrete Gefahr, dass sich Selbstbetrug einschleicht. Was dem Einzelnen über den Effekt der Gewöhnung völlig normal erscheint, ist bei objektiver Sicht der Dinge häufig schon schwerster Missbrauch. Während die Alkoholkranken noch glauben, Herr oder Frau der eigenen Lage zu sein, versinkt bereits das gesamte persönliche Umfeld im Chaos der Trunksucht.

Begleitete Therapie ist demnach der Selbsttherapie hoch überlegen. Welche Methode am besten passt, ist von den persönlichen Präferenzen abhängig. Gute Erfolge weist auch die Selbsthilfe mündiger Menschen im Rahmen der Vereinigung der Anonymen

Alkoholiker auf. In ungezwungener, freundschaftlicher Atmosphäre helfen und unterstützen sich hier Menschen gegenseitig beim Versuch, dauerhaft abstinent zu bleiben.

Wer als Alkoholiker kontrolliertes Trinken erlernen möchte, findet Hilfe und Zugang zu Therapeuten im deutschsprachigen Raum auf der Internetseite *www.kontrolliertes-trinken.de*

Wichtigstes Kriterium für den Erfolg ist bei allen Maßnahmen der Wille. Der Wunsch, sich zu verändern und das Leben wieder in den Griff zu bekommen.

2.4 Die positiven Seiten des Alkoholkonsums

Gewiss hat der Alkohol viele Menschen zugrunde gerichtet. Doch das liegt weniger am Gebrauch einer prinzipiell bösen Substanz, als am Missbrauch einer guten.
Abraham Lincoln

Comeback eines Heilmittels

Die günstigen Effekte von Wein auf die Gesundheit wurden bereits von Plinius, Galen, Hippokrates und Paracelsus beschrieben. Wein wurde als Beruhigungsmittel, Schmerzmittel oder wegen seiner harntreibenden Eigenschaften verordnet. Ebenso ist sein Einsatz bei Magenbeschwerden und zur Behandlung von Wunden dokumentiert. Cäsar empfahl, zu den Mahlzeiten reichlich Wein zu trinken, weil das vor Infektionen schütze. Hildegard von Bingen verschrieb ihren »Herzwein«, einen Sud aus Weißwein, Petersilie, Essig und Honig, zur – wie die heutigen Ärzte sagen würden – »Prävention von kardiovaskulären Risiken«.

Ein heißer Grog gilt als winterliches Hausmittel gegen Erkältung. Meist dienen dabei Rum, Weinbrand oder Whisky als alkoholische Basis. Aufgekocht mit Tee und Zucker, gewürzt mit

Zitrone, Orange, Nelken oder Anis nimmt der heiße Trunk dem aufkommenden Infekt den Schrecken, wärmt bis in die letzte Pore, macht leicht betrunken und wohlig müde.

Wen es in tropische Gegenden mit fragwürdiger Wasserqualität, ungewohnten Speisen, Malaria-Mücken und allen möglichen drohenden Viren zieht, der sollte nach dem Ratschlag der Tropenmedizin ein kostspieliges Impfprogramm sowie Malaria-Prophylaxe zur Reisevorbereitung einplanen. Ich war mehrfach in solchen Gegenden unterwegs und habe erlebt, wie meine Begleiter nach der Spritzenkur im Tropeninstitut eine gute Woche brauchten, um wieder halbwegs fit zu werden. Dazu noch die Chemo-Prophylaxe gegen Malaria, die oft schlecht vertragen wird.

Ich habe jene gefragt, die häufig und über längere Zeit in solchen Gebieten leben, wie sie es halten. Sie empfahlen Insektenschutz am Abend, wenn die Mücken schwärmen, und auf jeden Fall Moskitonetze bei Nacht. Dazu ein ordentlicher Schluck Schnaps zu den Mahlzeiten. Das sei sinnvolle Prophylaxe genug.

Wie steht es nun abseits solcher Hausmittel-Weisheiten und punktueller Einsätze um die wissenschaftliche Bewertung von Alkoholkonsum? Positive Seiten des Alkohols zu preisen, ist ja immer noch eine Gratwanderung, angesichts der im vorigen Kapitel beschriebenen Katastrophenbilanz. Stimmt es also wirklich, dass es einen nachgewiesenen langfristigen gesundheitlichen Vorteil für regelmäßige Trinker gibt?

In der Tat gibt es zahlreiche Studien, welche diese Aussage unterstützen. Menschen, die gar nichts oder sehr wenig trinken, stehen gesundheitlich nämlich oft schlechter da als solche mit mäßigem Alkoholkonsum. Häufig zitiert wird hier eine italienische Übersichtsarbeit, die 34 Studien mit mehr als einer Million Männern und Frauen zusammenfasste.[54]

Die Italiener kamen zu dem Schluss, dass Frauen statistisch am besten dran sind, wenn sie täglich ein bis zwei Gläser Alkohol trinken. Bei Männern sollten es zwei bis vier Gläser sein. Die Risikokurve zeigte die Form eines »J«. Stieg der Konsum über die

Idealmenge, so ging das Sterberisiko nach oben. Wurde gar nichts getrunken, ebenfalls.

Dennoch heißt es immer wieder, der positive Effekt von Alkohol sei falsch, erlogen oder von Brauereien und Schnapsbrennereien gekauft. Als stammten die Studien allesamt von Professor Guinness und Dr. Bacardi. In einer Informationsbroschüre des österreichischen Gesundheitsministeriums wird sogar der Verdacht geäußert, die Arbeiten würden von Forschern publiziert, die damit ihren eigenen »vielleicht schon problematischen Alkoholkonsum rechtfertigen wollen«. Das alles mag gut gemeint sein, wissenschaftlich haltbar sind diese Vorwürfe allerdings nicht.

Ernster zu nehmen sind Einwände, dass die Resultate verfälscht sein könnten. Etwa dadurch, dass in der Gruppe der Nichttrinker Personen sein können, die wegen ihres schlechten Gesundheitszustands nicht mehr trinken können oder dürfen. Weil sich das nicht mit den Medikamenten verträgt, die sie nehmen müssen. Oder vielleicht auch, weil es sich um ehemalige Alkoholiker handelt, die nun trocken sind. Werden diese Personen nun der Gruppe der freiwillig Abstinenten zugerechnet, so würde dies die Aussage dramatisch verfälschen.

Gute Studien werden deshalb penibel darauf achten, dass diese Einflussfaktoren berücksichtigt werden. In aktuellen Arbeiten zu dieser Frage wird deshalb immer ein großer Teil der Einleitung dafür aufgewendet, die methodischen Ansätze zu beschreiben, wie das bewerkstelligt wurde.

Ein gutes Beispiel ist eine britische Studie, die 2017 im »British Medical Journal«[55] veröffentlicht wurde. Sie umfasste knapp zwei Millionen Männer und Frauen im Alter über 30 Jahren und untersuchte das Risiko von Herzkrankheiten. Zum Zeitpunkt der Aufnahme in die Studie waren alle Personen ohne diesbezüglichen Befund. Es gab ausreichend Informationen, um die Teilnehmer in fünf Gruppen bezüglich ihrer Alkoholgewohnheiten einzuteilen: Nichttrinker, ehemalige Trinker, Gelegenheitstrinker, moderate Trinker, Risikotrinker (Konsum deutlich über den Sicherheitsempfehlungen). Es wurde jeweils die letzte Alkohol-Selbsteinschätzung vor Start der Studie ins Protokoll genommen. Die Studie lief über sechs Jahre. In diesem Zeitraum traten mehr als 103.000 akute Fälle von Herzkrankheiten auf, darunter 26.715 mit tödlichem Ausgang. Und hier sind die Ergebnisse:

Die meisten Teilnehmer passten von ihrem Profil her in die Gruppe der moderaten Trinker. Diese Gruppe hatte in allen der zahlreichen Auswertungen das niedrigste Risiko. Alle Prozentangaben beziehen sich deshalb auf diese Referenzgruppe.

Zunächst zur koronaren Herzerkrankung. Sie bezeichnet die Folgen einer Mangelversorgung des Herzens, meist durch Ablagerungen an den Herzarterien. Das höchste Risiko auf derartige Krankheiten (+ 31 %) trifft die Gruppe der lebenslangen Antialkoholiker, knapp gefolgt von Personen, die früher Alkohol getrunken, dies aber aufgegeben haben (+ 28 %). Wenig- und Gelegenheitstrinker haben ebenfalls ein leicht erhöhtes Risiko (+ 13 %).

Bei den Todesfällen tragen das höchste Risiko die Ex-Trinker (+ 44 %) gefolgt von den Nicht-Trinkern (+ 32 %). Hier sind nun auch die schweren Trinker bereits in der Liste angeführt (+ 20 %). Die Gelegenheitstrinker (+ 9 %) liegen beinahe gleichauf mit den moderaten Trinkern.

Soweit zur Herzgesundheit. Wie sieht es aber mit der Gesamtsterblichkeit aus? Auch darüber gibt die britische Studie Auskunft. Erneut liegen die moderaten Trinker im dunkelgrünen Bereich. Nur unwesentlich schlechter die Gelegenheitstrinker (+ 5 %), deutlich dahinter die lebenslangen Nichttrinker (+ 24 %), dann die schweren Trinker (+ 34 %). Das höchste Risiko haben wieder die Ex-Trinker (+ 38 %).

Demnach ist es möglicherweise gut gemeint, vor den gesundheitlichen Gefahren von Alkohol zu warnen, für den Großteil der Menschen, die imstande sind, Alkohol verantwortungsvoll zu genießen, aber kontraproduktiv. Müssten eigentlich Ärzte und Gesundheitsbehörden den Konsum von Alkohol gezielt empfehlen, wenn jemand ohne besonderen Grund abstinent bleibt oder nur unregelmäßig und zu geringe Mengen trinkt? Immer mehr Experten treten ganz offen für diesen Weg ein. »Alle Welt spricht von den segensreichen Wirkungen der Cholesterinsenker für die Herzgesundheit«, sagte mir etwa der Sozialmediziner Dieter Borgers von der Universität Düsseldorf. »Ich empfehle den Leuten, sie sollen am Abend zwei Gläser Wein trinken. Dann haben sie denselben gesundheitlichen Effekt – und das gänzlich ohne schädliche Nebenwirkungen.«

Solche Ratschläge geben Ärzte normalerweise nur ihren Freunden und Bekannten und hängen sie nicht an die große Glocke. Allzu leicht käme wohl das Gerücht in Umlauf, man verleite die Leute zum Saufen oder hätte selbst vielleicht ein Alkoholproblem. Und tatsächlich ist die Grenze zum Missbrauch fließend – und ein undifferenzierter Aufruf gefährlich.

Die Pharmaindustrie hat natürlich noch weniger Gründe, den Alkohol zu promoten und damit den Umsatz der Winzer, Brauer und Brenner zu steigern. Wenn fünf Millionen Menschen in Deutschland täglich sogenannte Statine nehmen, um damit ihren Cholesterinspiegel zu senken, so lässt es sich damit trefflich verdienen. Auch sind mir keine Untersuchungen bekannt, wo beispielsweise der gesundheitliche Effekt von Rotwein im direkten Vergleich gegen Statine gemessen wird. Das wäre einmal eine sinnvolle Aufgabe mit großer Relevanz für den Alltag vieler Menschen. Zumal gerade die Statine, welche die Leber belasten, einer der Gründe sind, warum viele Ärzte ihren Patienten »zur Sicherheit« den Alkohol verbieten. Möglicherweise wäre es sinnvoller, den Leuten die Statine zu verbieten.

Das französische Paradoxon

Spätestens seit den 1980er-Jahren ist in der Wissenschaft ein drastischer Purismus eingekehrt. Alkohol galt als Droge, ähnlich den Zigaretten. Fett wurde zur Teufelsdroge der Ernährung. Butter wurde durch »herzgesundes« Pflanzenfett ersetzt. Die Supermärkte wurden von der Light-Welle erfasst. Überall begann der Siegeszug des Joggings und der Fitnesscenter. Und gleichzeitig wurden die Menschen im Durchschnitt immer schwerer. Die Herzinfarktrate kletterte von einem Rekord zum nächsten.

Bereits da gab es jedoch irritierende Signale aus den Studien, die so gar nicht zur Mode dieser Zeit passten. Ein sogenanntes »französisches Paradoxon« sorgte für heftiges Rauschen im Blätterwald. Wie konnte es sein, wunderten sich die Wissenschaftler, dass gerade die Franzosen bei ihrem unmenschlich hohen Alkohol- und Fettkonsum eine derart niedrige Rate an Herzkrankheiten auszeichnete? Bei Französinnen lag das Risiko eines vorzeitigen Herztodes sogar um das Sechsfache niedriger als bei einer gleichaltrigen Britin. Abgesehen vom höheren Konsum tierischer Fette in Frankreich unterschieden sich die sonstigen Risikofaktoren wenig. In Frankreich rauchten die Männer mehr, in England die Frauen. Cholesterin, Blutdruck und die sonstigen üblichen Verdächtigen für vorzeitigen Herztod hielten sich in beiden Ländern die Waage. Was blieb, war der Alkohol. Und hier zeigten sich wirklich enorme Unterschiede.

Franzosen trinken mit rund elf Litern purem Alkohol pro Kopf und Jahr nur unwesentlich mehr als die Inselbewohner, die etwas über zehn Liter bechern. Die Trinksitten könnten allerdings nicht verschiedener sein. Auf dem Kontinent wird Alkohol vor allem in Form von Wein konsumiert, jenseits des Ärmelkanals hingegen als Guinness, Stout oder Lager, kombiniert mit Whisky oder weißem Rum.

Während es in Frankreich üblich ist, regelmäßig zu trinken, und niemand damit Probleme hat, bereits zum Mittagessen mit den Bürokollegen ein Glas Wein zu bestellen, wird in Großbritannien tagsüber streng gefastet. Hier gehört der Alkohol als fixer Bestandteil zur Freizeit, ist weniger ein Lebens- und Nahrungsmittel denn ein Stimulans, das bewusst zur Erzeugung einer alkoholischen Trance eingesetzt wird. Und am Freitagabend sowie am Samstag wird im Pub, am Fußballplatz oder beim Grillfest im Garten auf einmal aufgeholt, wofür sich die Franzosen eine ganze Woche Zeit genommen haben.

Der Medienrummel um dieses »französische Paradoxon« bewirkte nun zweierlei. Zum einen kam Alkohol erstmals nach langer

Zeit wieder einmal weg von den ausschließlich negativen Schlagzeilen über betrunkene Geisterfahrer, Amokläufer und Fußballrowdys. Es wurde wiederentdeckt, dass auch hier wohl die alte Weisheit des Paracelsus gilt, wonach erst die Dosis das Gift macht.

Zum anderen begann die Wissenschaft sich auf dieses Themenfeld zu stürzen. Denn Fragen gab es infolge dieser Entdeckung wesentlich mehr als Antworten: Niemand konnte zu Beginn der 1990er-Jahre diesen Schutzeffekt schlüssig beweisen. Man wusste weder, wie hoch er genau war, noch welche Inhaltsstoffe in den alkoholischen Getränken wirksam wurden. Und schließlich stritten die Forscher heftig über Dosis und sinnvolle Trinkfrequenz. Während die einen für Regelmäßigkeit plädierten, warnten die anderen vor den Gewöhnungseffekten und forderten als Vertreter der »Leber-Party« zumindest zwei alkoholfreie Erholungstage pro Woche.

Bei der Suche nach den verantwortlichen Schutzfaktoren stieß man zunächst einmal auf den Alkohol selbst. Er reduziert die Tätigkeit der Blutplättchen und macht damit das Blut »dünner«. Damit wird die Bildung eines Blutgerinnsels weniger wahrscheinlich. Auf der anderen Seite birgt exzessiver Alkoholkonsum die Gefahr von Hirnblutungen. Alkohol gleicht damit in seiner Wirkung blutverdünnenden Medikamenten, die zur Vorbeugung eines Herzinfarkts gegeben werden.

Seit Kurzem weiß man, dass regelmäßiger Konsum von Alkohol einen günstigen Einfluss auf das Entzündungsgeschehen im gesamten Organismus ausübt. Damit sind weniger schwere Erkrankungen und Infektionen der Organe gemeint als vielmehr Mikroentzündungen an den Innenwänden der Blutgefäße, die nicht wehtun und uns auch nicht auffallen.

Diese Mikroentzündungen sind es jedoch, die als Hauptauslöser der Arteriosklerose gelten. Wann immer eine Verletzung der Gefäßwände auftritt, werden die körpereigenen Abwehrzellen alarmiert, um eventuelle Eindringlinge, Fremdkörper oder krankhafte Veränderungen der eigenen Zellen zu bekämpfen. Diese Polizisten der Immunabwehr gehen dabei nicht zimperlich vor. Alles, was nicht wirklich »gesund« und »intakt« wirkt, wird attackiert und von den

Fresszellen vertilgt. Unterschiedlich spezialisierte Abwehrzellen versuchen, die »Ordnung« an der Unfallstelle wiederherzustellen. Die Baustelle, die sie dabei in Gang setzen, erfahren wir als Entzündung. Das kann sich im Großen als Mandel- oder Lungenentzündung äußern. Bei kleinen Einsätzen handelt es sich lediglich um die Reparatur eines kleinen Risses in der Gefäßwand oder die Bekämpfung »verdächtiger Korrosionen«, ausgelöst durch die Tätigkeit freier Radikale. Je mehr diese hochreaktiven Elektronen des Sauerstoffs ihr Unwesen treiben, desto höher ist das Entzündungsniveau.

Die Reparaturmaßnahmen der Immunabwehr können mehr Schaden anrichten als Nutzen bringen, denn die Narben an den Gefäßwänden führen zu Verdickungen, fettige Plaque kann sich leichter absetzen, die Gefahr einer Gefäßverengung wächst.

Wenn diese Vorgänge gleichzeitig an Tausenden verschiedenen Stellen im Körper ablaufen, so befinden wir uns in einem unsichtbaren Stadium der chronischen Entzündung. Dies lässt sich über einen Blutwert messen, dessen Bedeutung erst vor kurzer Zeit entdeckt wurde: Je heftiger das Entzündungsgeschehen im Organismus ist, desto mehr sogenannte C-reaktive Proteine (CRP) befinden sich im Blut. Die Aufgabe dieser Eiweißstoffe ist es, die Reparaturprozesse und die Wundheilung zu unterstützen und eine weitere Schädigung des Gewebes zu unterbinden. Die Leber kann pro Tag bis zu 10 Milligramm CRP erzeugen. Bei akuten Entzündungen steigt der CRP-Spiegel um ein Vielfaches.

Wissenschaftler der Harvard Medical School verglichen die Konzentrationen dieses Entzündungsmarkers bei den mehr als 2800 Teilnehmern einer Herz-Studie und setzten diese Werte in Relation zum Alkoholkonsum.[56] Dabei zeigte sich ein ganz klarer Zusammenhang: Männer und Frauen, die gar keinen oder nur sporadisch Alkohol tranken, hatten wesentlich höhere Entzündungswerte. Das CRP erreichte in dieser Gruppe eine Konzentration von 2,6 Milligramm pro Liter. Der Wert des Entzündungsmarkers sank jedoch bis auf 1,6 Milligramm, wenn mindestens fünf Getränke pro Woche konsumiert wurden.

Auch die Mechanismen, wie Alkohol die Entzündungen besänftigt, werden langsam verstanden. Man weiß, dass die im Alkohol enthaltenen Polyphenole als Antioxidantien wirken und die schädliche Tätigkeit der freien Radikale unterbinden. Zu den Polyphenolen zählen beispielsweise die Flavonoide, das Tannin im Rotwein oder das Resveratrol. Insgesamt hat jede Alkoholart mehrere Hundert derartiger Verbindungen, die in ihrer Wirkung noch gar nicht alle bekannt sind.

Diese Polyphenole üben auch einen unmittelbaren günstigen Einfluss auf die Gefäßwände aus, indem sie deren Elastizität unterstützen und die Ablösung von Wandzellen verhindern. Damit wird die Entzündungsneigung von vornherein stark herabgesetzt.

Alkohol fördert gutes Cholesterin

Besonders interessant ist der Einfluss von Alkohol auf die Bildung von HDL-Cholesterin. Diese nützlichen Fett-Eiweiß-Verbindungen sind so etwas wie die »Putzkolonne« unseres Gefäßsystems. Sie transportieren überschüssiges Cholesterin, z. B. aus den Wänden von Blutgefäßen, zurück in die Leber. Dieser Mechanismus ist wichtig, um den Cholesterin-Haushalt im Gleichgewicht zu halten. HDL-Cholesterin hat noch zahlreiche weitere wichtige Aufgaben, und es zeigte sich in vielen Studien, dass ein möglichst hoher Wert die Gesundheit fördert.

HDL-Cholesterin wirkt dabei unabhängig von LDL, das oft als »böses Cholesterin« bezeichnet wird. Ein niedriger LDL-Spiegel hat keinen positiven Effekt auf die Gesundheit, wenn gleichzeitig auch der HDL-Spiegel niedrig ist. Insofern ist bezüglich des Cholesterins allgemein ein Umdenken nötig. Wir sollten uns mehr Sorgen machen, wenn wir zu wenig Cholesterin haben (Näheres dazu im Ernährungskapitel). Wer regelmäßig Alkohol trinkt, hat jedenfalls gute Chancen, das HDL auf hohem Niveau zu halten.

Wie bedeutsam dieser Vorteil ist, zeigt eine Studie der Freien Universität Berlin.[57] Die 15.400 Teilnehmer im Alter zwischen 25 und 69 Jahren wurden sorgfältig auf ihre Blutfett- und Leberwerte untersucht und schließlich nach ihren Trinkgewohnheiten befragt. Dabei zeigte sich eine auffällige Parallele zwischen Alkohol und HDL-Cholesterin: Mit steigendem Konsum stiegen auch die Werte des »guten« Cholesterins. Nach einer Beobachtungszeit von sieben Jahren wurde Bilanz gezogen. Dabei ergab sich für Männer, die täglich ein bis zwei Gläser Wein oder Bier trinken, eine Reduktion des Herzinfarktrisikos um die Hälfte im Vergleich zu den Nichttrinkern. »Wir denken, dass dieser Vorteil zu einem guten Teil durch die Steigerung des HDL-Cholesterins bewirkt wird«, erklärte Studienleiter Hans Hoffmeister. Bei Frauen wurde ein ähnlicher Trend gefunden.

Den konkreten Nachweis für den Einfluss von Alkohol auf den HDL-Spiegel erbrachte eine chinesisch-amerikanische Koproduktion mit mehr als 70.000 Teilnehmern. Die Personen waren im Schnitt rund 50 Jahre alt, litten nicht an Krebs oder Krankheiten des Herz-Kreislauf-Systems und nahmen keine Medikamente zur Senkung des Cholesterinspiegels. Vor Studienbeginn wurde der Alkoholkonsum erhoben und schließlich von 2006 bis 2012 regelmäßig das HDL-Cholesterin gemessen. Dabei ergab sich eine Kurve von der Art eines Regenschirms. Die niedrigsten Werte hatten lebenslange Antialkoholiker. Moderater Alkoholkonsum hingegen sorgte für einen über die gesamte Studiendauer stabilen HDL-Wert.[58]

Es kommt also auf die Menge an. Exzesse sind besonders riskant. Der plötzliche Konsum großer Mengen Alkohol hat auch dann negative Konsequenzen, wenn er nur sporadisch passiert. Halten wir uns vor Augen, dass mehr als die Hälfte aller alkoholbedingten Todesfälle Menschen betreffen, die nicht als alkoholkrank gelten. Ein Vollrausch am Oktoberfest kann genügen, um einen Herzinfarkt zu provozieren. Speziell dann, wenn gleichzeitig der Blutdruck zu hoch ist. Solche »Ausrutscher« verursachen unglaubliches Leid, und jeder Ratschlag, der hier gegeben wird, richtet sich ausdrücklich nur an jene Personen, die kein problematisches Trinkverhalten zeigen. Denn wer mit dem Auto gegen den Baum fährt und dann am

Friedhof liegt, weil die Gelegenheit, kräftig einen über den Durst zu trinken, so unwiderstehlich günstig war, hat gar nichts mehr von den möglicherweise besseren HDL-Werten.

Bier, Wein oder Schnaps?

Zahllose Studien beschäftigen sich mit der Frage, ob es gesünder ist, Wein, Schnaps oder Bier zu trinken. Die zahlreichsten Fürsprecher fand immer der Wein. Das begann schon beim Schriftsteller Plutarch, der im ersten Jahrhundert nach Christus apodiktisch feststellte: »Wein ist unter den Getränken das nützlichste, unter den Arzneien die schmackhafteste, unter den Nahrungsmitteln das angenehmste.« Wilhelm Busch wollte da nicht widersprechen und präzisierte: »Rotwein ist für alte Knaben eine von den besten Gaben.«

Eine originelle Studie aus Dänemark[59] ging der Frage nach, wie sich die Intelligenz im Jugendalter auf die spätere Alkoholvorliebe auswirkt. Dafür wurden bei den 1800 Teilnehmern im Lauf von 22 Jahren zweimal IQ-Tests erhoben und dazu die Alkohol- und sonstigen Gewohnheiten abgefragt. Nach den Resultaten des ersten IQ-Tests wurden die Personen in zwei etwa gleich große Gruppen aufgeteilt, die Schlauen und die weniger Schlauen. Sie unterschieden sich um einen mittleren IQ-Wert von 30 Punkten.

Was denken Sie nun, wie sich die Gruppen in ihren Trinkgewohnheiten unterschieden?

Tja, Biertrinker: Die Antwort ist hart. Aber die Schlauen stimmten deutlich öfter der Aussage zu, dass sie Wein gegenüber Bier bevorzugen. Diese Tendenz verstärkte sich über den Lauf der Jahre. Und schließlich lag der Anteil der Weinliebhaber bei den Schlauen beinahe beim Dreifachen. Dies alles galt jedoch nur für die moderaten Trinker. Bei jenen, die mehr als 21 Getränke pro Woche konsumierten, war der IQ nicht mehr relevant für die Auswahl der Drinks.

Als wirkliches Heilmittel erweist sich der Weinkonsum in Bezug auf die Knochendichte. Und hier darf es, speziell bei den Frauen, auch etwas mehr sein. In einer Auswertung der berühmten Framingham-Studie[60], an der die Bürger einer ganzen Kleinstadt an der Ostküste der USA seit den Vierzigerjahren des vorigen Jahrhunderts teilnahmen, erreichten jene Frauen die besten Resultate, die mehr als zwei Gläser Wein – das ist mehr als ein Viertelliter – pro Tag tranken. Ihre Knochendichte lag signifikant über jener der moderaten Trinkerinnen und erreichte Werte, von denen die Hersteller der Osteoporose-Medikamente nur träumen können. Bei der Knochendichte zeigte sich ein linearer Anstieg parallel zur Menge des getrunkenen Weins. Ob Bier einen ähnlich günstigen Effekt hat, konnte nicht gemessen werden, da es unter den Studienteilnehmerinnen zu wenige gab, die hier über den Status Gelegenheitstrinker hinauskamen.

Die Ernährungs- und Knochenexpertin Helen Macdonald gab sich anlässlich der Veröffentlichung dieser Studie zwiegespalten, ob man nun den Frauen offensiv Wein statt Tabletten zur Osteoporose-Vorsorge empfehlen sollte.[61] An sich merkt man ihrer Expertise eine starke Sympathie für die Empfehlung an. Doch natürlich, so Macdonald, »ist das schon insofern schwierig, als der Alkoholkonsum bei Frauen starken Tabus unterliegt, nicht nur vonseiten der Religion.«

Bei Männern zeigt sich derselbe positive Effekt von Wein auf die Knochendichte. Hier waren auch genug Biertrinker vertreten. Und die Wirkung war bei Männern ebenso deutlich nachweisbar – allerdings nicht bei Hochprozentigem. »Dass Schnaps weniger Wirkung zeigt, deutet darauf hin, dass die Wirkung nicht vom puren Alkohol ausgeht, sondern von einem anderen Inhaltsstoff«, erklärt Macdonald. »Bier enthält beispielsweise große Mengen an Silizium, dessen positive Wirkung auf die Knochen bekannt ist.«

Wie der Wein seine diversen positiven Wirkungen entfaltet, ist noch nicht im Detail geklärt. Auch hier gibt es unzählige Zusatzstoffe, die aus den Trauben in den Wein gelangen. Flavonoide sollen das Demenzrisiko senken; Resveratrol, ein Inhaltsstoff des

Rotweins, stärkt angeblich das Immunsystem. Die wenigsten dieser Angaben wurden schlüssig bewiesen. Verglichen mit Biertrinkern geben Weintrinker jedenfalls wesentlich häufiger an, dass es ihnen gesundheitlich gut gehe.

Liegt das aber nun am Wein oder an den Menschen, die Wein trinken? Bei Untersuchungen zeigte sich, dass Weintrinker meist von vornherein gesünder leben als Bier- oder Schnapstrinker. Sie bewegen sich mehr, haben ein höheres Einkommen, einen höheren IQ und eine bessere Bildung.[62] Menschen mit diesen Eigenschaften haben naturgemäß ein längeres Leben. Derselbe Trend zeigt sich auch bei der Ernährung: Weintrinker essen doppelt so viel Salat wie Bier- oder Spirituosenliebhaber, mehr Fisch, mehr frische Früchte und mehr Gemüse. Auch diese Eigenschaften sind nicht ganz unwichtig bei der Gesundheitsvorsorge.

Bier hat hingegen wieder den Vorteil, dass man davon nicht so rasch betrunken wird. In einem kontrollierten Versuch[63] tranken 15 nüchterne Personen exakt die gleichen Mengen Alkohol im Zeitraum von 20 Minuten in Form von Wein, Bier und Wodka/Tonic. Anschließend wurde der Alkoholgehalt im Blut gemessen. Bier führte zu einem Alkoholspiegel von 50,3 mg/dl. Bei Wein waren es im Schnitt 61,7 mg/dl und beim Wodka-Mix 77,4 mg/dl. »Die Gefahr, dass Personen rasch betrunken werden und die Kontrolle verlieren, ist also bei Hochprozentigem am größten«, schreibt Studienleiter Mack C. Mitchell.

Generell ist es schwierig, eine Form von Alkohol als unzweifelhaft besser als die anderen hervorzuheben. Was gesichert scheint, ist der Wert des regelmäßigen Trinkens. Mehrmals wöchentlich kleine Mengen Alkohol zu genießen, steht auf der Skala des Alkoholkonsums ganz auf der grünen, positiven Seite. Am anderen Ende hingegen, im roten Gefahrenbereich, liegt der Vollrausch des Quartalsäufers.

Beflügelt Trinken den Geist?

Immer wieder zeigen sich Pathologen vor ihren Studenten regelrecht begeistert, wenn sie die Leiche eines schweren Alkoholikers zerlegen. Sie weisen auf die »jungfräulichen Blutgefäße« hin, die minimalen Ablagerungen, das vollständige Fehlen jeglicher Anzeichen von Arteriosklerose. Dass diese Personen trotzdem meist recht jung den Studenten zur Verfügung stehen, hat viele Gründe, liegt aber meist nicht an der Herzgesundheit.

Der prominente Journalist und langjährige Chef des ORF, Gerd Bacher, war – abgesehen von seinen jungen Jahren – eher zurückhaltend im Umgang mit Alkohol. Und das in einer Branche, die berühmt ist für ihre diesbezügliche Anfälligkeit. Bacher wurde knapp 90 Jahre alt und blieb bis zu seinem Tod im Jahr 2015 intellektuell vollständig fit. Als er auf die Vorteile von Alkohol für die Herzgesundheit angesprochen wurde, sagte er: »Das mag schon sein, dass viele meiner Trinkerfreunde ein gutes Herz hatten. Aber deppert sans alle worden.«

Tatsächlich haben Alkoholiker ein hohes Risiko für Hirnschäden und psychische Störungen. Über den Einfluss von geringen oder mittleren Mengen Alkohol auf die langfristige intellektuelle Leistungsfähigkeit ist bisher noch recht wenig bekannt. Hat Alkohol also einen positiven Einfluss, oder werden dadurch das Hirn geschädigt und das Risiko von Demenz und Alzheimer sogar vergrößert?

Es gibt dazu einige recht interessante historische Studien, die unter Weltkriegs-Soldaten durchgeführt wurden. Im Vergleich zu Männern ohne Kriegseinsatz trinken Veteranen meist mehr Alkohol. Wahrscheinlich liegt dies an den Trinksitten, die beim Militär eingeübt wurden und die oft für ein ganzes Leben prägten. Möglicherweise aber liegt es auch am Wunsch, schockierende Erfahrungen zu vergessen und im Alkohol zu versenken.

Die Soldaten und eine Vergleichsgruppe gleichaltriger Männer wurden in jungen Jahren sowie im höheren Alter verschiedenen Tests unterzogen. Dabei zeigte sich, dass der Alkoholkonsum auf

Gedächtnis und sprachlichen Ausdruck wenig Einfluss hatte. Lediglich die starken Trinker zeigten eine deutlich abnehmende intellektuelle Leistungsfähigkeit. Sie blieben unter den Ergebnissen ihrer Jugendzeit. Leichte und mittlere Trinker hingegen konnten sich im Lauf der Jahre im Vergleich zu Alkoholverächtern sogar verbessern.

Was aber ist mit jenen Trinkern, die gar nicht so lange überleben? Eventuell gibt es ja bei Alkohol ein Auswahlverfahren, bei dem vor allem jene übrig bleiben, die einen vernünftigen Umgang mit Bier, Schnaps und Wein pflegen.

Dieser Frage gingen britische Forscher nach.[64] Sie analysierten die häufigsten sechzehn Todesarten eines kompletten Jahrgangs in England und Wales. Im Untersuchungsjahr starben insgesamt 261.000 Männer und 287.000 Frauen. Die Details der Analyse sind bemerkenswert: Sowohl bei Männern als auch bei Frauen hatte der Alkohol etwas mehr Todesfälle verhindert als verursacht. Bei näherer Betrachtung ergibt sich ein differenziertes Bild: die Risiko-Nutzen-Analyse »schwappt« bei Männern erst im Alter von 55 in den grünen Bereich, bei Frauen gar erst ab 65 Jahren.

Zuvor fordert Alkohol noch einen gewaltigen Blutzoll: 654 Männer und 104 Frauen wurden Opfer von alkoholbedingten Verkehrsunfällen, 486 Männer und 690 Frauen starben nach Stürzen in betrunkenem Zustand. Die meisten dieser Todesfälle ereigneten sich in der Blüte des Lebens. Dies gilt besonders für Selbstmord: 797 Männer und 200 Frauen nahmen sich unter Alkoholeinfluss das Leben. Ein Teil davon hätte dies wohl auch ohne Alkohol getan; der enthemmende Effekt von Alkohol sorgt jedoch dafür, dass viele Menschen, die einen spontanen Impuls verspüren, diesem unüberlegt nachgeben. Ohne den Einfluss des Alkohols wären die meisten dieser Zufalls-Selbstmörder wohl noch am Leben.

Nur jene Menschen, die diese brutale Auslese in den jungen und mittleren Jahren überstehen, haben dann überhaupt erst die Chance, von den positiven Seiten des Alkohols zu profitieren.

Der positive Einfluss auf die geistige Leistungsfähigkeit ist wissenschaftlich mittlerweile gut abgesichert. Edward Neafsey und Michael Collins, zwei Pharmakologen der Loyola Universität in

Illinois, haben sich die Mühe gemacht und die gesamte Medizinliteratur auf gut gemachte Studien durchsucht.[65] Sie fanden 143 Arbeiten. Die älteren dieser Arbeiten aus der Zeit von 1977–1997 waren noch etwas unentschieden. Bei den neueren, methodisch etwas besseren Studien setzte sich bereits ein klarer Trend durch: Moderater Alkoholkonsum schützt vor geistigem Verfall, ebenso vor allen Arten von Demenz, inklusive der gefürchteten Alzheimerkrankheit. Alle Studien zusammengenommen reduzierte sich das Risiko für Männer wie für Frauen im Schnitt um ein Viertel.

Wie Alkohol konkret die geistige Leistungsfähigkeit fördert, bietet noch reichlich Raum für künftige Forschungsarbeiten. Einige Wissenschaftler setzen auf die Polyphenole im Wein, weil sie die »Alterungsprozesse der Zellen verzögern«. Nicht zu verachten sei auch die gefäßerweiternde Wirkung des Alkohols, die zu einer besseren Blutversorgung des Gehirns führt. Und schließlich wirkt wohl auch die Tatsache, dass Alkohol meist in Gesellschaft getrunken wird. Soziale Kontakte, Unterhaltung und Spaß halten seit jeher das Hirn jung.

Worin liegt nun das wahre Geheimnis des Alkohols? Am besten ist es wohl, wir verabschieden uns endgültig von der Idee, dass es eine singuläre Hauptursache für die positiven Wirkungen gibt und heißen alle Nebenursachen zusammen herzlich willkommen.

3. Beweg Deinen Hintern

3.1 Das aktive Leben

Wenn Sie keine Zeit für körperliche Bewegung haben, sollten Sie sich eine Menge Zeit für Ihre Krankheiten reservieren.
Michael Colgan, Sportmediziner

Fanatische Fitness

In den letzten Jahrzehnten ist das Hohelied auf den Sport scheinbar allzu naiv und ungestüm gesungen worden. Kein TV-Magazin, keine Lifestyle-Gazette, kein Ärzteblatt, wo nicht zum allgemeinen Schweißbad aufgerufen wurde. Dadurch, so die frohe Botschaft, ließe sich der Großteil allen Ungemachs vermeiden, das uns auf Erden auflauert: Osteoporose, Alzheimer, Herztod, Krebs, und Übergewicht sowieso. Eher, so der Tenor der Berichterstattung, gewinnt ein Fettwanst die Tour de France, als dass Bewegungsmuffel ein gesundes langes Leben führen können. Den Aktiven winken hingegen als Zusatzbonus noch die berühmten Endorphin-Gewitter. Sobald der Körper auf Touren kommt, beflügelt ein »Runner's High« die Psyche der Sportler und katapultiert sie in lichte Höhen. Berauschend wie Kokain, aber gratis, legal und ohne alle Nebenwirkungen.

Sportler sind auch klüger, bekommen weniger Alzheimer, fallen nicht in Depressionen und leiden nicht an Diabetes. Wer dennoch ein Leben als Couch-Potato führen will, so fordern besonders strenge Gesundheits-Ökonomen, solle seine Bequemlichkeit mit höheren Krankenkassenbeiträgen büßen. Denn kaum eine Lebensstilsünde wirke sich so nachhaltig negativ auf die Gesundheit aus wie zu wenig Bewegung.

So viel offenherzige Begeisterung rief die Skeptiker auf den Plan. Schließlich wurde jedes dieser tollen Argumente infrage gestellt und arg zerzaust. Ging es denn bei den Studien überhaupt mit rechten Dingen zu, fragen Udo Pollmer und seine Autorenkollegen in ihrem »Lexikon der Fitness-Irrtümer«.[66] Wenn alle Kranken und Gehbehinderten der Gruppe der Bewegungsmuffel zugerechnet werden, sei es ja wohl keine Kunst zu »beweisen«, dass wenig aktive Menschen schlechter dran sind. »Wer krank ist«, klären die Rächer des Fitnesswahns ihre Leser auf, »kann oftmals keinen Sport treiben, selbst wenn er vielleicht gerne möchte. Logisch, dass unter solchen Umständen die Sportler besser abschneiden.« Bewiesen sei damit jedoch gar nichts. Außer dass Kranke weniger gesund sind.

Und was ist mit dem Risiko von Sportverletzungen? Was mit der Gefahr, sich durch ehrgeizige Trainingsprogramme selbst zu gefährden? »Nicht die PS entscheiden über die Lebensdauer von Motor oder Auto, sondern die Konstruktion«, dozieren Pollmer und Co. »Wenn Sie einen VW-Käfer motorisieren wie einen Ferrari, können Sie zwar schneller fahren, müssen aber a) mit erhöhter Unfallgefahr und b) mit wachsenden Reparaturkosten rechnen, weil die ganze Fahrzeugkonstruktion nicht auf Powerdrive ausgelegt ist.«

Wohin unreflektierter Fanatismus führt, zeigen auch die Schicksale der großen Vorturner der Nation. »Lauf dem Herzinfarkt davon!« lautete einst die Parole des US-Amerikaners Jim Fixx. Er erfand Ende der 1960er-Jahre den Begriff »Jogging« und schrieb 1977 den Welt-Bestseller »Das komplette Buch vom Laufen«.[67] 1984 starb er im Alter von nur 52 Jahren ausgerechnet bei seiner Lieblingsbeschäftigung, dem Joggen. »Wer seinen Jüngern das Heil verspricht«, ätzte das Magazin Der Spiegel, »der stirbt, zur Strafe?, am eigenen Rezept.«[68] Und neben Fixx werden zur Bestätigung der bösen These noch der deutsche Mediziner, Radrennfahrer, Leichtathlet und Wettschwimmer Herbert Rendell angeführt sowie dessen »Apostel« Richard Rost. Der eine, »Vater der deutschen Fitnesswelle« und Erfinder des Begriffs »Sportherz«, so der Spiegel-Bericht, »fiel vom Rennrad, bekam einen Herzschrittmacher und starb 1990 an Durchblutungsnot seines Pumpmuskels«. Sein Kollege und

Mitstreiter Richard Rost wurde mit 58 Jahren ebenfalls kein Methusalem und zog am Ende seines Forscherlebens das ernüchternde Fazit: »Der Sportler lebt nicht länger. Er stirbt aber gesünder.«

Besonders drastisch trifft dies auf jene Sportler zu, die unmittelbar in Ausübung ihres Berufs über den Jordan gehen. Am spektakulärsten gestaltete sich der Abgang des 28-jährigen Kameruners Marc-Vivien Foé, der während eines Länderspiels gegen Kolumbien vor den Augen der Fußballwelt plötzlich tot umfiel. Ähnlich erging es im Jahr 2015 dem belgischen Junioren-Nationalspieler Gregory Mertens, der nach 25 Spielminuten zusammenbrach und nicht wiederbelebt werden konnte.

Was für die Profis gilt, trifft scheinbar noch wesentlich stärker auf Hobbysportler zu: Bei einer Analyse von Todesfällen der letzten Jahre identifizierten kroatische Wissenschaftler immerhin 59 Männer im Alter über 65 Jahren, die beim Sport einen tödlichen Herzanfall erlitten haben.[69] Und das, obwohl in Kroatien nur sieben Prozent der Männer regelmäßig Sport betreiben, Frauen sogar noch seltener. Sechs der Unglücklichen kamen beim Schwimmen um, vier beim Tennis, zwei beim Kegeln und jeweils einer beim Radfahren, Joggen und beim Sex. Sie starben entweder mittendrin oder unmittelbar danach.

Auch eine 66-jährige Frau hat es beim Schwimmen erwischt. Bei ihr stellte sich allerdings später heraus, dass sie an Diabetes, Bluthochdruck und Leberzirrhose litt und zum Zeitpunkt ihres Todes drei Promille Alkohol im Blut hatte.

Recht markige Schlagzeilen gab es, als eine Langzeitstudie veröffentlicht wurde, an der 21.000 US-amerikanische Ärzte teilnahmen. Auch hier erlagen überdurchschnittlich viele Personen – konkret 122 – während starker körperlicher Anstrengung dem plötzlichen Herztod.

So weit, so schlecht. Aber ist das alles zusammen nun tatsächlich eine wissenschaftliche Bestätigung für Winston Churchills legendäres Lebensrezept »No Sports«?

Sehen wir uns die Argumente im Einzelnen an. Die Ergebnisse der Ärztestudie wurden von einer ganzen Reihe von Experten aufs

Genaueste geprüft. Und sie kamen in der großen Mehrzahl zum Schluss, dass sportliche Anstrengung wesentlich mehr positive als negative Seiten hat. Die Analyse der Daten bewies zudem eindeutig, dass es bei den 122 Fällen von plötzlichem Herztod vor allem jene erwischt hatte, die »zufällig« in eine anstrengende Tätigkeit geraten waren. Personen, die mindestens einmal pro Woche sportlich aktiv waren, hatten kein höheres Herztod-Risiko, wenn sie sich anstrengten. Wer hingegen völlig untrainiert und im Kaltstart von null auf hundert beschleunigt, für den treffen die Warnungen des Fitness-Skeptikers Pollmer zu.

Doch diese Weisheit ist reichlich banal. Und was sollte man Sinnvolles daraus ableiten? Dass ein schwachbrüstiger Mann, eine konditionsschwache Frau sicherheitshalber auf der Couch sitzen bleiben und alle Gewichte, die schwerer als die TV-Fernbedienung sind, zur Vorsicht liegen lassen sollten? Ist es besser, unsere konditionelle Ausstattung als von Gott gegeben zu betrachten und uns keinesfalls durch übertriebenen Tatendrang gegen unser Schicksal aufzulehnen? Nach dem Motto: »Schuster, bleib bei deinem Leisten«?

Die Frage ist nur, um Pollmers Motorenvergleich zu strapazieren: Wird man als VW oder als Ferrari geboren? Und wie erfährt man von seiner Typisierung? Über einen Fitness-TÜV? So wie einst in der DDR, als die Sportmediziner die Schulkinder untersuchten und ihnen je nach Begabung eine bestimmte Sportart zuwiesen, die körperlich weniger begnadeten Kinder aber von vornherein ausschlossen?

Mindestens ebenso problematisch ist die Verallgemeinerung von tragischen Einzelschicksalen wie die Todesfälle von Sportlern. Noch dazu, wenn wichtige Informationen zu den Begleitumständen zugunsten einer provokanten Pointe unterschlagen werden. So starb der deutsche »Fitnessapostel« Richard Rost nicht etwa an einem krankhaft vergrößerten Sportlerherzen, sondern an einem besonders aggressiven Magenkrebs, einer Krankheit, die nach allem, was man weiß, rein gar nichts mit Sport zu tun hat. Und bei Jim Fixx, dem »Erfinder« des Joggings, der im Alter von 52 Jahren tot von einem Biker am Straßenrand aufgefunden wurde, hätte eine nähere Betrachtung der Lebensumstände ebenfalls gutgetan. Sein Vater hatte bereits im Alter von 35 Jahren den ersten Herzinfarkt und starb wenig später daran. Fixx selbst brachte, bevor er das Laufen entdeckte, 30 Kilogramm Übergewicht auf die Waage, litt an hohem Blutdruck und rauchte täglich zwei Schachteln Zigaretten. »Wenn man sich sein Risikoprofil ansieht, ist man überrascht, dass er überhaupt 52 Jahre alt wurde«, schrieb der Schriftsteller James A. Michener anlässlich seines Todes. »Laufen hat das Leben von Mr. Fixx nicht verkürzt, sondern wahrscheinlich um 15 Jahre verlängert.«[70]

Ein Volk von Bewegungsmuffeln

Zwischen den Wünschen der Menschen und dem, was realistisch für diese Ziele getan wird, klafft eine große Lücke. »Körperlich und geistig fit zu bleiben«, stellt laut Umfragen für die große Mehrheit der Bevölkerung das wichtigste Lebensgut dar. Noch weit vor den Zielen »lange leben« oder »ein hohes Alter erreichen«.

Der Einsatz dafür ist wahrlich nicht berauschend. Die WHO empfiehlt als Basistraining für Erwachsene pro Woche 2,5 Stunden Ausdaueraktivitäten sowie an zwei Tagen pro Woche Aktivitäten zur Kräftigung der Muskeln. In einer Erhebung des Robert Koch-Instituts[71] wurden mehr als 24.000 Erwachsene zufällig aus dem Melderegister von 301 deutschen Gemeinden ausgewählt und befragt. Dabei ergab sich, dass nur jede fünfte Frau und jeder vierte Mann die WHO-Aktivitäts-Empfehlungen erfüllt. Und damit werden enorm viele Lebensjahre verspielt. WHO-Experten errechneten, welche der weitverbreiteten Krankheiten durch mangelnde Bewegung besonders gefördert werden. Und da liegt Diabetes mellitus an der Spitze, gefolgt von Darmkrebs, Brustkrebs und koronaren Herzkrankheiten.

Seit der Jahrtausendwende hat sich der Anteil der Männer und Frauen, die bewegungsabstinent leben, in der Altersgruppe der 25- bis 40-Jährigen sogar noch vergrößert. Erst ab einem Alter von

50 Jahren setzt ein Gegentrend ein. Das ist auch notwendig. Denn jede zweite Frau und jeder dritte Mann im Alter von 50 bis 59 Jahren ist nicht mehr in der Lage, drei Stockwerke zu ersteigen, ohne dabei völlig aus der Puste zu geraten.

Am schlimmsten ist die Lage jedoch beim Nachwuchs. Den mit Abstand größten Aktivitätsgrad haben noch die Drei- bis Sechsjährigen. Bei ihnen kommt die Mehrzahl auf eine Stunde körperliche Aktivität pro Tag. Bei den Sieben- bis Zehnjährigen fällt der Anteil schon auf 30 Prozent ab. In der Pubertät ist es schließlich nur noch eine Minderheit, die täglich körperlich aktiv ist. Besonders krass ist die Situation bei den Mädchen im Alter von 14 bis 17 Jahren. Elf von zwölf Mädchen betreiben kaum bis gar keine Bewegung. Bei den Jungen sind es fünf von sechs.[72]

In einer dänischen Studie[73] wurden knapp 3000 Jugendliche nach ihrem körperlichen Befinden befragt. Das Ergebnis war alarmierend. Ein Fünftel der Schüler gaben an, dass sie täglich unter Schmerzen leiden. Speziell die Mädchen verbinden Sport und Bewegung offenbar in erster Linie mit Verletzungen und Leid. 61 Prozent beklagten akute Schmerzen, vor allem an den Knien und im Rücken – aber auch im Bauch. Die Studienautoren gaben sich sehr überrascht über das Ausmaß der Probleme bei den Mädchen. »Es ist unbekannt, ob diese durch ein verändertes Schmerzempfinden ausgelöst werden, ob es hormonelle Ursachen gibt oder biopsychologische Auslöser bestehen, die mit Ängstlichkeit oder Depressionen zusammenhängen.« Jedenfalls sei es dringend nötig, hier intensiver nach den Ursachen zu forschen, so die dänischen Wissenschaftler.

Doch auch bei den Burschen sind die Zeiten vorbei, wo es nach dem Mittagessen sofort per Fahrrad zum Kicken ging. Die Stunden, die neben der Schule noch bleiben, werden mit Fernsehen oder Computerspielen verbracht. 98 Prozent der Kinder zwischen 10 und 18 Jahren spielen Computer- oder Videospiele. Im Schnitt verbringen sie dabei – nach einer Erhebung des Branchenverbandes Bitkom[74] – 104 Minuten an der Spielkonsole oder am Smartphone. Mit höherem Alter steigt der Konsum, Buben spielen deutlich mehr als Mädchen. Knapp ein Fünftel der Jugendlichen ist hoch gefährdet. Sie spielen täglich mehr als drei Stunden.

Das ist umso gravierender, als die Voraussetzungen für einen aktiven Lebensstil früh geschaffen werden sollten. Die Liebe zur Bewegung hat ihre Wurzeln im Kindheits- und Jugendalter, und wer diese Zeit verpasst, tut sich später oft ein Leben lang schwer, die nötige Motivation oder sogar Begeisterung für körperliche Aktivitäten aufzubringen. In einer finnischen Studie mit 117 eineiigen Zwillingspaaren[75] wurden alle möglichen Einflussfaktoren in Betracht gezogen: Ausbildung, chronische Krankheiten, Rauchen, Alkohol, Anzahl der Kinder und sogar die Anzahl der Wohnungswechsel. Wirklich entscheidend für einen aktiven Lebensstil war aber nur ein Faktor: ob die Zwillinge im Alter von 12 bis 18 Jahren regelmäßig Sport betrieben hatten. Diese Liebe zur Bewegung blieb ihnen ein Leben lang erhalten.

Wie sehr sich das auswirkt, zeigen die Ergebnisse einer amerikanischen Studie mit knapp 5000 Männern und Frauen.[76] Diese Arbeit ist besonders interessant, weil sie seit Mitte der 1980er-Jahre läuft und die Teilnehmer seither in regelmäßigen Abständen für Updates kontaktiert werden. Zu Beginn waren die Teilnehmer zwischen 18 und 30 Jahre alt. Sie mussten aufs Laufband, um ihre Fitness zu testen. Jeweils zwei Minuten lief das Band in gleicher Geschwindigkeit, dann wurde der Schwierigkeitsgrad erhöht. Neun Mal wurde insgesamt hinaufgeschaltet. Nur die wenigsten Teilnehmer schafften es bis zum Ende. Sieben Jahre später, Anfang der 1990er-Jahre, wurde der Laufband-Test noch einmal wiederholt.

26 Jahre später waren aus der Ursprungsgruppe der jungen Leute bereits 273 Personen gestorben, 194 weitere Personen hatten Herzinfarkte oder ähnliche Komplikationen durchgemacht. Die Leistung beim Fitnesstest sagte dieses Risiko sehr gut voraus: Für jede Minute, welche die Teilnehmer länger auf dem Laufband durchgehalten hatten, sank das Sterberisiko um 15 Prozent.

Wichtig war auch die Leistung im Zeitverlauf zwischen dem ersten und zweiten Laufband-Test. Für jede Minute, welche die Teilnehmer während dieser sieben Jahre an Kondition eingebüßt hatten, stiegen langfristig sowohl das Sterberisiko als auch die Wahrscheinlichkeit eines Herzinfarkts um 20 Prozent.

Jene, die als junge Erwachsene Sport betrieben, entwickelten im späteren Leben deutlich seltener chronische Krankheiten. Die 1000 am wenigsten sportlichen Studienteilnehmer hatten, verglichen mit den 2000 aktivsten, später ein drei bis sechs Mal so hohes Risiko für Bluthochdruck, Diabetes oder das Metabolische Syndrom. Doch die Ausgangslage war keineswegs unveränderlich. Jeder Teilnehmer konnte verlorenes Terrain aufholen. Jene, die ihre Fitness im Vergleich zum Studieneintritt verbessert und nicht verschlechtert hatten, reduzierten damit ihr Krankheitsrisiko bis hin zur Endauswertung um glatte 60 Prozent.

Und dieser Trend zieht sich durchs ganze Leben. Wer dem Alter ein Schnippchen schlagen will, ist nicht gut beraten, sein Geld in pharmazeutische Wirkstoffe zu investieren. Ebenso wenige Belege für einen Nutzen im Kampf gegen den Zahn der Zeit bieten die diversen Mittel der Wellness-, Schönheits- und Esoterikindustrie. Es ist wenig wahrscheinlich, dass Heilfasten-Kuren, Meersalz-Bäder oder Schlammpackungen mehr ausrichten als beispielsweise eine fachgerechte Massage nach der Sauna. Bei dieser Art von wohltuender Entspannung sind im Gegensatz zu den pharmazeutischen Pillenkuren zumindest keine unangenehmen Nebenwirkungen zu befürchten.

Jungbrunnen Bewegung

Nachweislich vermag nur regelmäßige körperliche Aktivität den biologischen Alterungsprozess aufzuhalten. Wer sich bewegt, trainiert den Stoffwechsel ebenso wie den Muskel- und Gelenksapparat. Wer einen Waldlauf macht, verbringt – über die »automatische« Koordinierung des Laufens in schwierigem Gelände – eine ähnliche intellektuelle Leistung wie bei einem Schachspiel. Wer sich bewegt, hat ein deutlich geringeres Demenz-Risiko. Und ein trainierter Körper wirkt straffer, attraktiver und eleganter.

Es bleibt aber nicht bei der optischen Verjüngung. Aktivität wirkt sich konkret auf die Lebensdauer und Lebensqualität aus. Wir Menschen sind von der Evolution nicht dafür ausgerüstet worden, den ganzen Tag herumzusitzen. Erst die körperliche Bewegung bildet eine ständige positive Rückkoppelung zu den Organfunktionen.

Für ausreichende Bewegung ist es gar nicht notwendig, sofort einem Sportverein beizutreten oder ein ausgeklügeltes Fitnessprogramm zu absolvieren. Bewegung umfasst alle körperlichen Aktivitäten des täglichen Lebens. Dazu zählt Treppensteigen ebenso wie Gartenarbeit. Ein bewegungsintensives Hobby ebenso wie das Ausführen des Hunds oder Fensterputzen. Alle diese Tätigkeiten summieren sich und tragen zum persönlichen Aktivitätsprofil bei. Jede Bewegung macht fit. Insofern hilft es vielleicht moralisch, wenn Alltagsbelastungen oder Hausarbeiten bewusst als Training und weniger als mühsame Arbeit verstanden werden.

Stattdessen überwiegt bei den Couch-Potatos die negative Grundhaltung. Menschen, die ein gänzlich inaktives Leben führen, geben an, dass Wohlbefinden für sie wenig mit Sport zu tun habe und sie genügend »ausfüllende Hobbys« betreiben. Auch jede Menge Freizeitinteressen und »familiäre Belastungen« würden einer bewussten konkreten Aktivität entgegenstehen. Es sei einfach nicht genug Zeit für schweißtreibende Kinkerlitzchen vorhanden.

Und somit läuft die Energiebilanz schon jahrelang in die falsche Richtung. Eine typische Büroangestellte setzt für körperliche Aktivität heute etwa 155 Kilokalorien pro Kilogramm Körpergewicht um. Das ist knapp die Hälfte dessen, was etwa die Buschleute im südlichen Afrika, die als Jäger und Sammler leben, in derselben Zeit verbrauchen. Eine Lebensweise, die unsere Spezies des Homo sapiens viele Zehntausende Jahre lang pflegte und an die wir immer noch evolutionär angepasst sind. Unsere biologischen Grundlagen verstehen es nicht, dass wir aus gesellschaftlichen Zwängen plötzlich vor einem Computer »stillgesetzt« sind.

William Haskell vom »Stanford Forschungszentrum für Langlebigkeit« erläutert die Konsequenzen an einem Beispiel: »Wenn etwa ein 70 Kilogramm schwerer Beamter jede Stunde eine E-Mail verschickt, statt die Nachricht in einem zweiminütigen Gang über den Flur persönlich zu überbringen, und dies acht Stunden am Tag, fünf Tage pro Woche, dann verbraucht er in einem Jahr ein halbes Kilo weniger Fett. Nach zehn Jahren schleppt er fünf Kilo mehr mit sich herum.«

Sportliche Aktivitäten sind hingegen die optimale Versicherung gegen Gewichtszunahme. Am besten in Kombination mit vernünftiger Ernährung. »Es bringt gar nichts, wenn ihr täglich fünf Kilometer lauft und gleichzeitig für zehn Kilometer fresst«, brachte ein zorniger Fußballtrainer angesichts seiner molligen Spieler das Problem auf den Punkt.

Zahlreiche Studien belegen, dass Diäten, die auf Kalorienreduktion basieren, nur in den seltensten Fällen nachhaltige Erfolge bringen. Deutlich besser stehen die Chancen, wenn auch körperliche Bewegung involviert ist, zeigte eine aktuelle Übersichtsarbeit:[77] Wenn die Studienteilnehmer zur Diät auch ein Bewegungsprogramm machten, wogen sie nach zwölf Monaten durchschnittlich 1,72 Kilogramm weniger.

Besonders drastisch fielen die Ergebnisse einer 17 Jahre laufenden Studie[78] mit beinahe 10.000 Teilnehmern aus: Männer und Frauen, die sich sportlich betätigten, konnten wesentlich mehr essen als Inaktive und hatten dennoch nur das halbe Sterberisiko. »Wir sollten den Leuten deshalb nicht ständig sagen, sie sollen weniger essen, sondern sie sollen mehr Energie verbrauchen«, erklärte die Studienleiterin Jing Fang vom Albert Einstein College of Medicine in New York, »denn das ist die wesentlich erfolgreichere Strategie für ein langes gesundes Leben.«

Zu viel oder zu wenig?

Je mehr Training, desto fitter, lautete lange Zeit ein Credo der Sporterziehung, und je fitter, desto gesünder. Demnach müsste es gesünder sein, einen Kilometer zu laufen, anstatt einen Kilometer zu gehen. Und am gesündesten wäre der Sprint. Doch stimmt diese

These? Besteht beim Sport eine lineare Beziehung zwischen Trainingsleistung und Lebensdauer? Wie viel Sport ist notwendig, um ein Maximum an persönlicher Gesundheit zu erreichen?

Schon die Griechen und die Römer sahen Sport als eine Spezialform der Medizin. Regelmäßiges Körpertraining galt als Verpflichtung. »Essen allein hält die Menschen nicht gesund«, lehrte Hippokrates, »sie müssen außerdem Sport treiben.« Er empfahl seinen Schülern schnelle, anstrengende Läufe, »damit der Körper von schädlicher Flüssigkeit befreit wird.« Sein Nachfolger Galen, ein griechischer Arzt am Hof des Kaisers Marc Aurel in Rom, der neben der Herrscherfamilie auch die Verletzungen der Gladiatoren behandelte, präzisierte: »Erst wenn der Sportler durch eine Übung richtig außer Atem gerät, wird Bewegung zu wirklichem Training.«

Bereits im 19. Jahrhundert hatten Sportler, die auf sich hielten, einen persönlichen Trainer. Sie bestimmten, wie viel gelaufen, getrunken und was gegessen wurde. Manche verboten Wasser und erlaubten nur verdünnten Brandy. Gemüse galt vielen als suspekt – weil zu wässerig. Käse und Butter waren ganz tabu – »weil sie im Magen ranzig werden«. Dafür hatte ein blutiges Steak mit einem Krug Bier den Ruf eines bestens geeigneten Sportlerfrühstücks.

Clarence DeMar, ein Marathon-Seriensieger zu Beginn des 20. Jahrhunderts, mied Fleisch hingegen strikt und aß dafür jeden Tag ein Dutzend Orangen mit Pinienkernen sowie ein halbes Kilogramm Sahnekaramellen vor dem Training. Um dieses Pensum zu schaffen, musste er extra eine Stunde früher aufstehen. Der Fantasie waren keine Grenzen gesetzt. Wenn es einem Athleten gelang, trotz ungewöhnlicher Ernährung zu gewinnen, so brach stets eine kleine Modewelle aus und die kuriosesten Sportdiäten kamen in Umlauf.

Noch wesentlich extremistischer waren manche Trainingsmethoden. Den Vogel schoss Emil Zatopek ab, die tschechische Lauflegende der 1950er-Jahre. Er wurde bei seinen ausgedehnten Trainingsläufen häufig mit seiner Frau gesehen. Allerdings lief sie nicht mit, sondern ritt auf seinen Schultern. Zatopek las ganze Romane aus, während er stundenlang auf der Stelle lief, oder er sprintete von einer Telefonzelle zur nächsten und hielt dabei die Luft an. Für seine Konkurrenten, die er regelmäßig deklassierte, stand fest, dass etwas Übernatürliches an seinen Methoden sein müsse. Dies war Evidenz genug.

Die Gurus gaben den Ton an und quälten sich mit den unglaublichsten Trainingsmethoden von Rekord zu Rekord. Doch waren sie deshalb auch gesünder? Gibt es einen linearen Zusammenhang zwischen Fitness, Kraft und langem Leben? Die meisten Wissenschaftler waren ganz eindeutig dieser Meinung. Doch die großen Sportstudien, die zum Ende des letzten Jahrhunderts erschienen, ergaben ein anderes Bild. Den Anfang machte eine 1989 publizierte Studie[79] einer texanischen Forschergruppe, in der mehr als 13.000 Männer und Frauen über mehr als acht Jahre beobachtet worden waren. Zu Beginn der Studie machten alle Teilnehmer einen Fitnesstest am Laufband. Dazu wurden Cholesterin, Blutdruck und eine Menge sonstiger Werte gemessen.

Ob die Teilnehmer am Ende der Studie noch lebten, das sagte am besten die Leistung am Laufband voraus. Dieser Wert hatte bei Weitem die beste Aussagekraft. Männer im schlechtesten Fünftel der Leistungspalette hatten ein mehr als vier Mal so hohes Sterberisiko als jene im oberen Fünftel. Bei den Frauen lag der Unterschied sogar beim Fünffachen. Doch die Risikokurve verlief alles andere als geradlinig. Denn um das Gröbste zu vermeiden, genügte es, vom Fünftel der absolut untrainierten Couch-Potatos einen kleinen Schritt zu tun und in das vorletzte Fünftel aufzusteigen. Dieser Sprung macht den Großteil des Risikos wett, denn vorzeitig gestorben wird zum überwiegenden Teil nur im letzten Fünftel. Wer hingegen einmal von der Couch aufgestanden ist, muss nicht gleich für den Marathon trainieren. Denn der weitere Zugewinn an Gesundheit und Lebenszeit bis hin zum Spitzenfünftel ist dem gegenüber nur noch minimal.

Sehr schön zeigt dieses Phänomen eine japanische Studie unter mehr als 6000 Männern, die ihren Weg zum Arbeitsplatz entweder zu Fuß oder mit dem Auto absolvierten. Zu Beginn waren alle Teilnehmer, das war eine Aufnahmebedingung für die Studie, gesund und hatten normale Blutdruckwerte. Nach rund zehn Jahren

Beobachtungszeit hatte sich das Bild verändert: Jene, die zu Fuß gingen, hatten ein um zwei Drittel verringertes Risiko, dass aus ihnen mittlerweile Bluthochdruck-Patienten mit Werten von mehr als 160 zu 95 mmHg geworden waren.[80]

Bleibt also bloß die Frage, wie jemand aus dem letzten Fünftel der nahezu völligen Untätigkeit herausgelockt werden kann. Einfach ist dies schon deshalb nicht, weil die wenigsten Couch-Potatos sich selbst als solche bezeichnen würden. Wie stark es diesbezüglich mit der Selbstreflexion hapert, fand Glen Duncan, ein Gesundheitsexperte der Universität Florida, heraus.[81] Knapp hundert leicht übergewichtige und unsportliche, ansonsten aber gesunde Männer und Frauen im Durchschnittsalter von 48 Jahren sollten berichten, wie viel Bewegung, sie während einer ganzen Woche machten und wie anstrengend sie diese Tätigkeiten empfanden. Um eine objektive Datenbasis zu erhalten, mussten die Probanden eine Woche lang Pulsmessgeräte tragen und ein genaues Aktivitäts-Tagebuch führen. Dazu überprüften die Forscher vor Beginn des Versuchs und danach die Sauerstoff-Aufnahmefähigkeit ihres Körpers, das Fitnessmaß schlechthin.

Nahezu die Hälfte der Teilnehmer gab an, dass sie in der Testwoche schwere bis mittelschwere Tätigkeiten ausgeübt hatten. Sechs Teilnehmer trugen in die Protokolle sogar ein, dass sie sehr intensiv geschuftet hatten. Die Messgeräte sprachen jedoch eine deutlich andere Sprache. Verglichen mit den genormten Fitnesswerten lagen die Pulswerte der Teilnehmer nämlich weit unter der Belastungsgrenze. Lediglich bei einem Drittel jener Personen, die mittelschwere Aktivitäten angegeben hatten, war dies auch tatsächlich der Fall. Und wirklich intensiv hatte sich kein einziger Teilnehmer betätigt. »Menschen, die wenig Bewegung machen«, sagt Duncan, »überschätzen ihre körperlichen Aktivitäten um ein Vielfaches.« Deshalb rät er Ärzten und Wissenschaftler-Kollegen zu einer Portion gesundem Misstrauen, wenn sich Patienten als halbe Leichtathleten oder volle Schwerstarbeiter ausgeben. Als Lügner könne man sie jedoch nicht bezeichnen. »Denn«, so Duncan, »die Couch-Potatos sind ja felsenfest davon überzeugt, dass sie die Wahrheit erzählen.«

Wer hier mit Vorwürfen kommt, hat schon verloren. Denn wer es bereits furchtbar findet, ein kleines Stück zu Fuß zu gehen, hat meist einen richtigen Horror vor gymnastischen Abenteuern. Groß war die Zahl jener, die von wohlmeinenden Freunden zum Fitnesscenter gezerrt wurden, dort aus schlechtem Gewissen auch gleich einen langfristigen Vertrag unterschrieben, dann aber nie wieder aufgetaucht sind.

Es nützt nichts, Menschen mit einer intensiven Abneigung gegen Bewegung zu überrumpeln. So wie beim Rauchentzug oder beim Entschluss, die Ernährung zu überdenken, ist die von innen kommende Motivation der alles entscheidende Faktor für einen Umschwung hin zum Besseren. Information kann hier natürlich einiges beitragen.

Eine der aussagekräftigsten Geschichten zum Thema Couch-Potato lässt sich aus einer aufsehenerregenden Studie ableiten, die 1966 an der Universität Texas durchgeführt wurde: die sogenannte »Dallas Bed Rest Study«.[82] Fünf gesunde 20-jährige Männer verpflichteten sich damals, während ihrer Universitäts-Sommerferien gegen ein nettes Honorar für drei Wochen ununterbrochen im Bett zu bleiben. Vorher und nachher wurden sie gründlich untersucht. Die verordnete Inaktivität tat ihnen gar nicht gut. Während der Zeit der absoluten Untätigkeit stellten die Forscher an ihren Probanden zunehmend schwere Funktionsstörungen fest. Glücklicherweise gab es keine lebensgefährlichen Zwischenfälle. Doch es brauchte ein siebenwöchiges gezieltes Übungsprogramm, um die angerichteten Schäden wieder halbwegs auszugleichen.

Nach 40 Jahren meldeten sich die Wissenschaftler wieder bei den fünf Männern. Sie wollten die Frage klären, was wohl schlimmere Auswirkungen auf den Organismus hat: Altern oder Inaktivität. Dazu wurden die nunmehr 60-jährigen ehemaligen Versuchskaninchen noch einmal ins Testlabor geladen. Allerdings mussten sie nun nicht mehr ins Bett, sondern bloß ihre Körperfunktionen messen lassen.

Im Schnitt wogen diese Männer nicht mehr 77, sondern 91 Kilogramm. Ihr Körperfettanteil hatte sich von 14 auf 28 Prozent glatt verdoppelt, ihre Sauerstoff-Aufnahmefähigkeit bei körperlicher Belastung hingegen um elf Prozent verringert. Dies war der Tribut, den die Zeit gefordert hatte. Damit hatten die Studienteilnehmer aber denselben Wert wie am Ende der Ursprungsstudie. »Das hat uns am meisten überrascht«, berichtet Studienleiter Jere H. Mitchell, »dass die drei Wochen Bettruhe in den Sechzigerjahren einen stärkeren negativen Einfluss auf die körperliche Leistungsfähigkeit gehabt haben als drei Jahrzehnte Alterungsprozess.«[83] Inaktive vergreisen also – im Extremfall – schon in der Jugend. Ein dramatischer Beweis für den Wert der Bewegung!

Körperliche Aktivität ist der einzige erwiesen wirksame Jungbrunnen für unseren Organismus. Wissenschaft, Kosmetik- und Gesundheitsindustrie haben nichts zu bieten, was mit diesen Effekten auch nur einigermaßen mithalten könnte. Wer die ersten Schritte tut und sich einen geeigneten Sport aussucht, ist auf dem richtigen Weg. Denn es braucht nicht viel, um die Lust an der Bewegung und am Aufblühen des eigenen Körpers als regelrechtes Aphrodisiakum schätzen zu lernen und den Alterungsprozess drastisch abzubremsen.

Und das ist die wirklich gute Botschaft der »Dallas Bed Rest Study«: Wer heute damit anfängt, kann den Funktionsverlust durch jahrelange Inaktivität kompensieren und sogar eine bessere körperliche Konstitution erreichen als früher als untrainierter Junger.

Bewegung macht Laune

Ein »Runner's High« (Läuferhoch) ist das berühmte Hochgefühl, das viele Menschen geradezu süchtig nach Sport macht. Wenn man den Erzählungen glauben kann, soll es wie ein Gewitter, vergleichbar einem Drogenflash, über Sportler kommen und sie dann im Glücksrausch zum Ziel tragen. Nicht jeder Sportler kennt dieses Phänomen. Jene aber, die damit Bekanntschaft machen, kommen regelrecht ins Schwärmen. Lee Silver, angesehener Molekulargenetiker an der Princeton University in New Jersey, hatte als Student in den 1970er-Jahren alle möglichen Drogen durchprobiert und weiß deshalb recht gut, wohin der Trip geht, wenn er beim Radfahren regelmäßig abhebt. »Dieses Gefühl hat nichts mit Halluzinogenen zu tun und schon gar nichts mit Marihuana«, erzählte er der New Yorker Medizinjournalistin Gina Kolata, »dafür alles mit Kokain. Wenn Dir das jemand gibt, ohne dass du es weißt, so erkennst du gar nicht, dass du drauf bist. Es ist kein so dumpfes abgehobenes Drogengefühl, sondern mehr die Gewissheit, dass jetzt in dem Moment alles perfekt ist – dass dein Körper und dein Geist gleichzeitig auf ihrem Höhepunkt sind.«

Gina Kolata, selbst eine fanatische Freizeitsportlerin mit besonderem Hang zu Spinningrädern, erzählt, dass sie auf ihren Mann wie ein Junkie wirkt, der einen Schuss braucht, wenn sie »um ihre Sportausrüstung schleicht und überlegt, ob sich der Weg ins Gym noch lohnt«.

Eindrucksvolle Beschreibungen wie diese sind allerdings noch lange kein Beweis dafür, dass das Phänomen »Runner's High« auch tatsächlich existiert. Es fehlen nahezu alle Details, wie dieser Mechanismus abläuft, welche Substanzen tatsächlich im Spiel sind und welche Voraussetzungen erfüllt sein müssen, damit ein Sportler dieses Glücksgefühl erlebt. Es fehlt also das gesamte Grundverständnis, was sich hier in der Hirnchemie abspielen könnte. Bei den wirksamen Substanzen könnte es sich um Endorphine ebenso handeln wie um Dopamin oder Serotonin, die drei üblichen Verdächtigen, wenn es um Glücksempfinden oder Drogensucht geht. Möglicherweise handelt es sich auch um eine Mischung, die von Sportler zu Sportler variiert.

Derartiges ist an Menschen schlecht zu studieren, also nahm man dazu Ratten. Hier stehen bestimmte Labor-Zuchtlinien zur Verfügung, bei denen die Tiere genetisch identisch sind und dadurch Verfälschungen über natürliche Variationen auszuschließen sind. Eine dieser Zuchtlinien, die Lewis-Ratten, sind bekannt dafür, dass sie eine Vorliebe für Drogen haben. Sie kippen in Rekordzeit in jede Sucht, die von den Forschern angeboten wird. Fisher-Ratten, eine andere Zuchtspezies, sind hier wesentlich widerstandsfähiger.

Sie können zwar auch süchtig gemacht werden, allerdings dauert das sehr lang und benötigt wirkliche Geduld.

Das Interessante ist nun, dass die Lewis-Ratten ebenso schnell, wie sie in die Sucht kippen, aufs Laufen abfahren. Wenn sie in ihren Käfigen ein Laufrad installiert bekommen, sind sie von dieser Tätigkeit kaum noch wegzubekommen. Wie extrem das ausarten kann, zeigt ein Versuch der Universität von Neufundland in Kanada. Wenn Ratten nur eine Stunde pro Tag zu essen bekommen, so lernen sie, in dieser einen Stunde genug Nahrung aufzunehmen, um damit über den restlichen Tag zu kommen. Anders die Laufratten. Sie verbrauchen derart viel Energie, dass die eine Stunde, in denen Futter geboten wird, nur ganz knapp ausreicht, um genug Nahrung aufzunehmen. Und dennoch nutzen die Lewis-Ratten gar nicht einmal die ganze Stunde, sondern wenden sich sofort wieder ihrer Obsession am Laufrad zu, sobald sie halbwegs satt sind. Das traurige Ergebnis: Binnen einer Woche fallen sie völlig ausgepumpt vom Laufrad und sterben.

Fisher-Ratten hingegen führen einen sehr behäbigen Lebensstil, sie laufen wenig und nützen die ganze Fressstunde weidlich aus. Mit dieser Taktik überleben sie problemlos.

Die Studienleiterin Virginia Grant untersuchte, wie lang dieses Runner's High anhält. Aus Studien mit Alkohol und Drogen weiß sie, dass Ratten sich den Raum, in dem sie mit diesen Substanzen gefüttert werden, sehr genau merken und dann, wenn sie es sich aussuchen können, immer dort herumhängen und auf Nachschub warten. Exakt das taten sie auch beim Laufen. Sie saßen hartnäckig vor der Tür, hinter der sich das Laufrad befand, und warteten ungeduldig auf den nächsten Flash. Wenn verschiedene Tasten angeboten wurden, von denen eine die Tür öffnete, so drückten die Ratten ständig auf diese Tasten.

Wenn man den Ratten die Möglichkeit gibt, sich ihre Droge auszusuchen, entweder ein Opiat oder das Laufrad, so wählen nur jene Ratten die chemische Droge, die zuvor noch kein Laufrad im Käfig gehabt haben. Jene aber, die bereits auf den Geschmack gekommen sind, pfeifen auf die fremden Opiate und holen sich lieber die körpereigenen Drogen mit einem Laufexzess im Hamsterrad.

Abgesehen davon, dass die Tiere aufs Fressen vergessen, sind keine schädlichen Wirkungen bekannt geworden. Im Gegenteil. Ratten, die besonders fleißig ins Rad stiegen, zeigten höhere Gehirnaktivität und höhere Spiegel eines Wachstumsstoffs, der Nervenzellen vor Schäden schützt. Zudem erwiesen sich die Läufer als gelehriger: Sie erinnern sich beispielsweise besser an die Position eines Wasserbehälters, der in einem Labyrinth versteckt wurde.

Welche Schlüsse lassen diese Tierexperimente also für die Menschen zu? Zunächst einmal, dass es tatsächlich eine Art der chemischen Rückkopplung gibt, die Anstrengungen belohnt. Bei Menschen tritt das Runner's High meist erst bei wirklich extremen Belastungen auf. Deshalb wäre es möglich, dass es sich dabei um eine Abart jener geheimnisvollen »letzten Reserve« handelt, die der Körper auch dann noch zur Verfügung hat, wenn längst alle Energiereserven in Muskeln und Leber geleert sind. Diese letzte Reserve, heißt es, wird vom Organismus nur bei wirklich extremer Gefahr aktiviert. Wenn ein Mensch unter Schock steht oder um sein Leben läuft. Dann sind übermenschliche Leistungen möglich.

Auch hier weist alles auf eine Aktivierung von hochwirksamen Stimulanzien aus dem körpereigenen Medikamentenschrank hin. Bereits bei einem gemütlichen Spaziergang erhöht sich der Blutfluss im Gehirn. Unter Belastung produzieren Nervenzellen mehr Wachstums- und Botenstoffe. Der stärkere Blutstrom schafft den für die Metabolisierung (Umwandlung, Abbau) notwendigen Sauerstoff herbei. Wir wissen heute, dass das Gehirn der Apotheker des Organismus ist und genau dosierte Wirkstoffe herstellt, die von speziellen Botenstoffen übers Blut genau an die zuständigen Adressaten geliefert werden. Diese wiederum geben über die elektrischen Reizleitungen der Nervengewebe Feedback, ob die Dosis ausreicht oder weiterer Nachschub nötig ist. Medikamente, die von außen »eingeworfen« werden, können niemals diese Präzision erzielen und mit der geringstmöglichen Dosis die größtmögliche Wirkung entfalten.

Und bei körperlicher Aktivität läuft dieses biochemisch-mechanische Wunderwerk auf Hochtouren und sorgt für Vollbeschäftigung im Gehirn. Tennisspielen, genauso wie der Lauf über einen unebenen Waldboden, füttert die grauen Zellen mit einer Unmenge an Sinnesreizen und fordert rasche Reaktionen heraus. Das fördert sowohl die intellektuelle Leistungsfähigkeit als auch die Gedächtnisleistung. Der Denkmuskel trainiert gleich mit der übrigen Muskulatur mit. Und nach dem Training, wenn wir uns wieder einmal so richtig der Funktionsfähigkeit unseres Körpers vergewissert haben, der Muskelmotor ordentlich durchgeheizt und der Kopf leer gepustet ist, dann ernten wir ein Hochgefühl, das die Belohnung für alle Anstrengungen dieser Welt ist.

Und diese regelmäßigen Sensationen sind es, die dem gesamten Organismus zu Stabilität und Gleichgewicht verhelfen. Speziell in geistiger Hinsicht. Sportliche Aktivitäten sind längst ein etabliertes Hilfsmittel in der Therapie von Depressionen. Die erste Maßnahme ist es dabei immer, die Patienten raus aus dem Bett zu bekommen. Die Seele wird über den Körper therapiert. Patienten, bei denen alle möglichen Psychotherapien und Medikamentencocktails erfolglos angewendet wurden, wachen plötzlich aus ihrer Lethargie auf und berichten nach Ende einer Übungseinheit über definitiv bessere Laune. Eine Stimmung, die dann über Stunden anhält. Wesentlich länger als das beste Antidepressivum.

Kraft oder Ausdauer, was ist wichtiger?

Es scheint, dass manche Menschen als Sprinter geboren werden, andere mit einer natürlichen Begabung zum Marathonlauf. Aber heißt es deswegen, dass die Menschen mit dieser Grundausstattung ihr Leben lang auskommen müssen? Oder ist es möglich, die Seiten zu wechseln, wenn jemand mit Sprintermuskeln gerne mal einen Marathon laufen würde?

Sportmediziner wissen, dass Training die Leistungsfähigkeit des Kreislaufsystems stärkt und deshalb die Muskeln besser mit Blut versorgt werden können. Das fitte Herz ist auch besser in der Lage, sich nach der Anstrengung zu entspannen und den Pulsschlag rascher zu drosseln als ein untrainierter Herzmuskel. Der Leistungszuwachs funktioniert über die Mitochondrien, die internen Kraftwerke der Muskelzellen. Sie dehnen sich aus und vergrößern damit die zur Verfügung stehenden Energiereserven. Diese werden als Glykogen eingespeichert. Das sind jene Zuckervorräte, die bei starker Anstrengung schnell zu Glukose, dem Haupttreibstoff des Organismus, umgewandelt werden können (siehe Kapitel Kohlenhydrate). Trainierte Muskeln sind aber auch effizienter bei der Verbrennung von Fett.

Es stimmt sehr wohl, dass Muskeln spezialisiert sind: Die einen, zuständig für Kraft und Schnelligkeit, können sich sehr rasch kontrahieren, sind dann aber ebenso rasch erschöpft. Die anderen kontrahieren langsamer, haben aber einen wesentlich größeren Vorrat an Energie und geben dem Körper die nötige Ausdauer. Zwischen diesen beiden Extremen gibt es noch eine Mischform. Muskelfasern sind an ihre jeweiligen Aufgaben perfekt angepasst.

Am deutlichsten sieht man das bei den Fischen. Sie haben ausgedehnte weiße Muskeln und dazwischen kleinere Bereiche mit rotem Fleisch. Das sind die beiden Muskelextreme. Auch die rosa Mischform findet sich. Im Gegensatz zu den Säugetieren, bei denen die Muskeltypen in sich vermischt und durchwachsen sind, wird bei den Fischen zwischen Kraft- und Ausdauerarbeit fein säuberlich getrennt. Und wie es aussieht, setzen die Fische dabei voll auf Kraft und Schnelligkeit. Die große Mehrzahl ihrer Muskeln ist nämlich weiß. Die roten ausdauernden sind im Vergleich dazu winzig. »In den Muskeln herrscht ein Krieg um Raum«, erklärt der US-amerikanische Biologe Lawrence Rome, der sich auf das Studium der Muskelentwicklung spezialisiert hat.

Der Organismus muss sich im Lauf seiner evolutionären Entwicklung für die eine oder die andere Seite entscheiden. Entweder die Muskeln räumen den Mitochondrien mehr Platz ein oder den Fasern. Mit dem Schwerpunkt auf den Fasern können sie zwar eine mehr als doppelt so große Anstrengung durchführen – wenn der

Energievorrat aus den Mitochondrien verbraucht ist, ist der Fisch jedoch mit seiner Kraft rasch am Ende. Warum also hat die Natur bei den Fischen so einseitig auf Kraft gesetzt?

»99 Prozent ihrer Zeit benützen die Fische ihre roten Muskeln«, erklärt Rome, »die weißen hingegen nur einmal am Tag, oder gar nur einmal pro Woche.« Wenn sie diese Muskeln aber brauchen, dann hängt meist eine Menge davon ab. Ob sie schnell genug sind, dem Feind zu entkommen, beispielsweise. Oder ob sie selbst zu ihrem Futter kommen.

Bei den Menschen sind die Muskeln ineinander verwoben, und es werden jene Anteile genutzt, die gerade gebraucht werden. Bei einem Sprint also beispielsweise die »weißen Fasern« des Quadrizeps, des großen Oberschenkelmuskels, bei einem Dauerlauf hingegen dessen rote Anteile.

Wenn Menschen altern, bilden sich zuerst die Sprint- und Kraftmuskeln zurück. Während ältere Menschen noch beträchtliche Ausdauerleistungen zustande bringen, lässt ihre Schnellkraft überproportional nach. Woran aber liegt es, dass gerade diese Muskeln ein so kurzes Leben haben? Und – ist es denkbar, dass sich dieser Schluss auch auf die Menschen übertragen lässt? Dass also Menschen, die zum Kraft- und Sprintertyp gehören, ebenso einen stärkeren Verschleiß zeigen und damit auch rascher altern?

An der Universität Helsinki wurde dazu eine Studie[84] durchgeführt, die wohl weltweit ihresgleichen sucht. Die Wissenschaftler um den Studienleiter Urho Kujala suchten den Kontakt mit mehr als tausend männlichen Spitzensportlern. Teilnahmebedingung war, dass sie Finnland zwischen 1920 und 1965 entweder bei den Olympischen Spielen oder bei Europa- und Weltmeisterschaften vertreten haben mussten. Diese Topsportler wurden mit einer Gruppe von mehr als 800 normalen Männern verglichen. Sie wurden so ausgewählt, dass sie vom Alter her zu den Athleten passten. Als Nachweis ihrer Gesundheit wurde ein gutes ärztliches Zeugnis bei ihrer Militärmusterung gewertet.

Im Abstand von zehn Jahren, 1985 und 1995, ermittelten Kujala und sein Team den körperlichen Zustand der Teilnehmer: Größe,

Gewicht, Beruf, Rauchgewohnheiten, körperliche Aktivität und ärztlich attestierte Erkrankungen. In regelmäßigen Abständen wurden die nationalen Krankheits- und Sterberegister geprüft, um über den Fortgang der Studiengruppe auf dem Laufenden zu bleiben.

Die Forscher unterteilten die Teilnehmer in vier Gruppen. Ausdauersportler (Langstreckenläufer und Skilangläufer), Kraftsportler (Sprinter, Hammerwerfer, Gewichtheber) und andere Athleten (Fußballer, Eishockeyspieler). Als Kontrollgruppe fungierten die »normalen« finnischen Männer. 1985 lag das Durchschnittsalter der Männer bei 57 Jahren.

Die Ausdauersportler hatten den niedrigsten Body-Mass-Index (BMI: 24,4) und mit zehn Prozent den niedrigsten Raucheranteil. Bei den Mannschaftssportlern rauchte noch jeder Siebente, bei den Durchschnittsfinnen jeder Vierte. Den höchsten durchschnittlichen BMI brachten mit 27,1 die Kraftsportler auf die Waage.

1985 litten Durchschnittsfinnen dreimal so häufig an Herzerkrankungen wie Ausdauersportler. Die beiden anderen Athletengruppen waren zwar auch gesundheitlich besser dran, allerdings deutlich hinter den Langläufern. Dieser Trend blieb bis 1995 bestehen. Allerdings nicht für die Gruppe der Kraftsportler. Sie hatten im Alter sogar ein geringfügig höheres Krankheitsrisiko als die Durchschnittsfinnen, obwohl sie wesentlich weniger rauchten und körperlich aktiver waren. Ausdauersportler hingegen zeigten sich den Sportskollegen und auch den Durchschnittsfinnen gesundheitlich weit überlegen und hatten eine rekordverdächtig niedrige Diabetes-Quote.[85]

Restlos geklärt ist es bislang nicht, warum extremer Kraftsport so ungünstige Folgen zeigt. Eine Ursache vermuten die Wissenschaftler in der unterschiedlichen Zusammensetzung der Muskelfasern. Auf Kurzstrecken »gezüchtete« Muskeln bringen ihre Leistung auch kürzere Zeit. Ausdauermuskeln sind sogar bei einem Methusalem noch intakt. Möglich wären aber auch noch andere Einflüsse: dass eventuell die Kraftsportler häufiger verbotenes Doping betreiben als die Ausdauersportler. Die Einnahme von Anabolika würde beispielsweise die höhere Rate von Herzerkrankungen erklären. Hier fehlen noch die detaillierten Studien.

Ein weiterer Problembereich, der nicht ausreichend untersucht wurde, ist die Ernährung von Sportlern. Mit ihren isotonischen Getränken, künstlichen Vitaminen, Protein- und Kohlenhydratbomben unterscheiden sie sich wesentlich von dem, was Durchschnittsmenschen essen. Die extreme Konzentration auf leicht verdauliche Kohlenhydrate ist aber beispielsweise einer der stärksten Risikofaktoren für ein Metabolisches Syndrom und nachfolgende Diabetes. (Ausführliche Informationen dazu bietet das Ernährungskapitel.)

Für Menschen, die diese Risikofaktoren vermeiden und auch nicht den neuen Weltrekord im Kugelstoßen oder 100-Meter-Sprint anpeilen, bestehen kaum Bedenken beim Krafttraining. Im Gegenteil. Bei der erwähnten Ärztestudie mit rund 45.000 Teilnehmern wurde erstmals auch nachgewiesen, dass reiner Kraftsport wie Gewichtheben einen messbaren Effekt auf die Gesundheit hat. Wer einmal pro Woche für eine halbe Stunde kräftig die Kilos stemmt, reduziert das Risiko für eine spätere Herzkrankheit um 23 Prozent. Das ist nicht so viel, als mit einem wöchentlichen 10-Kilometer-Lauf zu gewinnen ist (42 Prozent), aber immerhin mehr, als ein mindestens einstündiger flotter Spaziergang pro Woche bringt. Dieser Ausdauersport reduziert das Risiko nämlich nur um 18 Prozent.

Mit einer halben Stunde Krafttraining pro Woche wird die Chance auf eine Olympia-Teilnahme zwar illusorisch bleiben, gesundheitlich muss das, wie wir gehört haben, allerdings kein Nachteil sein.

Und wer sich Sorgen macht über allzu große Muskelpakete, die im Rahmen einer Bodybuilding-Phase angehäuft wurden, sei damit getröstet, dass es jederzeit möglich ist, auf Kraft konditionierte Muskelzellen wieder auf Ausdauer umzupolen. Wer auf Langstrecke trainiert, wird darüber nach und nach die explosive Sprinterkraft seiner weißen Muskelfasern einbüßen. Dafür ist aber auch bei Kilometer 30 noch genug »rote« Energie für das Marathon-Finale vorhanden.

3.2 Ihr persönlicher Fitnesstest

Prognosen sind schwierig, besonders wenn sie die Zukunft betreffen.
Karl Valentin

Der Vorhersage-Wettbewerb

Jede zweite Frau und jeder zweite Mann sterben in den Industrieländern an Krankheiten der Blutgefäße oder des Herzens. Viele dieser Todesfälle treten plötzlich und ohne Vorankündigung auf. Wissenschaftler versuchen deshalb schon seit Langem, Anzeichen zu finden, die ein erhöhtes Risiko bereits bei gesunden Personen präzise vorhersagen. Denn nur wenn ein Risiko bekannt ist, können gezielte Vorsorgemaßnahmen getroffen werden. Verlässliche Risikofaktoren zu finden, die rechtzeitig ein rotes Alarmsignal geben, ist deshalb eines der wichtigsten Anliegen der Vorsorgemedizin. Der Fantasie sind dabei kaum Grenzen gesetzt und sobald ein neuer Messwert am Menschen entdeckt wird, gilt es beinahe schon als Routineübung, diesen Wert auf seine prognostischen Qualitäten zu überprüfen.

Zu den Klassikern in diesem Vorhersage-Wettbewerb zählen Body-Mass-Index, Blutdruck, Cholesterin, Herzfrequenz und EKG-Kurven. Jeder einzelne dieser Risikofaktoren begründete medizinische Modeströmungen, brachte unzählige Experten hervor und polarisierte Anhänger und Gegner in der Frage, wie bedeutsam dessen Aussagekraft nun ist. Allein mit der Interpretation der elektrischen Impulse des Herzschlags (EKG) ließen sich medizinische Bibliotheken füllen.

Es gibt zwei wichtige Kriterien für einen guten Testwert. Zum einen die Spezifität. Sie sagt aus, wie gut ein Test in der Lage ist, gesunde Personen als gesund zu erkennen. Liegt die Spezifität bei 100 Prozent, so wäre das perfekt. Dann würden alle gesunden Menschen einen Testwert im grünen Bereich erhalten. Bei 50 Prozent

Spezifität würde hingegen der Hälfte der gesunden Personen gesagt, dass sie wahrscheinlich krank sind und eine Therapie brauchen.

Das zweite ist die Sensitivität. Sie beschreibt die Fähigkeit einer Skala, Risikopatienten zu identifizieren, also tatsächlich Kranke als krank zu erkennen. Ein Früherkennungstest mit 50 Prozent Sensitivität würde bedeuten, dass die Hälfte der Krebspatienten im Frühstadium übersehen wird. Auch dies wäre katastrophal ungeeignet für die Praxis.

Die meisten der Messwerte, die zum Beispiel bei einer Vorsorgeuntersuchung ermittelt werden, haben für sich gesehen geringe Sensitivität und Spezifität und damit bescheidene Aussagekraft, um mit ihrer Hilfe etwa einen Herzinfarkt vorauszusagen.

So kam man auf die Idee, die verschiedenen Risikofaktoren zu bündeln. Wenn hoher Blutdruck mit hohem Cholesterin und Übergewicht kombiniert wird, so die dahinterstehende Überlegung, müsste sich doch eine Besserung des Vorhersagewerts ergeben. Daraus resultierte eine Reihe von Risikotabellen. Hier werden die Patienten oder auch die Teilnehmer einer Vorsorgeuntersuchung nach ihren vorliegenden Risikofaktoren bewertet. Je nachdem, wie viele Punkte sie erhalten, bekommen sie vom Arzt unterschiedliche Rückmeldungen. Das kann die Aufforderung sein, so weiterzumachen wie bisher, weil sich keinerlei bedrohliche Anzeichen ergeben haben. Das kann die Empfehlung von vermehrter Bewegung oder gesunder Ernährung sein. Das kann aber auch, wenn sich die Risikofaktoren häufen, bis zur konkreten Verschreibung bestimmter Medikamente reichen.

Diese Risiko-Skalen haben eine lange Tradition und sind in der Branche dennoch reichlich umstritten. Ihr Zweck wäre es, einen zuverlässigen Grenzwert zu berechnen, der gefährdete von nicht gefährdeten Personen eindeutig unterscheiden kann. Einen Grenzwert, zu dem die betreffende Person noch keine irreparablen Schäden erlitten hat, sodass bei einer medizinischen Intervention – die ja auch wieder Nebenwirkungen und Risiken hat – eindeutig die Vorteile überwiegen.

Das ist schwierig. Denn die meisten körperlichen Messwerte sind so individuell und im prognostischen Sinne unzuverlässig, dass man damit wenig anfangen kann. Zum einen schwanken sie stark und hängen oft so sehr von der Tagesform ab, dass sie heute eine schwere Krankheit und morgen gute Gesundheit anzeigen. Zum anderen sind die Werte eng an Krankheiten gekoppelt und geben häufig erst so spät Alarm, dass die Chance auf »sanfte« Gegenmaßnahmen kaum noch besteht.

Wie fit bin ich?

Eigentlich, lautete schließlich eine These, müsste die Aussagekraft dieser Messwerte wesentlich besser sein, wenn der Organismus nicht ruht, sondern arbeitet. Erkennt man nicht zwangsläufig die Schwachstellen eines Systems wesentlich zuverlässiger, wenn dieses System einer starken Belastung ausgesetzt ist? Eben.

Der bekannteste Test, der aus diesen Überlegungen hervorging, ist das sogenannte Belastungs-EKG, bei dem die Patienten voll verkabelt auf einem Fahrrad-Ergometer strampeln. Das Elektrokardiogramm zeichnet die Impulse des Herzmuskels auf, parallel dazu werden Pulsfrequenz und Blutdruck notiert. Ärzte prüfen schließlich die Rhythmuskurven der Herzschläge auf verdächtige Unregelmäßigkeiten und auf Unterschiede zum Ruhe-EKG. Obwohl diese Untersuchungen zur medizinischen Routine gehören und bei den meisten Vorsorgeuntersuchungen zur Ermittlung möglicher Herzkrankheiten eingesetzt werden, steht ihre Aussagekraft im krassen Gegensatz zu ihrer Verbreitung. Die Beweise, ob das, was bei gesunden Personen gemessen wird, überhaupt irgendeinen prognostischen Wert besitzt, sind bislang nicht erbracht. Beim Ruhe-EKG werden nur bei sehr wenigen Personen überhaupt Veränderungen gefunden. Und bei jenen, wo das EKG auffällige Werte ergibt, ist die Prognosekraft schwach. Die Mehrzahl der Auffälligen entwickelt in den nächsten Jahren keinerlei Herzkrankheit.

Spezifizität und Sensitivität, die beiden wichtigsten Kriterien für die Eignung eines Tests, sind also schlicht katastrophal.

Das Belastungs-EKG schneidet bei der Früherkennung von Herzkrankheiten nicht wesentlich besser ab. In einer groß angelegten britischen Arbeit[86] wurden 8176 Patienten mit Verdacht auf Angina pectoris einem Ruhe-EKG unterzogen, die Hälfte machte auch ein Belastungs-EKG. Bei Angina pectoris handelt es sich um ein recht häufig auftretendes Problem, einen anfallartigen Schmerz, der meist durch eine vorübergehende Durchblutungsstörung des Herzens ausgelöst wird. Die Schmerzen können nach ein paar Sekunden wieder vergehen oder auch mehrere Minuten andauern. Die Kunst bestand darin, jene Patienten herauszufiltern, die ein konkretes Risiko auf eine Herzerkrankung hatten.

Die Patienten wurden aufgrund der klinischen Untersuchung und der Anamnese eingestuft und im Schnitt zweieinhalb Jahre lang beobachtet. Während dieser Zeit traten 350 akute Herzkrankheiten auf, die Hälfte davon in der Gruppe jener Patienten, die ein vollkommen unauffälliges Belastungs-EKG zeigten. Es trug – nach Ansicht der Wissenschaftler – damit fast gar nichts zur prognostischen Einschätzung der Patienten bei. Das Ruhe-EKG noch weniger.

Weil auffällige EKG-Werte beträchtliche Sorgen auslösen können, in Wahrheit aber kaum Aussagekraft besitzen, versuchten Experten der Evidenzbasierten Medizin (EBM), diese Untersuchung wieder aus den Vorsorgekatalogen herauszubekommen. Allerdings ist es in der Medizin immer wesentlich leichter, eine Methode einzuführen, als sie wieder zurückzunehmen, weil mittlerweile eine ganze Reihe von Personen damit Geld verdient. Außerdem haben viele Ärzte eine Menge Zeit in EKG-Kurse investiert und sich moderne EKG-Geräte mit elektronischer Auswertungsunterstützung angeschafft. Und diese Investitionen wollen amortisiert sein.

Erholungskapazität und Pulsreserve

Dabei gibt es Körperfunktionen, die wesentlich einfacher zu interpretieren sind als die kryptischen Kurvenschnörksel des Elektrokardiogramms. Diese Messwerte bieten im Gegensatz zum EKG den Vorteil, dass sie wirkliche Aussagekraft besitzen. Es handelt sich um Pulsreserve und Erholungskapazität.

Wenn Sie davon noch nie etwas gehört haben, so ist das keine Schande. Manche Dinge sprechen sich sehr langsam durch, besonders dann, wenn die Methode technisch nicht sehr aufwendig ist und die Gefahr besteht, dass die Klienten sich möglicherweise selbstständig machen. Das Schöne an diesen beiden Werten ist nämlich, dass Sie zu deren Ermittlung keine komplizierten Geräte brauchen, kein Fahrrad-Ergometer und keine Sauerstoffmasken. Sie machen bloß eine einfache Übung und messen dabei Ihren Puls. Die Werte sind einfach zu interpretieren, gänzlich ohne Beistand eines Arztes oder gar eines Leistungsdiagnostikers. Und sie ermöglichen eine genaue Beurteilung des eigenen Gesundheitszustands zu einem Zeitpunkt, wo noch Abhilfe möglich ist. Die Alarmlichter leuchten rechtzeitig. Denn der Puls, die Frequenz des Herzschlags, ist einer der unbestechlichsten und genauesten Richtwerte für unseren objektiven Gesundheitszustand.

Bei jeder Anstrengung steigt der Puls. Das Herz schlägt schneller, um die arbeitenden Muskeln mit Blut, also mit Sauerstoff und Nahrung zu versorgen. Bis zu einer Herzfrequenz von etwa 80 Prozent des Maximalpulses bekommt das Herz genügend Sauerstoff, es arbeitet im aeroben Bereich. Die meisten Enzyme, die in die Energieversorgung des Muskels eingebunden sind, benötigen zu ihrer Funktion Sauerstoff. Werden sie gut »beatmet«, wird auch der Muskel gut ernährt und die Widerstandskraft gegen Ermüdung steigt.

Je intensiver die Belastung, desto mehr Nahrung benötigen die Muskeln. Sie schreien regelrecht nach Blut, und das Herz erfüllt diesen Wunsch. Es pumpt noch schneller. Dennoch kommt es in den Muskeln bei steigender Belastung immer mehr zu Versorgungsengpässen. Je mehr es Richtung oberstes Leistungslimit geht, desto knapper wird der Sauerstoff und die Muskeln gleiten in eine anaerobe Phase. Sie gehen eine sogenannte Sauerstoffschuld ein.

Die Energie wird nun anaerob, ohne Sauerstoff, erzeugt. Dabei fällt im Muskel Milchsäure an, der damit zusammenhängende Laktatwert, einer der wichtigsten Messwerte für Leistungssportler, steigt stark an. Je höher die Grenze zwischen aerober und anaerober Phase liegt und je weniger Laktat im Stoffwechsel anfällt, desto besser trainiert ist der Sportler. Aber egal, wo diese Grenze liegt, hoch oben wie bei einem Athleten oder weiter unten wie bei unsereins, wenn die Grenze überschritten ist, beginnt der Muskel zu übersäuern. Die Energievorräte gehen zur Neige und der Mensch macht schlapp.

Die Pulsreserve ist die Differenz zwischen Ruhepuls und Maximalpuls. Wie viel von dieser Reserve wir verwenden, zeigt, wie nahe wir an diese Grenze gehen. Wer 100 Prozent der Pulsreserve aufwendet, befindet sich am Maximalpuls. Schneller schlägt das Herz nicht, damit ist die individuelle Belastungsgrenze erreicht. Der Maximalpuls ist von der körperlichen Konstitution abhängig und kann von Mensch zu Mensch ziemlich variieren. Uns allen gemein ist hingegen die Tatsache, dass der Maximalpuls mit dem Alter abnimmt.

Nun ist es natürlich nicht leicht, diesen Wert zu erreichen. Wer kann sich schon bis zum Umfallen belasten und am Höhepunkt auch noch exakt den Puls messen? Wer das wirklich feststellen möchte, braucht dazu Assistenz und möglichst auch fachlichen Beistand, weil der Test naturgemäß wirklich ans Limit geht. Und weil das kompliziert, anstrengend und gesundheitlich bedenklich ist, wurden Formeln erfunden, die eine Annäherung an den Maximalpuls ermöglichen, ohne dass er wirklich in der Praxis bei jedem einzelnen Menschen bestimmt werden muss.

Die bekannteste Formel zur Ermittlung des Maximalpulses lautet 220 minus Alter bei Männern bzw. 226 minus Alter bei Frauen. Ein 40-jähriger Mann hätte demnach einen Maximalpuls von 180, eine gleichaltrige Frau von 186. Wenn eine Übung nun im sauerstoffreichen Bereich bei 70 bis 80 Prozent des Maximalpulses durchgeführt werden soll, so liegt die zulässige Herzfrequenz zwischen 126 und 150 Schlägen pro Minute. Wer eine Pulsuhr verwendet, wird durch Pieptöne gewarnt, wenn diese Grenze über- oder unterschritten wird. Ein Läufer reduziert daraufhin seine Geschwindigkeit oder beschleunigt.

Bemühen Sie sich im Test, Ihre persönliche Obergrenze zu erreichen und machen Sie die Übung so lange, bis die Pulsuhr die Obergrenze des Belastungspulses anzeigt oder Sie nach eigener Einschätzung Ihre Belastungsgrenze erreicht haben.

Problematisch wird es erst in der Gegenrichtung. Wenn dieser Maximalpuls nicht einmal annähernd erreicht werden kann, so ist dies ein ernst zu nehmendes Alarmzeichen des Organismus. Für gesunde Menschen ist es kein Problem, mit Übungen jederzeit über 85 Prozent zu kommen. Wenn es hingegen trotz starker Anstrengung nicht gelingt, über 80 Prozent zu kommen, so deutet dies auf bereits bestehende körperliche Probleme hin. Beispielsweise auf eine beginnende Arteriosklerose mit Gefäßschäden oder eine Schwäche des Herzmuskels. Die Mediziner sprechen in solchen Fällen von »chronotroper Inkompetenz«[87]. Das bezeichnet die Unfähigkeit, mehr als 80 Prozent der Pulsreserve auszunützen.

Der zweite wichtige Messwert neben der Pulsreserve ist die Erholungskapazität. Diese ist noch einfacher erklärt: Es handelt sich um die Verringerung der Pulsschläge, gemessen eine Minute nach einer sportlichen Anstrengung. Die Erholungskapazität ist also ein Messwert dafür, wie rasch sich der Herzmuskel wieder entspannen kann.

Während die Pulsreserve ein Maß dafür ist, wie sehr ein Organismus belastbar ist, zeigt die Erholungskapazität, wie rasch ein angespannter Kreislauf sich wieder entspannt und der Pulsschlag wieder auf einen Normalstand fällt. Dieser Wert ist willentlich nicht zu beeinflussen, da er vom Parasympathikus, einem für die Dämpfung von Aktivität verantwortlichen Teil des autonomen Nervensystems, reguliert wird.

Es gibt Dutzende von Studien, in denen Pulsreserve und Erholungskapazität auf ihre Aussagekraft getestet wurden. Bei der

Anwendung an Tausenden von Patienten zeigte sich, dass sie besser für Prognosen geeignet waren als die Angabe, ob Patienten rauchen oder Diabetiker sind, ob sie unter hohem Blutdruck leiden oder bereits eine bestehende Herzkrankheit haben. Ja, sie übertrafen sogar den normalerweise unbestechlichsten Messwert für Herzkrankheiten: das jeweilige Alter der Person.

Mit Pulsreserve und Erholungskapazität stehen uns also zwei Messwerte zur Verfügung, die unabhängig vom Alter die jeweilige Fitness und das Krankheitsrisiko vorhersagen können. Zudem sind die beiden Werte voneinander unabhängig. Das heißt, sie überlagern sich meist nicht. Beide stehen in engem Zusammenhang mit dem autonomen Nervensystem. »Wir halten deshalb einen Einfluss von chronischem Stress für durchaus möglich«, erklärt Michael Lauer[88], Kardiologe aus Cleveland und Pionier dieser Technik. Lauer empfiehlt seinen Patienten bei schlechten Messwerten Bewegung, die Vermeidung von Stress und bei schlechter Pulsreserve in Verbindung mit ernsten Anzeichen von Herzschwäche Blutdruck-Medikamente. »Eine etablierte Therapie, die das Problem rasch wieder in Ordnung bringt, gibt es bislang aber leider nicht.«

Das Gute an diesem Fitnesstest: Es ist keine Blutabnahme erforderlich, ebenso keine Laboranalysen oder ähnliche zeitraubende und teure Prozeduren. Jeder kann den Test mit einfachen Mitteln beliebig oft zu Hause durchführen und mit geeigneten Übungen rechtzeitig gegensteuern, falls die Fitnesskurve abfällt. Deshalb ist Vorbeugung der einzig vernünftige Weg, dieses Dilemma von vornherein zu meiden.

Wer den einfachen Test (siehe Methusalem-Test am Beginn dieses Buches) macht, kann rasch feststellen, wie weit die bedrohlichen Grenzwerte entfernt sind, und damit einen Blick in die eigene Zukunft werfen. Wer die Übungen im positiven Bereich schafft, hat ein wirklich minimales Risiko, innerhalb der nächsten zehn Jahre an einer Herzkrankheit zu sterben. Rauchen, hoher Blutdruck, Diabetes sowie ein hoher Ruhepuls verstärken das Risiko. Ein gesunder Lebensstil mit regelmäßiger Bewegung hält das Risiko hingegen ein Leben lang auf beruhigender Distanz.

4. Achte auf Dein Essen

Lieber ein bissel zu gut gegessen, als wie zu erbärmlich getrunken.
Wilhelm Busch

4.1 Die Etablierung der Fettlüge

Ein begnadeter Extremist

Hat es überhaupt eine messbare Auswirkung, was wir essen? Macht es einen Unterschied, ob wir uns aus der »schnellen Küche« bedienen oder ausgefeilten Diätplänen folgen? Gibt es Vitamine und Spurenelemente, die uns geistig und körperlich länger fit halten, eine Anti-Alzheimer-, eine Anti-Herztod-Diät? Was bringt der Griff zur Diätmargarine wirklich? Senkt fettarme Ernährung den Cholesterinspiegel, und wenn ja, ist es überhaupt sinnvoll, den Cholesterinspiegel zu senken?

Die Antworten auf diese Fragen sind nicht leicht zu finden im Dschungel der diversen Ernährungslehren. In kaum einem anderen Fach gibt es derartig wenig Zurückhaltung, sich selbst als Experte aufzuspielen, wie hier. Jede Buchhandlung hat eigene Abteilungen, deren Regale bis zur Decke mit Ernährungsratgebern angefüllt sind. Vom Fünf-Elemente-Kochbuch bis zum Leitfaden für die Darmsanierung, von der klassischen Weight-Watcher-Fibel bis zum aktuellen Fit-mit-Fett-Knaller. Ein regelrechter Overkill an kunterbunten Argumenten mit oft recht drastischen Auswirkungen für empfängliche Gemüter.

Die Verwirrung und der Extremismus der diversen Ernährungslehren erreichten in der Person meines Nachbarn Markus einen einsamen Höhepunkt. Vor zehn Jahren, als er hierher in die Gegend zog, um vom großstädtischen Hotelgewerbe ins Fach des Biobauern zu wechseln, war er gerade Vegetarier geworden. Mit dem Feuereifer des frisch Konvertierten begann er, spätestens nach jedem dritten Satz, mit seinen Brandreden gegen Fleisch und Wurst. Der Mensch sei entwicklungsgeschichtlich ganz eindeutig ein Vegetarier, der Hang zum Fleisch die nicht überwundene Erbschuld aus Kannibalismus- und Raubtiergenen. Mit jedem Bissen belasten wir uns mit dem Leid der Tiere, und energetisch sei Fleisch sowieso minderwertig. Er selbst schaffte sich auf seinem Hof einige Kühe und eine Schar Ziegen an und begann mit der Herstellung von Käse.

Die erste depressive Phase kam, als er seinen Hof bis oben hin voll mit Tieren hatte. »Was soll ich tun?«, fragte er verzweifelt. »Sie brauchen Nachwuchs, sonst geben sie keine Milch. Was aber soll ich mit dem ganzen Nachwuchs anfangen? Und wer, zum Teufel, braucht diese ganzen Stiere und Böcke?« Schweren Herzens machte er einen Deal mit dem Nachbarbauern, der ihm den Abtransport und die Schlachtung der überzähligen Tiere abnahm. »Für mein Karma«, meinte Markus, »ist das natürlich eine Katastrophe.«

Dass er mit diesem Dilemma nicht wirklich zu einer befriedigenden Lösung kam, zeigten immer mehr Indizien, die sich in seinem Wohnzimmer ansammelten. Ein Aura-Foto zeigte Markus' Kopf in einer rotgelben Wolke, »mit klaren Verunreinigungen, hier an der Peripherie«, wie er mit sorgenvoller Miene erläuterte. Kristalle sollten die bösen Energien blockieren. Und bei allen kniffligen Entscheidungen ernährungstechnischer Art wurde immer häufiger ein Pendel zurate gezogen, das entschied, ob bestimmte Speisen des Teufels waren oder nicht. Daneben las er eine Menge Ernährungsbücher und entdeckte bei sich selbst von der Eiweiß-Allergie bis zur Candida-Durchseuchung seines Darms jede nur denkbare unerwünschte Nahrungsmittel-Nebenwirkung.

Schließlich hatte auch den Milchprodukten die Stunde geschlagen. Sein Ernährungslehrer – eine Kapazität allerersten Ranges – habe davon abgeraten, und er könne das voll nachempfinden. Blöderweise hatte er gerade seine Käserei mit einem EU-Kredit modern ausgebaut, und das Geschäft begann immer besser zu laufen.

Man muss Job und Privatleben trennen können, lautete sein pragmatischer Beschluss. Wenn er gezwungen war, die Käsemischung zu kosten, spuckte er fortan die Reste in die Katzenschüssel.

Kurz darauf bezeichnete sich Markus selbst als »geprüfter Ernährungsberater« und hängte zur Beglaubigung eine Urkunde an die Wand. Zu einem Vortrag im Extrazimmer des Kirchenwirts kamen immerhin dreißig Leute, allesamt Freunde und Kunden, die er wochenlang bei jedem Einkauf auf diesen Termin eingeschworen hatte. Und Markus, der noch nie zu den zurückhaltenden Rednern gehört hatte, legte sich mit Feuereifer rhetorisch ins Zeug und wetterte gegen Fleisch und tierische Fette. Milch und Käse kamen dabei in etwa so gut weg, als wenn ein Mullah über die Segnungen des Alkohols referierte. Der Erfolg war durchschlagend – und die nächste Depression die direkte Folge.

»Ich gehe pleite«, klagte er bei meinem Besuch etwa eine Woche nach dem Vortrag. »Du bist bald der Einzige, der noch bei mir einkauft.« Dann folgte eine lange Klage über die Charakterschwächen und Verlogenheit der Menschen, denn er hatte einige seiner Kunden beim Konkurrenz-Käseladen parken sehen. »Wenn es mir wenigstens gelungen wäre, sie zu überzeugen, dass Milchprodukte krank machen. Aber nein, ich habe sie nur verschreckt, sie trauen sich nicht mehr zu mir!«

Markus zog daraus zwei Konsequenzen. Auch wenn es ihn wirklich schmerze, müsse er seine Tätigkeit als Ernährungsexperte wohl zurückstellen. Und auch wenn es mich schmerze, müsse er mich leider dringend um ein Darlehen anpumpen. Der einzige Ausweg aus dem Dilemma liege nämlich – wie er klar erkannt hatte –, in einer Umstrukturierung seiner Produktpalette. Weg von Käse und Milch, hin zu Heidelbeeren. Und zwar im großen Stil.

Daraufhin hörte ich einen Privatvortrag über den ungeheuren ernährungsphysiologischen Wert von Heidelbeeren. Keine andere Frucht habe derart hochwertige Inhaltsstoffe, mache gleichzeitig schlank und schütze vor Krebs und Herztod. Falls ich ihm das Darlehen verweigerte, sei er außerdem gezwungen, den Hof zu schließen und als Büßer nach Indien zu ziehen. – Das konnte ich nun wirklich nicht riskieren.

Die Heidelbeer-Plantage steht nun bereits das vierte Jahr und bringt nur Verdruss, wie mir Markus regelmäßig mit unverhohlen vorwurfsvollem Unterton – schließlich habe ich ihn ja erst in dieses Abenteuer hineingeritten – berichtet. Die Beeren gedeihen nämlich nicht. Zwar war er gewarnt worden, dass sie als Heiden- und Waldbewohner ein saures Milieu bräuchten. Dafür habe er aber schließlich auch den ganzen Boden ausgetauscht. Eine Heidenarbeit – und schweineteuer obendrein. Im zweiten Jahr kamen dann die Rehe und fraßen die frischen Triebe bis aufs Holz ab. Da war er gezwungen, in einen Wildzaun zu investieren. Und im Vorjahr, als endlich einige Eimer Ernte einzusammeln gewesen wären, war praktisch über Nacht alles weg. Gestohlen von den Vögeln!

Ob derartige Katastrophen mithalfen oder ob sich seine Ernährungslehre von allein zum Selbstläufer in den Radikal-Extremismus entwickelte, ist schwer abzuschätzen. Jedenfalls hat es Markus mittlerweile bei den »erlaubten« Lebensmitteln auf eine Liste gebracht, die er an den Fingern einer Hand aufzählen kann. Aktuellster Neuzugang auf seiner Bannliste sei, wie er kürzlich mit dem Selbstbewusstsein eines tief in seiner eigenen Weisheit ruhenden Fakirs mitteilte, der Dinkel.

Er habe nun erkannt, dass es sich bei diesem Getreide um das ungesunde Resultat jahrhundertelanger Elitezüchtung handle. Die Energie des Ursprünglichen sei dabei völlig verloren gegangen. Er könne deshalb nur noch zwei Getreidesorten guten Gewissens empfehlen: Kamut und Einkorn.

Auch von seiner äußeren Erscheinung her gleicht Markus immer mehr einem drahtigen, ledergegerbten Fakir. Den Verkauf seiner Käsespezialitäten erledigt er mit der stoischen Abgeklärtheit eines vegetarischen Kellners, der den Gästen Blutwurst servieren muss. Sorgen über Mangelernährung mache er sich – trotz seines radikal eingeschränkten Speiseplans – aber nicht. Noch nicht.

Denn immerhin setze er große Hoffnungen auf die diesjährige Heidelbeerernte. »Apropos Heidelbeeren«, kommt er schließlich auf den Anlass seines Besuchs zu sprechen. »Nachdem ja eigentlich du mir die ganze Sache eingebrockt hast, wäre es höchste Zeit, dir mal Gedanken über die Finanzierung eines Vogelschutznetzes zu machen.«

Im Land der Fetten

Wem Markus' Entwicklung während des letzten Jahrzehnts extremistisch, verrückt und losgelöst von jeglicher nachvollziehbaren wissenschaftlichen Grundlage erscheint, der wird zweifellos recht haben. Wenn wir uns dem gegenüber die Datenbasis für die derzeit noch immer gültigen offiziellen Ernährungsempfehlungen genauer ansehen, merken wir verblüfft, dass sich auch im Großen – unter Aufsicht und Mittäterschaft der Weltelite der Wissenschaft – ähnlich kuriose Schlüsse ergeben konnten wie in einer weltabgewandten Esoteriker-Psyche.

Als Wissenschaftsjournalist verfolge ich seit rund 30 Jahren die Aktivitäten einer Branche, deren Expertise enorme Auswirkungen auf das Wohl der Bevölkerung hat. Nicht nur auf deren Gesundheit, sondern auch auf ihr Körpergewicht, auf die Art ihrer Ernährung, das Angebot der Supermärkte sowie die Struktur der Landwirtschaft. Die Bilanz der Ernährungswissenschaften könnte kaum katastrophaler ausfallen.

Nicht nur in Deutschland, sondern weltweit hat sich die Ernährungswissenschaft in den letzten 50 Jahren nämlich vor allem dafür interessiert, sich schamlos den Geldgebern anzudienen. Seit Jahrzehnten versteht sich ihre Elite als Handlanger von Nahrungsmittelindustrie und Handel. Manche ihrer Richtlinien zur »gesunden Ernährung« sind gemeingefährlich.

Die Folgen der katastrophalen Expertise der Ernährungswissenschaften sieht man am besten in den USA, wo die Kumpanei zwischen Wissenschaft, Industrie und gekaufter Politik am besten organisiert ist: im Land der Fetten. Hier muss in den letzten drei Jahrzehnten etwas Gravierendes passiert sein. Nirgends ist das besser nachzulesen wie in den Archiven der US-Gesundheitsbehörde CDC[89], wo jedes Jahr der Anteil der stark Übergewichtigen (Adipositas) in den einzelnen Bundesstaaten erhoben und veröffentlicht wird. Als stark übergewichtig gilt eine Person mit einem Body-Mass-Index (BMI) von mehr als 30.

Anteil der stark Übergewichtigen in den US-Bundesstaaten

- **1985** genügten für die Übersicht der Adipösen in den USA zwei Spalten. In der einen stand: »Staaten mit weniger als 10 % Anteil«, in der anderen: »Staaten mit 10–14 % Anteil«. Und in beiden waren etwa gleich viele Bundesstaaten gelistet.

- **1991** musste eine weitere Spalte eingefügt werden. Denn nun gab es bereits vier Bundesstaaten mit einem adipösen Bevölkerungsanteil von »mehr als 15 %«.

- **1995**, nur vier Jahre später, hatte diese Spalte bereits Massenzulauf und es tummelten sich dort 27 Bundesstaaten. In der ersten Spalte mit einem Adipösen-Anteil unter 10 Prozent war hingegen schon seit zwei Jahren kein Staat mehr eingetragen.

- **1997** hüpften Indiana, Kentucky und Mississippi in eine neue Kategorie. Diese wurde mit »mehr als 20 %« bezeichnet.

- **2001** enthielt diese neue Spalte bereits die Mehrzahl der Bundesstaaten. Sie wurde nun mit »20–24 %« bezeichnet, denn Mississippi war wieder in eine neue Dimension vorgestoßen: Als einziger Staat war es nun in der »mehr als 25 %« Schwergewichts-Klasse vertreten. In der Leichtgewichts-Klasse mit »10–14 %« war mit Colorado nur noch ein einziger Staat gelistet.

- **2005** waren bereits 14 Staaten in der Schwergewichts-Klasse – und abermals musste eine neue Kategorie ergänzt werden.

Louisiana, Mississippi und West Virginia eröffneten die Liga der »mehr als 30 %« Super-Schwergewichte.

- **2010** waren die letzten Staaten aus der »15–19 %« Spalte verschwunden.

- **2015** gab es nur noch sechs Staaten in der nunmehrigen Leichtgewichts-Gruppe »20–24 %«. 21 Staaten hatten nun einen Anteil der Adipösen zwischen »30–35 %«. Und vier Staaten eröffneten die »mehr als 35 %« Monster-Liga: Alabama, Louisiana, Mississippi und West Virginia stapften voran.

Bisher gibt es keinerlei Anzeichen, dass dieser Trend in den USA gebremst würde. Innerhalb von nur 30 Jahren ist ein ganzes Land gewaltig in die Breite gegangen. Die Situation ist längst vollständig aus dem Ruder geraten.

Bei den Kindern klettert die Rate der Superdicken von 8,9 Prozent im Kindergartenalter auf 20,5 Prozent bei den 12- bis 19-Jährigen. Heute passt jedes fünfte High-School-Kind nur noch in XXL-Klamotten und watschelt wie eine Ente vom Schulbus zur Haustür.

Und wer sich gewichtsmäßig einmal auf der Überholspur befindet, kommt kaum noch davon herunter. Von 1986 bis 2000 hat sich die Zahl der Amerikaner mit extremer Fettsucht (BMI über 40) vervierfacht, im nächsten Jahrzehnt bis 2012 noch einmal verdoppelt. Noch rasanter steigt der Anteil der Menschen mit einem BMI über 50. Der Anteil der Superdicken nimmt demnach doppelt so schnell zu wie jener der »normal« Fettsüchtigen.[90]

Immer mehr Krankenhäuser in den USA erwägen den Erwerb veterinärmedizinischer Untersuchungsgeräte oder fahren mit ihren Problempatienten gleich in den Zoo. Und dort wird der Drei-Zentner-Mann dann per Kran in die Röhre zur Magnetresonanztomografie gehievt. Aber erst, wenn das Flusspferd oder das kranke Rhinozeros mit der Untersuchung fertig sind …

Doch woran liegt es, dass dieser enorme Anstieg beim Gewicht gerade in den 1980er-Jahren begann? In den USA hat auch davor keineswegs Hunger geherrscht. Das Land war seit Langem wohlhabend, die Preise niedrig und die Supermärkte waren bis oben hin mit Lebensmitteln gefüllt.

Doch möglicherweise mit anderen Lebensmitteln. Seit den späten 1970er-Jahren hatte die Warenwelt nämlich eine Revolution erfasst. Alles war nun plötzlich »light« und »kalorienreduziert« und »fettfrei«. Der Zucker war nun ein künstlicher Süßstoff und enthielt null Kalorien. Butter und Schweinefett galten hingegen als gemeingefährlich, Eier als tödliche Cholesterinbomben. Dafür wurden erstmals Lebensmittel mit einem Zusatznutzen beworben, wie man das zuvor nur aus der Pharmawerbung kannte: Margarine wurde nun plötzlich überall als »gesund« gepriesen. »Stopp dem Herztod!« stand auf manchen Packungen. Bis heute wirbt beispielsweise die Marke »Becel« mit dem Slogan »Herzgesundheit für jeden Tag«.[91] Alles war plötzlich »wissenschaftlich geprüft« und »von Experten empfohlen«. In der TV-Werbung traten als Ärzte verkleidete Schauspieler auf und redeten den Konsumenten ins Gewissen.

»Fett macht fett!«, war der Schlachtruf jener Jahre. Binnen weniger Jahre war Fleisch mit größerem Fettanteil beinahe unverkäuflich. Und überall prangten die Light- und Super-Light-Medaillen, der Fettgehalt befand sich von 0,5 % auf 0,1 % und 0,0 % im freien Fall. Dies war das Essgefühl einer neuen Generation. Und das begann in den 1970er- und 80er-Jahren. Und es waren, wohlgemerkt, nicht die Ideen der Supermarkt-Manager, die hier umgesetzt wurden, sondern die neuesten Erkenntnisse der Wissenschaft.

Lassen Sie uns dazu einen Ausflug in diese Zeit machen und einen Blick auf die Hintergründe werfen. Es handelt sich um einen der lehrreichsten Skandale der neueren Wissenschaftsgeschichte.

Der Beginn der Anti-Fett-Kampagne

Im Jahr 1980 lag der Anteil der stark Übergewichtigen in den USA noch auf »europäischem Niveau«. Irgendetwas muss in der Folge gewaltig schiefgegangen sein. Dass die Menschen plötzlich extrem faul wurden und sich kaum mehr vom TV-Gerät wegbewegten, wird von den Sozial- und Sportwissenschaftlern nicht bestätigt. Im Gegenteil: Der breite Fitness-, Aerobic- und Joggingboom kam erst zu Beginn der 1980er-Jahre so richtig in Schwung.

Auch die These, dass die Menschen plötzlich wie verrückt angefangen hätten zu fressen, belegt keine seriöse Untersuchung. Die durchschnittliche Menge der Gesamtkalorien war damals nur unwesentlich niedriger als heute. Verändert hatte sich hingegen die Zusammensetzung der Nahrung. Der Anteil des Fetts war zugunsten der Kohlenhydrate von über 40 Prozent auf 34 Prozent gefallen. Die Kohlenhydrate stiegen bei Frauen von 45 auf 52 Prozent, bei Männern von 42 auf 49 Prozent. Aber das war ja ganz im Sinne der Erfinder.

Man wusste seit den Fünfzigerjahren, dass bei Menschen, die an Herzkrankheiten sterben, häufig der Verschluss eines Blutgefäßes die eigentliche Ursache darstellt. Und der schmierige Belag, der bei den Obduktionen an der Innenseite verstopfter Arterien gefunden wurde, bestand eben zum Großteil aus Fett, genauer gesagt aus Cholesterin. Die These, dass Fett in der Nahrung auch Fett im Körper erzeugt, lag nahe.

Einige mehr oder weniger dubiose Studien lieferten bald das nötige Faktengerüst. Die wichtigste war die sogenannte Sieben-Länder-Studie. Sie verglich die Häufigkeit von Herzerkrankungen mit den Ernährungsgewohnheiten und ergab, dass die untersuchten Mittelmeerländer und Japan hier besonders gut abschnitten. Der Initiator dieser Studie, der amerikanische Biochemiker Ancel Keys, erklärte dieses Ergebnis mit der geringeren Menge an tierischem Fett, die hier in der traditionellen Küche verwendet wird, und mit dem wesentlich geringeren Cholesteringehalt als bei der vor tierischen Fetten nur so überquellenden Ernährung in den USA oder

Finnland. Warum es aber innerhalb der untersuchten Länder zu starken regionalen Schwankungen kommt, interessierte Keys nicht weiter. In bestimmten Regionen Finnlands war beispielsweise die Herzinfarktrate fünf Mal höher, ohne dass dies durch den Cholesterinspiegel erklärbar wäre.

Keys glaubte sich auf der richtigen Spur und forschte emsig weiter. In der Folge fütterte der Pionier der Cholesterin-These eine Gruppe von dreißig Geisteskranken jahrelang mit den wildesten Diäten, die einmal zum Großteil aus Kakaobutter, dann wieder aus Maisöl oder purem Rinderfett bestanden. Aus diesem Menschenversuch filterte Keys die Beweise dafür heraus, dass gesättigtes Fett, wie es in Fleisch- und Milchprodukten vorherrscht, den Cholesterinspiegel erhöhe, mehrfach ungesättigtes Fett aus pflanzlichen Ölen ihn hingegen senke.[92]

Gleichzeitig waren die Medien zu jener Zeit alarmiert über einen ungewöhnlichen Anstieg an Herzerkrankungen und Todesfällen. Inspiriert von den Thesen Ancel Keys' finanzierten die nationalen Gesundheitsbehörden zu Beginn der 1970er-Jahre gleich sechs verschiedene Langzeitstudien, die unterschiedliche Diäten auf ihre Auswirkungen untersuchen sollten.

Diese Diskussion blieb Fachzirkeln vorbehalten. Bis die Öffentlichkeit von derartigen Thesen etwas mitbekam, sollte noch ein ganzes Jahrzehnt vergehen. Und den Anstoß gab nicht die Wissenschaft, sondern ein Politiker. Der Senator George McGovern – er hatte 1972 als Präsidentschaftkandidat der Demokraten gegen den Republikaner Richard Nixon verloren – genoss den Ruf eines sozialen Vordenkers. So hatte er auch eine Arbeitsgruppe eingesetzt, die sich Strategien zur Ausrottung des Hungers in den USA überlegen sollte.

Als Mitte der Siebzigerjahre ihr Mandat auslief, da es scheinbar – neben der als weniger attraktiv empfundenen Hilfe für Obdachlose – nicht mehr wirklich etwas zu tun gab, entschieden sich einige der nunmehr von Arbeitslosigkeit bedrohten Jungakademiker in McGoverns Team zu einem radikalen Schwenk: Sie wollten nicht mehr den Hunger, sondern die »krankhafte Überernährung«

als neues Arbeitsziel anvisieren. Der Senator und seine Frau, beide empfänglich für extremistische Diätgurus, fanden den Vorschlag des ehrgeizigen Teams hervorragend, und schließlich erging der Auftrag, »offizielle Ernährungsziele für die Vereinigten Staaten« zu erstellen. Die Formulierung dieser Ziele wurde dem ehemaligen Zeitungsreporter Nick Mottern übertragen.

Mottern, der über die Arbeit zu den Ernährungszielen zu einem überzeugten Vegetarier mutiert war, war der klaren Ansicht, dass Fett so etwas wie das ernährungsspezifische Äquivalent für Zigaretten und die Nahrungsmittelindustrie das Pendant zur Tabakindustrie darstellte. Als wissenschaftlichen Ansprechpartner beschränkte er sich fast ausschließlich auf den Harvard-Ernährungsfachmann David Mark Hegsted, der wiederum einer der radikalsten Vertreter der obskuren Thesen von Ancel Keys war.

Die »Ernährungsziele« wurden schließlich im Januar 1977 veröffentlicht, und gleichzeitig brach, wie sich Hegsted erinnert, »die Hölle los«. In seltener Einmütigkeit droschen Wissenschaft, Presse und Industrie auf den Inhalt des Berichts ein. »Es gab praktisch niemanden«, sagte Hegsted, »der sich auf unsere Seite gestellt hätte.«

Der entscheidende Umschwung

Wie es im Lauf der nächsten sieben Jahre gelang, diesen Trend in das absolute Gegenteil umzukehren, ist auch ein Lehrstück für Meinungsbildung in demokratischen Gesellschaften. Es ist dem Kraftakt eines Medizinjournalisten zu verdanken, dass diese Zusammenhänge nun endlich öffentlich zugänglich sind. In ihrer ganzen skandalösen Bandbreite. Der Amerikaner Gary Taubes verwendete mehr als ein Jahr auf die Recherchen zu seinem Bericht, der 2001 im Journal »Science« und im Sommer 2002 leicht abgewandelt in der »New York Times« erschien.[93/94] Dafür führte er mehr als 150 Interviews und sprach mit allen Wissenschaftlern, Behörden- und Pressevertretern, die an den wesentlichen Weichenstellungen auf dem Gebiet der Ernährungsrichtlinien beteiligt waren.

Zunächst wurden die fachlichen Kontroversen deutlich heftiger. Besonders verärgert waren die Behörden, die auf die ersten Ergebnisse ihrer 300 Millionen Dollar teuren Langzeitstudien warteten und nun mit vorzeitigen, durch keinerlei Daten begründeten Schlüssen konfrontiert waren. Der Chef der Nationalen Gesundheitsbehörde explodierte fast, als ihn McGovern in dieser Phase mit der Bitte um wissenschaftlichen Rat kontaktierte. »Zunächst veröffentlicht der gute Senator seine kuriosen Richtlinien und nachher tanzt er bei uns an und fragt, ob wir ihm dafür irgendwelche unterstützenden Belege liefern könnten.«

Die McGovern-Richtlinien wären wohl mit der Zeit einen gnädigen Tod des Vergessens gestorben, hätte es nicht eine kleine staatliche Agentur für nötig befunden, sie zu prüfen und notfalls zu überarbeiten. Ihr stand seit Kurzem die Konsumentenschützerin Carol Tucker Foreman vor. Und sie wollte – ausstehende Studien hin oder her – jetzt sofort eine konkrete Antwort auf ihre drängenden Fragen. »Ich muss meinen Kindern dreimal am Tag zu essen geben«, formulierte sie, »und ich möchte wissen, was dafür die nach bestem Wissen vernünftigsten Empfehlungen sind.«

Von Philip Handler, dem Präsidenten der Nationalen Akademie der Wissenschaften, erhielt Foreman eine eindeutige Absage. Handler bezeichnete den McGovern-Report als schlichten »Nonsens«. Den könne man nur in den Müll werfen. Also heuerte Foreman den altbekannten Fettfeind Hegsted an, der in seinen wissenschaftlichen Aussagen – wenig überraschend – zu denselben Schlüssen kam wie zuvor im McGovern-Bericht: »Vermeide Fett, dann lebst du länger!«

Handlers Akademie konterte kurz darauf mit einem gemeinsamen Bericht von zwölf hochrangigen Ernährungsexperten, der – so die Hoffnung – das Thema ein für alle Mal begraben sollte. Es sei unverantwortlich, stand im Bericht der Nationalen Akademie der Wissenschaft zu lesen, auf Basis der derzeitigen Datenlage derart weitreichende Empfehlungen an die allgemeine Bevölkerung herauszugeben. Nichts spreche wirklich für den geforderten Fett-Bann. Der einzig wirklich sinnvolle Ratschlag, den man den Menschen geben könne, sei: Achtet auf euer Gewicht, starkes Übergewicht schadet der Gesundheit. Zum Fett solle man aber bitte, solange keine wirklichen Beweise vorlägen, keine Aussagen treffen.

Und dann ereignete sich etwas, was die Medien wirklich scharfmachte. Die Konsumentenschützerin Foreman erfuhr, dass einige Experten des Akademie-Gremiums ein enges Verhältnis zur Landwirtschaftslobby und zu Fleischproduzenten hatten, und gab diese Infos vertraulich an die Presse weiter. Konkret waren es zwar nur zwei der zwölf Experten, bei denen diese Vorwürfe auch tatsächlich bestätigt werden konnten, dennoch hieß es kurz darauf in Balkenlettern, dass »die Experten alle unter einer Decke mit der Industrie steckten« (»New York Times«), dass »die Akademie ihren wissenschaftlichen Ruf beschmutzt habe« (»Washington Post«) und sich als »Kampforgan gegen die Ernährungsrebellen missbrauchen lasse« (»Science«). Damit war der Zug abgefahren, das Ansehen der Akademie völlig am Boden. Hegsteds »neue Ernährungsrichtlinien für die USA« galten fortan als über alle Zweifel erhaben und wurden bald zur »offiziellen Politik«.

David Mark Hegsted kehrte 1981 als Professor nach Harvard zurück und fand ironischerweise nichts mehr dabei, sich seine Forschungen nun selbst von der Industrie – in Gestalt des Junkfood-Riesen Frito-Lay – finanzieren zu lassen. Der Konzern, der bei Kartoffelchips, Popcorn und Cookies zu den Marktführern zählte, führte auf den Rat Hegsteds als einer der ersten Companys fettreduzierte Light-Produkte ein. Heute besteht diese Palette allein in den USA aus mehr als 15.000 verschiedenen Produkten, viele davon völlig fettfrei oder mit künstlichem Fett-Ersatz hergestellt.

Tierische Fette sind nahezu vollständig aus der weiterverarbeitenden Industrie verbannt worden. Sogar in den Produkten, in denen sie naturgemäß enthalten sind, wurden sie so weit wie möglich reduziert. Das führte zu Kuriosa wie der fettfreien Milch, die man wohl korrekter als Kaffeefärbemittel bezeichnen sollte, und auch zu ungeheurem Umdenken in der Tierzucht. Haustierrassen mit einem Hang zum Fettansatz wurden gnadenlos ausgemustert oder über waghalsige Kreuzungen »fleisch-optimiert«.

Wissenschaftler warnten bereits in den 1970er-Jahren, dass Eingriffe in den Fetthaushalt des Menschen alles andere als harmlos wären. Zu essenziell und lebensnotwendig seien seine Funktionen im Organismus, als dass man hier von »schädlichem Fett« reden könnte. Unser Gehirn beispielsweise besteht zu siebzig Prozent aus Fett, jede Zelle wird von einer Fettmembran geschützt. Ein gesundes Milieu befindet sich in ausgewogener Balance aus den unterschiedlichsten Fettverbindungen. Grobe Eingriffe könnten beispielsweise die Durchlässigkeit der Zellmembranen beeinflussen und damit die Aufnahme von Zucker, Proteinen oder Hormonen stören. Sogar unsere Psyche benötigt ein bestimmtes Fettniveau, um ihre Stabilität zu bewahren. Radikale Diäten, weiß man aus vielen Studien, fördern Depressionen und erhöhen die Gewaltbereitschaft und das Selbstmordrisiko.

Auf der Suche nach den Beweisen

Nachdem sich Politiker, Presse und Öffentlichkeit nun in den USA aber auf ein bestimmtes Dogma festgelegt hatten, stieg der Druck auf die Wissenschaft, nun endlich die dafür notwendigen Beweise zu liefern.

Mit Ungeduld wurden deshalb die Ergebnisse der sechs großen, Anfang der Siebzigerjahre initiierten Langzeitstudien erwartet. Von 1980 bis 1984 trudelten sie eine nach der anderen ein und waren zunächst eine große Enttäuschung für die nunmehr auf Fettphobie eingeschworene Forschergemeinde. Die ersten vier kleineren Studien – durchgeführt in Puerto Rico, Honolulu, Chicago und Framingham – boten nämlich keinerlei Beweise für die These, dass Menschen, die weniger Fett aßen, länger lebten. Glatte Nullresultate.

Mit größter Spannung warteten alle Ernährungsexperten deshalb auf die Ergebnisse von MRFIT, der bis dato teuersten Studie in der Geschichte der Medizin.[95] Aus einer Gesamtgruppe von insgesamt 360.000 Männern wurden per Interview jene 12.000

ausgewählt, die aufgrund ihrer zahlreichen Risikofaktoren als erste Anwärter für den Friedhof galten. Die meisten dieser Männer waren Raucher, hatten einen stark erhöhten Blutdruck und überdurchschnittlich hohe Cholesterinwerte. In der Folge wurden die Teilnehmer per Los zwei Gruppen zugeteilt. Die Kontrollgruppe konnte weitermachen wie bisher. Was die Studie so teuer und komplex machte, war der ungeheure Aufwand, der mit der Behandlungsgruppe betrieben wurde.

Das Einfachste war noch die medikamentöse Einstellung der optimalen Blutdruckwerte. Schwieriger war schon der Abschied vom Glimmstängel. Dazu benutzten die Studienleiter alle möglichen verfügbaren Tricks. Angefangen von Hypnose und Aversionstechniken bis hin zu finanzieller Belohnung für diejenigen, die abstinent blieben.

Das ehrgeizigste Umerziehungsprogramm lief jedoch bei der Ernährung ab. Hier wurde mehr oder weniger versucht, einen Lebensstil durch einen völlig neuen auszutauschen.

Die Teilnehmer wurden überschüttet mit einer Art Anti-Fett-Gehirnwäsche. Sie wurden unterrichtet, wie man in Obst- und Gemüseläden einkaufen solle, was man in Restaurants bestellen dürfe und wie man die Lieblingsrezepte abändert. Dann mussten sie genau Buch führen über alles, was sie aßen, und Verträge unterschreiben, dass sie einer Schwarzen Liste verbotener Produkte absolut fernblieben. Käse war nur noch in der Light-Version erlaubt, die Anzahl der Eier wurde auf zwei pro Woche limitiert.

Im Schnitt fiel durch all diese drakonischen Maßnahmen der Fettanteil in der Nahrung der Versuchsteilnehmer um ein Viertel.

Schließlich wurde Ende 1982 das mit Hochspannung erwartete Endergebnis von MRFIT publiziert und sorgte unter den Experten, die mittlerweile in der absoluten Mehrzahl zur Anti-Fett-These konvertiert waren, für ausgewachsene Katerstimmung.

Trotz der gewaltigen Anstrengungen, die unternommen worden waren, hatten die 6000 Männer, deren Lebensstil radikal verändert worden war, keinerlei Überlebensvorteil gegenüber jenen aus der

Kontrollgruppe, die weiterhin ein friedliches ungesundes Leben führten.

Den Autoren der Studie merkte man ihr schlechtes Gewissen nur allzu deutlich an. Pflichtgemäß boten sie eine ganze Reihe von Erklärungen an, die möglicherweise das Design ihrer Studie gestört und damit die Ergebnisse verfälscht hätten.

An den nackten, deprimierenden Zahlen ließ sich damit aber auch nichts ändern. Und diese Zahlen zeigten, dass in der Behandlungsgruppe 41 von 1000 Teilnehmern und in der Kontrollgruppe 40 von 1000 Teilnehmern gestorben waren.

Schließlich blieb es der sechsten Studie überlassen, die Kastanien aus dem Feuer zu holen. Und die Autoren gaben sich bei der Aufbereitung der Studiendaten auch alle erdenkliche Mühe. Die Art, wie die Daten Ende 1984 im Journal der Amerikanischen Medizinergesellschaft präsentiert wurden, gilt denn auch vielen Wissenschaftlern bis heute als Musterbeispiel für manipulative Interpretation, knapp an der Grenze zur Fälschung.

Leiter der sechsten Studie, dem 140 Millionen Dollar teuren »LRC-Trial«[96/97], waren Basil Rifkind von der Nationalen Gesundheitsbehörde und der Biochemiker Daniel Steinberg von der Universität San Diego in Kalifornien. Bei ihrer Arbeit ging es gar nicht um die Auswirkungen von Diät oder Fettvermeidung, sondern um die medikamentöse Senkung des Cholesterinspiegels. Es war ein reiner Medikamentenversuch. Und dennoch begleitete Rifkinds Behörde die Publikation der Studie mit den Worten, damit sei der Streitfall um Fett in der Nahrung nunmehr endgültig entschieden. Zugunsten der Fettvermeidung natürlich.

Tatsächlich hatte die Studie untersucht, wie sich Cholestyramin, der Klassiker unter den Cholesterinsenkern, in einer Gruppe von 3800 Männern mittleren Alters auf das Herzrisiko auswirkt. Als Studienteilnehmer waren nur Personen mit extrem hohem Cholesterinspiegel zugelassen. In der Behandlungsgruppe sank das Risiko eines Herzinfarkts während der siebenjährigen Studiendauer von 8,6 Prozent in der Placebogruppe auf 7 Prozent in der

Medikamentengruppe, Herztod als Todesursache wurde von 2 auf 1,6 Prozent reduziert.

Rifkind feierte diesen minimalen Gewinn in seiner Studieninterpretation als Reduktion des Risikos um glatte 19 Prozent.[98] Er benutzte dafür einen alten statistischen Trick, indem er an Stelle der absoluten Zahlen den relativen Unterschied zwischen den beiden Gruppen angab. 19 Prozent klingt jedenfalls wesentlich besser als die wahre Verminderung des Sterberisikos von 2,0 auf 1,6 Prozent – sie macht nämlich gerade mal 0,4 Prozentpunkte aus. Und das war auch der Sinn der Sache. Die Botschaft sollte in den Medien ankommen.

Es wurde auch nicht laut hinausposaunt, dass die Gesamtzahl der Todesfälle in beiden Gruppen nahezu gleich groß war. Was an Herztodesfällen eingespart wurde, kam in der Medikamentengruppe an Todesfällen durch Gewalt, Unfälle und Selbstmord hinzu. Ein Phänomen, das bei fast allen Studien zur radikalen Senkung des Cholesterinspiegels beobachtet wurde und das bis heute nicht ausreichend erklärt werden kann.

Den Höhepunkt der wissenschaftlichen Chuzpe erklommen Rifkind und sein Kompagnon Daniel Steinberg jedoch mit der Behauptung, dass mit ihrer Studie nun auch klar bewiesen sei, dass fettarme Diät Leben rette. Dies war zwar in der Studie überhaupt nicht getestet worden, über das Bindeglied der Cholesterinsenkung sei die logische Kette jedoch eindeutig nachvollziehbar, verkündeten sie. Alles, was Cholesterin senke, rette Leben. Das sei ja bereits seit vielen Jahren – etwa durch die Irrenhaus-Studien von Ancel Keys – gesichertes Wissen.

Das Manöver gelang, die Medien nahmen den Ball auf und verbreiteten die Botschaft. »Sorry, aber es stimmt«, stand kurz darauf auf der Titelseite des »Time Magazine«, »Cholesterin ist wirklich ein Killer!« Und weltweit folgten die meisten großen Journale und TV-Anstalten mit Storys, die Fett und Cholesterin, das tödliche Duo, zum großen Feindbild der kommenden Jahrzehnte aufbauten.

Im Dezember 1984 wurde die langjährige Debatte anlässlich eines großen Konsensus-Meetings der Nationalen Gesundheitsbehörde in Bethesda bei Washington schließlich offiziell für beendet erklärt. Unter den zwanzig geladenen Sprechern waren zwar auch einige Skeptiker; dass jedoch nicht mehr allzu viel schiefgehen konnte, dafür bürgten Basil Rifkind selbst, der dem Planungskomitee vorstand, und Daniel Steinberg, der die Expertenauswahl unter seine Obhut genommen hatte. Im Abschluss-Kommuniqué hieß es dann auch, dass »es keinen Zweifel gibt«, dass eine Niedrig-Fett-Diät »einen signifikanten Schutzfaktor gegen koronare Herzerkrankungen darstellt.«

Bald wurde diese Definition noch ausgeweitet. Fett war als der große Killer schlechthin gebrandmarkt, und es dauerte nur kurze Zeit, bis der Großteil des Medizin-Establishments die These vertrat, dass Fett wohl auch noch einen großen Teil der Krebsfälle verursache. Und die in der Zwischenzeit ebenfalls konvertierte Akademie der Wissenschaften verglich die wenigen verbliebenen Kritiker der allgemeinen Fetthysterie mit »gewissen Interessensgruppen, die bis zuletzt argumentiert haben, dass es zwischen Lungenkrebs und Rauchen keinen Zusammenhang gäbe.«

Die Ernüchterung

Seither herrscht das Dogma der Fettvermeidung und es trat seinen Siegeszug um die industrialisierte Welt an. Hunderte Millionen Dollar wurden investiert, und dennoch brachen nach und nach immer größere Stücke aus dem Monument der »Wünsch-Dir-Was-Wissenschaft«, wie Kritiker die Methoden der Anti-Fett-Propheten abschätzig nannten, heraus. Sie sind heute noch entsetzt vom Niveau der wie am Fließband erstellten Arbeiten.

Und natürlich fanden sich keine Belege für die eifrig verfolgte These, dass Nahrungsfett Krebs auslöst. Ebenso wenig konnte die Kausalkette von fettreicher Ernährung über hohe Cholesterinspiegel bis zum Herzinfarkt geschlossen werden.

Was blieb, sind die Fettepidemie in der eigenen Bevölkerung und noch gar nicht absehbare Konsequenzen für die Zukunft. Die ersten Anzeichen sind nicht ermutigend. Im Ranking der 34 reichsten Länder der Welt sind die USA sowohl bei der Lebenserwartung als auch bei der Lebensqualität vom Mittelfeld steil abgestürzt, sie liegen nun in der Schlussgruppe. Ende 2016 gaben die Behörden bekannt, dass die Lebenserwartung in den USA erstmals gesunken sei. »Es handelt sich dabei im Vergleich der westlichen Industriestaaten um ein ausschließlich amerikanisches Phänomen«, erklärte Peter Muennig, Professor für Gesundheitspolitik an der Columbia University.[99] »Das ist sehr alarmierend, denn bisher galt es als zuverlässige Konstante, dass die Lebenserwartung ständig steigt.«

2015 sind in den USA um 86.212 Menschen mehr gestorben als im Vorjahr. Acht der zehn wichtigsten Todesursachen zeigten Zuwächse, darunter auch die Spitzenreiter Herz- und Nierenkrankheiten sowie Diabetes. Diese werden durch massives Übergewicht gefördert. Bezogen auf die ethnische Herkunft gab es die größten Rückschläge in der Gruppe der »nicht-spanischen Weißen«, speziell bei den Männern und Frauen der mittleren und unteren Sozialschicht. Und gerade hier sind auch die Zunahmen beim BMI am stärksten.

Die wichtigste Lehre, die aus dieser katastrophalen Entwicklung gezogen werden kann, ist es wohl, die Rezepte der USA künftig besonders genau und kritisch zu prüfen und nicht alles, was über den großen Teich herüberschwappt, bei uns nachzumachen. Dies gilt, wie wir im folgenden Kapitel sehen werden, besonders für den Umgang mit Zucker. Im Speziellen für den gentechnisch hergestellten, extra süßen Maissirup, der – nach einer langen Blockade – seit Oktober 2017 ohne Beschränkungen nach Europa importiert werden darf.

4.2 Die süße Versuchung

In der Falle der Evolution

Vor dem Jahr 1900 war Zucker ein Luxusgut, das nur an speziellen Feiertagen zu haben war. In den letzten Jahrzehnten hat sich das grundlegend geändert. Zucker ist billig wie Erdöl und beinahe allgegenwärtig. Wer sich vornimmt, im Supermarkt ausschließlich ungezuckerte Nahrungsmittel einzukaufen, hat ein schweres Stück Arbeit vor sich. Wenn die Waren nicht selbst gezuckert sind, so schwimmen sie in gezuckerter Soße oder sind mit künstlichem Süßstoff aufgepeppt.

Wenn wir Süßes schmecken, erwachen in unserem Gehirn die Steinzeit-Reflexe. So als wären wir auf unserem Streifzug auf eine große Hecke mit reifen Himbeeren gestoßen – auch wenn wir in Wahrheit nur einen kräftigen Zug aus der Limoflasche genommen haben. »Und darauf springt unser Steinzeitgehirn ganz gewaltig an«, sagt Jürgen König, Ernährungswissenschaftler an der Universität Wien. »Der Drang, das sofort zu verzehren, ist für die Menschen gewaltig – auch damit uns das keine Tiere wegessen.«

Doch was sich in den Genen so tief eingeprägt hat, gilt heute nicht mehr. Wir stehen nicht mehr mit Affenhorden in Konkurrenz. Und die Beerenfelder und Obstbäume in den Kühlregalen der Supermärkte tragen das ganze Jahr reiche Früchte.

Interessant sind Fütterungsexperimente mit Würmern. Der Modellwurm der Wissenschaft hört auf den schönen Namen »C. elegans«. Was an den Würmern elegant sein soll, erschließt sich dem Laien nicht. Doch wie sich der Zucker auf die Lebensspanne der Würmer auswirkt, ist schon interessant. Wenn eine Gruppe von Würmern mit Zucker gefüttert wird und die andere nicht, so leben die hungrigen Tiere doppelt so lang. Je mehr Zucker sie bekommen, desto früher sterben sie. Und das hat nichts damit zu tun, dass Zucker für Würmer giftig wäre. Im Gegenteil, sie gedeihen prächtig. »Doch die Natur hat kein besonderes Interesse daran, dass ein Lebewesen steinalt wird«, erklärt König. »Wichtig sind die Arterhaltung und die Weitergabe junger, gut erhaltener Gene.« In Zeiten des Überflusses setzt die Fortpflanzung früh ein. Damit hat der Wurm seine evolutionäre Aufgabe erfüllt: C. elegans kann gehen.

Das Problem dabei ist, dass sich diese Eigenschaft nicht auf die Würmer beschränkt. Alle Lebewesen haben diese Tendenz einprogrammiert. Zu essen, solange etwas da ist. Das war in der Vergangenheit ein probates Mittel, um sich in den guten Zeiten einen Vorratsspeck anzufressen und damit leichter den harten Winter zu überleben. In Zeiten des allgegenwärtigen Nahrungsmittelüberflusses geraten wir allerdings in Widerstreit mit unseren Instinkten.

Paradiesisch sind die Zustände, wenn es reichlich Kohlenhydrate gibt. Gemüse, Getreide, Früchte im Überfluss. Dies liefert die am leichtesten verwertbare Energie und garantiert den größtmöglichen Kraftschub für die fortpflanzungswilligen Exemplare der Schöpfung. Der Stoffwechsel wird auf Kohlenhydratverbrennung umgestellt. Alles, was zu kompliziert zu verwerten ist oder zu geringen Brennwert hat, wird als Fettdepot für die schlechten Zeiten gespeichert.

Damit wir auch wirklich kräftig zulangen, wenn Kohlenhydrate im Angebot sind, wendet die Evolution einen Trick an: Süßes schmeckt uns einfach. Süßes macht uns glücklich. Süßes wirkt auf uns nahezu unwiderstehlich. Wir gehen der Evolution in die Falle, weil wir über einen biochemischen Mechanismus angelockt werden. Wenn süße oder stärkehaltige Nahrungsmittel gegessen werden, reagiert das Gehirn mit der Produktion des Neurotransmitters Serotonin. Gemeinsam mit Dopamin und den Endorphinen ist Serotonin der wichtigste Stimmungsmacher unserer Psyche. Wenn wir genug davon haben, sind wir zufrieden und glücklich. Ein Mangel hingegen führt zu Gereiztheit und Stimmungsschwankungen. Damit lockt uns der Trieb nach Süßem – ebenso wie der Sexualtrieb – in eine von der Evolution gewünschte Richtung: Wir verbrennen Energie auf hohem Niveau und wappnen uns gleichzeitig mit einem ordentlichen Speckgürtel für mögliche Hungerzeiten.

Bei Frauen, fanden Wissenschaftler des Massachusetts Institute of Technology heraus, wirkt dieser Mechanismus sogar noch wesentlich stärker als bei Männern, weil sie über einen geringeren Serotoninvorrat verfügen und damit sensibler auf einen Kohlenhydratmangel reagieren.[100] Hier liegt also der Schlüssel, warum Frauen häufiger als Männer ein wirklich emotionales Verhältnis zu Schokolade haben und die kleine »süße Pause« am Nachmittag so dringend notwendig scheint. Und hier liegt auch der Schlüssel, warum Diäten tatsächlich Auslöser psychischer Krisen sein können. Denn evolutionär gesehen ist das nichts anderes als eine ausgewachsene Hungerkatastrophe.

Genauso dramatisch in seinen Folgen ist aber auch das konkrete Gegenteil. Wenn eine Spezies in ständigem Überfluss lebt, ist es evolutionstechnisch nicht notwendig, dass die einzelnen Exemplare uralt werden. Sie erledigen ihr Geschäft sozusagen in Rekordzeit: Sie bekommen rasch Junge, versorgen sie mit den gesündesten Genen, nehmen selbst die am besten verwertbare Energie auf, geben das Maximum an Einsatz und brennen früh aus.

Die Evolution hat uns den Hang zu Süßem in unsere Instinkte eingekerbt, und wenn sich ein kleines Kind zwischen einem eher herben und einem süßen Geschmack entscheiden kann, so dauert die Wahl keine zehn Sekunden. In Zeiten, wo jedes Produkt vor der Markteinführung ausführlich getestet wird, setzt sich meist das süßere durch. Die Ernährungswissenschaft war auch hier ein guter Komplize der Industrie. Sie half dabei, die Vorlieben der Kinder auszuspionieren und deren Lust auf knallige Farben, cremige oder knusprige Konsistenz und extreme Süße zu bedienen.

Vom gesamten Zuckerverbrauch durchschnittlicher Ernährung entfällt ein Sechstel auf Haushaltszucker. Der Rest wird verarbeitet und über Schokolade, Ketchup oder Orangensaft aufgenommen. Eine Person – vom Kind bis zum Greis – vernascht in Deutschland im Durchschnitt einen Sack Zucker mit dem Gewicht von 32 Kilogramm pro Jahr. In Österreich sind es 33,2, in der besonders süßen Schweiz sogar 37,9 Kilogramm.

Ein Vielfaches dieser Menge macht jedoch der versteckte Zucker aus. Dabei handelt es sich um Kohlenhydrate, die vom Körper kinderleicht und in kürzester Zeit in puren Zucker umgewandelt werden und den Kreislauf überschwemmen. Es genügt, ein Stück Croissant oder ein Frühstücksbrötchen etwas länger im Mund zu behalten, um diesen Effekt »live« mitzuerleben. Bereits die Enzyme des Speichels genügen, um die im Backmehl enthaltenen Stärkemoleküle in die Art Zucker aufzuspalten, die von der Zunge aufgrund ihrer Süße sofort als Zucker erkannt wird. Diese Zuckerlawine ist ein relativ neues Phänomen, und ihre Auswirkungen betreffen jeden Einzelnen.

Die Interessen der Agrarlobby

Sie haben gemerkt, dass beim Thema Ernährung relativ viel von den USA die Rede ist. Zum einen liegt das daran, dass sie heute die mit Abstand führende Nation in der Medizinforschung sind. Auch im Verhältnis zur Einwohnerzahl bringt es kaum ein Land auf eine vergleichbar hohe Publikationsdichte. Im Jahr 2015 brachten es US-Forscher auf insgesamt 26.677 naturwissenschaftliche Studien, die in Top-Journalen abgedruckt wurden. Das sind etwa gleich viele wie die der nachfolgenden Nationen China (9673 Studien), Deutschland (9157 Studien) und Großbritannien (8395) zusammen.[101] Die Schweiz folgt auf Rang 8 mit 2959 Studien, Österreich auf Rang 22 mit 945 Publikationen. Was in den USA zum wissenschaftlichen Trend wird, verbreitet sich weltweit.

Nirgends ist der finanzielle Aufwand höher, der von öffentlicher Seite für das Medizinsystem betrieben wird. 16,4 Prozent des US-Bruttoinlandsprodukts fließen in den Gesundheitssektor. Das ist die atemberaubende Summe von 3000 Milliarden US-Dollar pro Jahr und ein durchschnittlicher Aufwand pro amerikanischem Bürger von 9413 Dollar. Auch wenn es bei der enormen Anzahl der gar nicht oder schlecht Versicherten etwas unklar scheint, wo hier das Geld wirklich landet. Vieles ist sicher verdeckte

Wirtschaftsförderung, die dazu beigetragen hat, dass die amerikanische Pharmaindustrie heute eine weltbeherrschende Position einnimmt.

Abgesehen davon eignen sich die USA aber auch hervorragend, um negative Auswirkungen zu studieren. Und dies gelingt nirgends so eindrucksvoll wie im Bereich der Ernährung.

Um zu verstehen, wo die aktuelle Fettsucht ihren Ausgang nahm, müssen wir einen Blick auf die wirtschaftlichen Hintergründe der Nahrungsmittelproduktion werfen. Der Wissenschaftsautor Greg Critser kam in seinem Buch »Fat Land« bald dorthin, wo die Kalorien erzeugt werden: zu den Farmen.[102] Und er entdeckte erstaunliche Parallelen zu einer anderen Sucht: nämlich jener nach Alkohol.

Zu Beginn des 19. Jahrhunderts begannen die Amerikaner plötzlich, ihren Alkoholkonsum kontinuierlich in die Höhe zu schrauben. Um 1820 trank der Durchschnittsmann die enorme Menge von einem Viertelliter Whisky pro Tag. Besucher aus Europa – selbst meist keine Verfechter der Nüchternheit – waren bass erstaunt über die Trinksitten, die im »Wilden Westen« gepflegt wurden. Bereits zum Frühstück gab es Schnaps, ebenso zum Mittag- und Abendessen. Vor der Arbeit wurde getrunken, nach der Arbeit und meist auch während der Arbeit. »Kommt sofort rüber, wenn Ihr Euch gerne zudröhnt«, schrieb der Journalist William Cobbett an seine Freunde in England, »denn hier kann man sich blindsaufen zum Preis eines Sixpence-Stückes.«

Ursache war die Überproduktion von Mais und Weizen. Und die zur damaligen Zeit einfachste Form, den Überschuss zu lagern, bestand darin, ihn zu destillieren und zu Schnaps zu brennen.

Schwer Betrunkene gehörten zum Straßenbild, Gewalttaten unter Alkoholeinfluss waren an der Tagesordnung, Mütter und Kinder zitterten vor den alkoholsüchtigen Vätern. Nicht von ungefähr erlebten die USA später mit der Prohibition eine besonders starke Gegenbewegung. Zu sehr war die »besoffene Republik«, wie ein Historiker die USA an der Schwelle zum 20. Jahrhundert nannte, aus den Fugen geraten.

Welche Gegenbewegung die Fettlawine provozieren wird, steht derzeit noch aus. Die Wurzeln sind jedoch in beiden Fällen dieselben: das Überangebot, das die US-Agrarindustrie auf den Markt wirft. Die überragende Produktivität der Mais- und Weizenfarmer erweist sich als ihr größter Feind. Sie überschwemmen den Markt zur Erntezeit mit einem derartigen Überangebot, dass die Preise kollabieren. Das Ergebnis ist ein Überangebot an billigen Kalorien, die von klugen Kaufleuten mit ausgefeilten Werbestrategien auch unter die Leute gebracht werden. Ob nun als Billigwhisky oder als Popcorn.

In den vergangenen Zeiten war es am billigsten, den Überschuss zu Alkohol zu verarbeiten. Heute wird das Getreide zu Süßstoff verarbeitet, zu Tiermastfutter und zu jeder Menge verschiedener Nahrungsmittel, die die Regale der Supermärkte bis zur Decke füllen.

Aus der besoffenen wurde die verfettete Republik. Hier wie dort steht am Anfang der riesige Getreideberg. »Und wenn dieses Grundproblem nicht gelöst wird«, so der Wissenschaftsjournalist Michael Pollan, »werden auch wohlmeinende Initiativen der Nahrungsmittelhersteller und alle Kampagnen der Gesundheitsbehörden an dem Versuch, die Ernährungsgewohnheiten der Menschen zu ändern, kläglich scheitern.«

Auf die klassischen Regeln der Wirtschaft ist hier kein Verlass. Wenn die Preise fallen, würde es für die Farmer Sinn machen, weniger zu produzieren und über den erzeugten Engpass die Preise wieder aus dem Keller zu holen. Tatsächlich machen die Bauern jedoch das genaue Gegenteil. Sie produzieren auf Teufel komm raus, um wenigstens über die Masse ein gleichbleibendes Einkommen zu halten. Die rasende Produktion wird noch weiter befeuert durch die steten Fortschritte in der Landwirtschaftstechnologie, bei Pflanzenschutz- und Düngemitteln sowie zuletzt mit den »Segnungen« der Gentechnik.

Die offizielle Landwirtschaftspolitik tut mit ihren Subventionen noch das Ihre, die hoffnungslose Situation endgültig zu zementieren. Weltweit fließen in den Industrieländern jährlich rund 260 Milliarden Dollar in den Agrarsektor. Und damit wird die

Überproduktion auch noch zum internationalen Problem, indem Entwicklungsländer am Weltmarkt mit ruinös billigem Getreide aus den USA und Europa konkurrieren müssen. Preise, die so aberwitzig niedrig sind, dass nicht einmal ein bei Gott nicht anspruchsvoller Bauer Südamerikas oder Afrikas damit seinen Lebensunterhalt verdienen könnte.

Profiteur dieses Systems ist die Agrarindustrie als Förderungsnehmer, aber noch viel mehr die Nahrungsmittelindustrie, die ihre wichtigsten Rohstoffe fast gratis bekommt. Die beiden Multis betreiben auch ungeniert politischen Lobbyismus, um mögliche Eingriffe ins Agrarsystem von vornherein zu unterbinden. Politiker werden regelrecht gekauft, um sicherzugehen, dass das System der Hochproduktion nicht gefährdet oder reformiert wird. Sobald eine kritische wissenschaftliche Studie erscheint oder ein unbequemer Gesetzesentwurf diskutiert wird, fletschen die Kettenhunde der Industrie sofort die Zähne.

Willfährige Wissenschaftler, die gegen Honorar ihre Gutachten den Wünschen der Auftraggeber anpassten, gab es genug. Mittlerweile konnte auch nachgewiesen werden, dass der einflussreiche »Fett macht fett«-Prophet der Harvard University, David Mark Hegsted, vom Zucker-Lobbyisten John Hickson 50.000 Dollar erhalten hatte, um den Zucker in seinen Studien reinzuwaschen. In den 1980er-Jahren fanden die gefälschten Studien schließlich Eingang in die internationalen Ernährungsrichtlinien. So stieg die Kalorienaufnahme stark an. Unter anderem auch deshalb, weil Fett in der Nahrung rascher für Sättigungssignale sorgt als Zucker. Das Fehlen dieser Signale hatte fatale Folgen für die Bevölkerung.

Einen weiteren Höhepunkt erreichten die Umtriebe, als die US-Regierung im Januar 2004 auf Geheiß der Zuckerlobby einen Frontalangriff auf die Weltgesundheitsorganisation startete. Grund dafür war ein 160 Seiten starker Report der WHO, in dem ein hochrangiges Expertengremium weltweite Ernährungsrichtlinien zur Prävention chronischer Krankheiten vorschlug.[103] Was die Amerikaner so auf die Palme brachte, war der Plan der Experten, den Zusatz von Zucker in Nahrungsmitteln mit einer Obergrenze von höchstens zehn Prozent festzusetzen. Als der Report veröffentlicht wurde, schrieb die US-Zuckerindustrie an die damalige WHO-Vorsitzende Gro Harlem Brundtland, dass »alle nur denkbaren Wege eingeschlagen würden, um derart dubiose Berichte zu bekämpfen«. Wenig später kam es im US-Kongress zu einem gemeinsamen Vorstoß jener Abgeordneten, die finanziell von der Zuckerindustrie unterstützt wurden. Sie forderten Tommy Thompson, den Staatssekretär für Gesundheit, auf, den jährlichen Beitrag der USA zum Budget der WHO umgehend zu streichen. Wenig später teilte die nationale Softdrink-Industrie mit, dass sogar ein Zusatz von 25 Prozent Zucker zu den Nahrungsmitteln völlig unbedenklich sei.[104]

Die Bush-Administration übernahm die Argumentation der Industrie nahezu vollständig. »Es gibt beinahe keine wissenschaftlichen Daten, die einen Zusammenhang zwischen dem verstärkten Absatz von zuckergesättigten Nahrungsmitteln oder Fastfood-Produkten und einem höheren Übergewichtsrisiko beweisen«, heißt es im Brief des Gesundheitsministeriums; man solle deshalb schleunigst damit aufhören, eine Gruppe von Nahrungsmitteln schlechtzumachen.

Revolution mithilfe der Gentechnik

Noch bis zum 19. Jahrhundert war aus Übersee importierter Rohrzucker der meistverwendete Süßstoff und ein gutes Geschäft für die marktbeherrschenden Engländer. Der Berliner Chemiker Andreas Sigismund Marggraf fand im 18. Jahrhundert heraus, dass Runkelrüben, die als Tierfutter verwendet wurden, auch Zucker enthielten. Allerdings war die Verarbeitung mühsam, die Ausbeute mehr als spärlich. Ein Kilo Rüben ergab nach langer Kochprozedur nur bescheidene 50 Gramm penetrant stinkenden Zuckerschleim.

Marggrafs Schüler Franz Karl Achard führte die Arbeiten fort und sprach schließlich 1799 mit seiner Idee bei Hof vor. Dem preußischen König Friedrich Wilhelm III. schien jede Möglichkeit verlockend, der Monopol-Schere der Briten zu entkommen. Er gewährte

Achard ein Darlehen, mit dem er das Gut Cunern in Niederschlesien kaufte. Dort entstand 1802 die erste Rübenzuckerfabrik der Welt. Das Verfahren gelangte rasch zur Marktreife und bald war Deutschland von Zuckerimporten weitgehend unabhängig. Achard konnte es sich schließlich sogar leisten, ein Angebot der Kolonialzuckerfabrikanten zur Schließung seiner Fabrik über 200.000 Taler stolz zurückzuweisen. Die Briten versuchten zwar noch einmal mit Vehemenz, den Markt zurückzugewinnen, doch die immer selbstbewusstere Rübenindustrie Frankreichs und Deutschlands wehrte sich mit Schutzzöllen und immer besserer Qualität.

Schließlich ging der Schuss sogar nach hinten los. Die Konkurrenz durch den Rübenzucker brachte, wie es der Berliner Historiker Hubert Olbrich ausdrückt, auch einen kräftigen Impuls »zur baldigen Abschaffung des Elends der Negersklaverei auf den Plantagen der Kolonialzuckerländer.« Denn der Rübenzucker beendete nicht nur das Marktmonopol des Rohrzuckers, sondern nötigte bald die bislang primitive Produktionsweise der Zuckerrohrverarbeitung zum Anschluss an die verfahrenstechnisch wesentlich modernere Technologie der Rübenverarbeitung.[105]

Moderne hochgezüchtete Zuckerrüben bringen es heute auf einen sechs Mal höheren Zuckergehalt als die alte Runkelrübe. Und dieser Zucker stinkt nicht mehr, sondern süßt ohne störenden Beigeschmack als Kristallzucker, Staubzucker, Kandis-, Karamell- oder Vanillezucker. Deutschland nutzte seine Pionierstellung und ist heute noch der mit Abstand größte Rübenzuckerhersteller in der EU.

Auch in den USA kam es zum Showdown mit den Zuckerrohrproduzenten. Allerdings um ein Jahrhundert später und mit ganz anderem Ausgang als in Europa. Die US-Rübenindustrie versuchte über politisches Lobbying, sich immer stärker vor der Konkurrenz der Zuckerrohrimporte abzusichern. Die Preise wurden künstlich hochgehalten. Jedes rohrzuckerproduzierende Land musste jährlich um eine neue Importquote ansuchen, die nach Gutdünken gekürzt, erhöht oder gestrichen werden konnte. Zu Beginn der

Achtzigerjahre lagen damit die Zuckerpreise in den USA um das Drei- bis Achtfache über dem Weltmarktniveau.

Etwa zu dieser Zeit gelang mithilfe der Gentechnik ein wissenschaftlicher Durchbruch, der den hochsubventionierten Rübenbauern Konkurrenz von völlig unerwarteter Seite bescherte: nämlich von den mächtigen Maisfarmern aus ihrer eigenen Agrarlobby.

Alle Pflanzen bestehen zu einem mehr oder weniger großen Anteil aus Stärke, die aus verschiedenen, chemisch miteinander verbundenen Zuckern zusammengesetzt sind. Werden deren Bindungen gelöst, zerfällt die Stärke in die einzelnen Zuckerbausteine.

Früher mussten starke Säuren eingesetzt werden, um die Stärke in einzelne Zucker aufzuspalten. Dies war teuer, kompliziert und wirtschaftlich völlig uninteressant.

Doch zwei Fakten änderten die Lage grundlegend: Auf der einen Seite der hohe Zuckerpreis, der zur Investition in Alternativen ermutigte, auf der anderen Seite die Fortschritte der Gentechnologie. Mit ihrer Hilfe gelang es, die zur Stärkespaltung benötigten Enzyme billig, in unbegrenzten Mengen und in ausreichender Qualität herzustellen. Heute werden fast alle in der Stärkeverzuckerung eingesetzten Enzyme mithilfe von gentechnisch veränderten Mikroorganismen gewonnen.

Nach mehrmaligem Prozessdurchlauf steigt der Gehalt an Fruchtzucker (Fruktose) und damit die Süßkraft der billigen Maisstärke immer weiter an – bis der gewonnene Fruktosesirup den traditionellen Zucker an Süße übertrifft. Normalerweise wird ein 42-prozentiger Sirup angeboten, mithilfe eines Ionentauschverfahrens kann das jedoch bis auf 90 Prozent gesteigert werden. Dann ist die Süße schon beinahe übernatürlich – und wird geschmacklich auch nicht mehr als angenehm empfunden. Aber natürlich ist der Sirup dann noch billiger und man kann ihn ja verdünnen.

»High Fructose Corn Syrup« ist heute das wichtigste Produkt der Maisstärkeindustrie. Es macht etwas mehr als ein Drittel des gesamten Zucker-Einsatzes in den USA aus. Fast alles davon geht in die Lebensmittelindustrie, wo es zum Süßen von Getränken (41 %), industriell verarbeiteten Lebensmitteln (22 %) sowie Cornflakes, Backwaren (14 %) und Milchprodukten (9 %) verwendet wird.

Ein Fünftel ihres Zuckerkonsums nehmen Amerikaner über Cola und andere Limonaden auf. In einem Glas befinden sich sieben Stück Würfelzucker, oder um es korrekt zu sagen, das Äquivalent dazu als klebriges Mais-Konzentrat.

Die Nahrungsmittelindustrie stieg zu Beginn der Achtzigerjahre massiv auf den neuartigen Süßstoff um. Zu diesem Zeitpunkt war der Fertigungsprozess so weit fortgeschritten, dass die Agrarindustrie das Nebenprodukt ihrer Kornverarbeitung sogar um einige Cent unter den Preisen von Raffineriezucker anbieten konnte. Bei den hohen Verarbeitungsmengen konnten damit Hunderte Millionen Dollar eingespart werden. Des Weiteren sprach für den Maiszucker, dass er im direkten Vergleich mit Rüben- oder Rohrzucker süßer schmeckt. Außerdem ist er flüssig und damit leichter zu verarbeiten.

Für die rohrzuckerproduzierenden Länder Südamerikas und der Karibik hatte diese Konstellation katastrophale Folgen. Von Beginn bis Mitte der 1980er-Jahre reduzierten die USA die Importquoten um zwei Drittel. Die größten Zuckerrohrhersteller Dominikanische Republik, Brasilien und die Philippinen wurden von einer Importmenge von 1,2 Millionen Tonnen in der Saison 1982/83 binnen vier Jahren auf knapp 400.000 Tonnen gedrückt.

Für Brasilien hatte diese wirtschaftspolitische Entscheidung die radikalsten Konsequenzen. Durch den Wegfall des Markts für Zuckerrohr wurde ein ganzes Land auf Biosprit umgerüstet. Die Autoindustrie stimmte zu, die brasilianischen Autos mit Motoren zu bauen, die auf der Basis von Ethanol fahren. Benzin sollte vollständig durch Ethanol ersetzt werden. Und Zuckerrohr ließ sich relativ einfach in diesen brennbaren Alkohol umwandeln. Die Großumrüstung auf Zuckerrohr-Motoren führte zu einer weiteren Ausdehnung der Anbauflächen. Heute gleicht der ganze Nordosten Brasiliens einer Zuckerrohr-Monokultur.

José Lutzenberger, ehemaliger Umweltminister Brasiliens, fasst den Erfolg des Ethanolprogramms folgendermaßen zusammen: »Es hat zu großen Problemen geführt, gerade weil es, technologisch gesehen, ein Erfolg war. Wir fahren heute zu siebzig Prozent Autos, deren Kraftstoff Alkohol enthält. Doch im Staat Sao Paulo, wo früher eine einigermaßen überlebensfähige Kleinbauernwirtschaft bestand, gibt es nur noch Ozeane von Zuckerrohr. So gesehen ist das Alkoholprogramm ein Unglück. Es ist einer der Gründe, warum heute im Amazonasgebiet so viel Urwald gerodet wird, denn es hat viele Menschen bodenlos gemacht.«[106]

Davon bekam jedoch in den USA kaum jemand etwas mit. Fruktosesirup, billiges Nebenprodukt der Schweine- und Rindermast, trat seinen Siegeszug um die Welt an und ist heute in einer Unzahl von Nahrungsmitteln enthalten.

In der Europäischen Union mit seiner starken Zuckerrüben-Lobby schützte die Agrarpolitik den Markt lange Zeit vor den Avancen der USA mit einer strengen Zuckermarktordnung. Diese ist heftig kritisiert worden, weil sie »den internationalen Wettbewerb einschränkt« und laut EU-Rechnungshof die Verbraucher jährlich mit sechs Milliarden Euro belastet. Und tatsächlich wäre das gentechnisch aufgepeppte Maissirup um 30 Prozent billiger als Kristallzucker. Noch dazu ist es in jeder Süßigkeitsstufe lieferbar und maschinell leichter zu verarbeiten.

Ende September 2017 liefen die Abwehrmaßnahmen der EU-Zuckermarktordnung endgültig aus. Nun ist der Welthandel in diesem Bereich weitgehend ungeregelt. Marktanalysten erwarten, dass nun auch die europäische Nahrungsmittelindustrie und die Getränkehersteller massiv auf die künstliche Fruktose aus Übersee umsteigen.

Eine im Juli 2017 veröffentlichte Studie aus Kanada unterstützt diesen Verdacht eindrucksvoll.[107] Auch Kanada hat sich eine Zeit lang gegen den Billigimport aus dem Süden gewehrt. Doch dann trat im Jahr 1994 der Freihandelsvertrag NAFTA in Kraft und sofort stieg die Wirtschaft massiv auf Maissirup um. Als »versteckter« Zuckerzusatz in Lebensmitteln war der Sirup zudem daran beteiligt, dass sich der Pro-Kopf-Konsum an kalorischen Süßstoffen in Kanada binnen 15 Jahren beinahe verdreifachte.

Wie der künstliche Fruchtzucker wirkt

»Die Amerikaner haben einen gewaltigen Fehler gemacht, als sie ohne gründliche wissenschaftliche Prüfung auf High Fructose Corn Syrup als Süßungsmittel gesetzt haben«, sagt der Hirnforscher Ewald Moser von der Medizinischen Universität Wien. »Dabei haben sie nämlich übersehen, dass Fruktose vollständig anders verstoffwechselt wird als normaler Zucker.«

Wie markant dieser Unterschied ist, zeigte Moser in aktuellen Untersuchungen, bei denen Probanden Limonaden mit unterschiedlichen Süßungsmitteln tranken und dann in der Röhre eines MR-Tomografen untersucht wurden. Normaler Haushaltszucker zerfällt etwa zur Hälfte in Fruktose und Glukose. Glukose hat als »Blutzucker« sofortige Auswirkungen auf die Aktivität des Hypothalamus. »Dieses winzige Areal in den tiefen Regionen des Gehirns wiegt nur vier Gramm«, erklärte mir Moser, »aber es steuert 80 Prozent unserer Aktivitäten in Bezug auf Hunger, Schlaf oder Sex.«

Mithilfe des MR-Tomografen kann man die Aktivität wichtiger Gehirnareale direkt beobachten. Wenn die Probanden eine mit Zucker gesüßte Limo trinken, so sieht man unmittelbar die Folgen: Hypothalamus, Amygdala und andere wichtige Bereiche, die in die Appetitregulierung involviert sind, zeigen einen höheren Sauerstoffverbrauch. Dies ist ein Zeichen dafür, dass sie gerade aktiv sind. Gleichzeitig sorgt Zucker für einen deutlichen Anstieg des Hormons Insulin, das zusammen mit anderen Hormonen dem Gehirn ein Feedback zum aktuellen Blutzuckerspiegel liefert. Das appetitfördernde Hormon Ghrelin wird zurückreguliert – es kommt zur Sättigung.

Fruktose wird im Stoffwechsel hingegen ganz anders verarbeitet. »Es hat nur geringe Auswirkungen auf den Insulinausstoß, es schwächt den Anstieg der Sättigungshormone ab und lässt dem Appetitförderer Ghrelin freien Lauf«, erklärt Moser. Während Glukose in den Körperzellen in Energie umgewandelt wird, ist für Fruktose die Leber zuständig, sie baut den Fruchtzucker bei Überangebot sofort in Fett um. »Dummerweise vor allem in das problematische LDL-Cholesterin.«

In einer anderen Studie[108] warb ein Forscherteam der University of California 95 Studenten als Versuchsteilnehmer an. Sie wurden in vier Gruppen eingeteilt. Drei Gruppen bekamen über mehrere Tage jeweils verschieden stark mit »High Fructose Corn Syrup« gesüßte Getränke, in der vierten Gruppe wurde ein künstlicher Süßstoff verwendet. Alle 24 Stunden wurde daraufhin Blut abgenommen. Die Auswirkungen waren frappierend: Je nach Konzentration des Maissirups zeigten die Studenten einen dosisabhängigen linearen Anstieg bei Triglyceriden, beim »schlechten« LDL Cholesterin sowie bei Harnsäure. »Unsere Resultate unterstützen den Verdacht, dass dieser Zucker das Risiko für Herzkrankheiten erhöht«, schließen die Forscher ihren Bericht.

Viele Jahre galt Fruchtzucker als besonders gesund und wurde speziell für Diabetiker empfohlen. Tatsächlich hat Fruktose einen geringeren Effekt auf die Insulinreaktion als Glukose. Wenn jedoch Fruktose unmittelbar in schädliche Fette umgewandelt wird, führt sich dieser scheinbare Vorteil gänzlich ad absurdum. »Diabetes ist zudem keine reine Zuckerkrankheit, sondern geht auch mit Störungen des Protein- und Fettstoffwechsels einher«, erklärt das Deutsche Bundesinstitut für Risikobewertung.[109] Das Institut kam zum Ergebnis, dass Fruktose keine Vorteile hat und der bevorzugte Einsatz für Diabetiker nicht zu empfehlen ist.

Dennoch ist Fruchtzucker nicht per se schlecht. Wie bei allen Lebensmitteln darf man die Bestandteile nicht isoliert betrachten, sondern sollte ihre gemeinsame Wirkung heranziehen. Es macht nämlich einen großen Unterschied, ob eine mit High Fructose Corn Syrup gesüßte Cola getrunken wird, die außer Zuckerwasser nur noch einige Aromastoffe enthält, oder ob der Fruchtzucker aus frischem Obst stammt und zusammen mit Schale, Fruchtfleisch und allen anderen Inhaltsstoffen in natürlicher, nicht gentechnisch modifizierter Form aufgenommen und verdaut wird.

4.3 Fragen rund ums Essen

Woher die Energie zum Leben kommt

Unser Organismus braucht Energie. Diese Energie müssen wir über die Nahrung aufnehmen. Nur so können wir Leistung erbringen. Pflanzen haben es da leichter. Sie nehmen Kohlendioxid aus der Luft und Wasser über die Wurzeln auf. Mithilfe des Sonnenlichtes erfolgt dann über die Fotosynthese die Umwandlung dieser Grundstoffe in Glukose. Daraus deckt die Pflanze ihren Energiebedarf. So wie beim Menschen werden Nahrungsreserven über die Umformung von Glukose in Fett gespeichert und in Früchten, Samen oder Keimen gelagert.

Bei uns Menschen reicht es nicht, uns in die Sonne zu legen. Wir sind auf Nahrung als Energiequelle angewiesen. Einen Großteil dieser zugeführten Energie benötigen wir, um die Körpertemperatur konstant auf etwa 36 Grad Celsius zu halten. Neben der Wärmegewinnung benötigen wir die Energie für alle Muskel- und Organfunktionen.

Und Energie wird in erster Linie über Glukose vermittelt. Sie strömt über das Blut als Energierohstoff in alle Teile des Körpers. Zwanzig Prozent der Glukose verbraucht allein das Gehirn. Der Rest entfällt auf die Organe, die Muskeln und alle anderen arbeitenden Teile des Organismus.

Die wichtigsten Energiequellen für den Menschen sind Kohlenhydrate (Zucker), Fette und Proteine (Eiweiß). Kohlenhydrate und Proteine haben einen Energiegehalt von etwa 4,5 Kalorien pro Gramm. Fette liefern dem Körper etwa doppelt so viel Energie (9 Kalorien). Daher speichert der menschliche Körper Energie rationellerweise in Form von Fett. Durch diesen Kunstgriff hat der Organismus weniger Gewicht zu tragen und dennoch die größtmögliche Menge an Energie eingelagert. Würden stattdessen Kohlenhydrate gespeichert, müsste der Mensch die doppelte Menge schleppen.

Nehmen wir mehr Energie zu uns, als der Körper verarbeiten kann, so wird diese Energie also in Form von Fett gespeichert. Der Umbau von Kohlenhydraten in Fett findet vor allem in der Leber statt, wobei die Art des Umbaus von den Ausgangsstoffen abhängt. Es gibt also nicht ein Standardfett, sondern es kommt auf die Ausgangsstoffe an, ob sie eher in LDL-, in HDL-Cholesterin oder in Triglyceride umgebaut werden.

Sich ein Fettlager im Körper anzulegen, ist im Grunde eine hervorragende Taktik der Evolution, die sich im Lauf der Jahrtausende bewährt hat. Im Herbst, wenn Obst und Beeren reif sind, die Lager voll sind mit Kartoffeln, Getreide und Gemüse, wenn also der pure Überfluss an Kohlenhydraten herrscht – dann ist die Zeit der Einlagerung. Dann wird jener Speckgürtel angelegt, der den langen entbehrungsreichen Winter durchstehen hilft. Da hält der Bär Winterschlaf und schaltet auf langsame Fettverbrennung um. Und da kam in den früheren Zeiten auch beim Menschen jene Phase, wo der »Raketentreibstoff« Zucker durch den schwerfälligeren, aber langanhaltenden »Diesel« ersetzt wurde. Diesel aus der eigenen Tankstelle, den Fettpolstern, die ein reicher Herbst beschert hatte.

Heute haben wir das ganze Jahr Herbst – und Erntezeit. Den Ballast wieder loszuwerden, ist also nicht einfach. Denn es ist von der Natur nicht vorgesehen, die Fettpolster anzugreifen, solange genug »Flugzeugbenzin« vorhanden ist. Nur in der Not greift der körpereigene Stoffwechsel zum Diesel. Nur dann, wenn der Zuckernachschub aufhört. Es ist wie ein Schalter, der dafür im internen Stoffwechsel umgelegt werden muss.

Obendrein hat der Körper in der Leber und in den Muskeln auch einen kleinen Vorrat an Kohlenhydraten angelegt. 5000 bis 10.000 Kalorien in Form von Glykogen – das ist die Speicherform der Glukose. Etwa 100 Gramm in der Leber und 300 Gramm in den Muskeln. Das reicht bequem für zwei bis drei Tage. Wenn wir also nur kurze Zeit fasten oder auf Kohlenhydrate verzichten, so wird der Fettgürtel nicht einmal angetastet. Der Körper »nascht« an seinen eigenen Muskeln – und nimmt gleich auch einige Proteine daraus mit. Speziell aus jenen Muskeln, die wir lange nicht mehr gebraucht haben. Bei der nächsten süßen Mahlzeit wird dann zunächst der Kohlenhydratspeicher wieder aufgefüllt. Die »wertvolle« Fettreserve ist damit unangetastet.

Und gleichzeitig hat die Natur auch dafür gesorgt, dass wir es merken, wenn die Kohlenhydratreserven schwinden. Dann treibt uns der pure Hunger aus dem Haus. Früher auf die Jagd – heute zum Kühlschrank, in den Supermarkt oder in ein Restaurant.

Nahrungsenergie, die nicht zur Wärmegewinnung »verheizt« wird, wird in einen energiereichen Stoff, das sogenannte ATP (Adenosintriphosphat), umgewandelt. Das vom deutschen Biochemiker Karl Lohmann ursprünglich im Froschmuskel entdeckte ATP ist so etwas wie die Grundenergiewährung des Lebens. Bewegt sich ein Muskel und verbraucht Energie, so wird diese über die Abspaltung eines der drei Phosphate des ATP geliefert. Die bei der Zellatmung frei werdende Energie aus der Glukose dient dann dazu, diese Phosphatgruppe wieder »aufzuladen«. Dies ist ein fortwährender Prozess. ATP ist dabei ständig im Wandel. Es ist im engeren Sinn kein Speichermedium, sondern wird für den unmittelbaren Energieumsatz erzeugt. Der Bedarf an ATP ist enorm. Eine einzige aktive Muskelzelle verarbeitet zehn Millionen ATP-Moleküle pro Sekunde. Bei einem durchschnittlichen erwachsenen Menschen entspricht die Menge ATP, die auf solche Weise täglich im Körper auf- und wieder abgebaut wird, in etwa seinem Körpergewicht.

Auch Fette und Proteine können in ATP und damit in Energie umgewandelt werden. Allerdings verläuft dieser Prozess wesentlich komplizierter und langsamer als die Umwandlung von Glukose. Hier findet sich auf Stoffwechselebene der wesentliche Unterschied zwischen »Raketentreibstoff« und »Diesel«. Das eine verbrennt rasch und »auf vollen Touren«, das andere sparsam, aber dafür mit weniger Belastung für den »Motor« unseres Organismus.

Wie rasch Kohlenhydrate in verwertbaren Zucker umgewandelt werden, hängt davon ab, wie diese Kohlenhydrate aufgebaut sind. Je komplizierter die Verbindungen, desto länger dauert die Freisetzung des Zuckers. Große Zuckermoleküle werden über Magen und

Darm zu kleineren aufgespalten. Am Ende steht dann meist die Glukose.

Bereits beim Kauen gehen Signale an die Bauchspeicheldrüse, die die baldige Ankunft von Kohlenhydraten im Verdauungstrakt melden. Sind die Kohlenhydrate im Dünndarm angekommen, nehmen sie den bis dahin fertig produzierten Bauchspeichel gleich mit auf die Reise. Die Enzyme, die in diesem Sekret enthalten sind, fangen nun die restliche Zerkleinerungsarbeit an und verwandeln auch komplizierte Mehrfachzucker in Glukose. Dieses einfachste aller Zuckermoleküle ist so klein, dass es durch die Schleimhaut des Darms dringen kann und somit ins Blut gelangt. Erstes Organ am Weg ist die Leber. Ein kleiner Teil der Glukose wird hier gespeichert. Der Rest strömt durch das Blut zu den Organen und Muskeln, wo Glukose unmittelbar in den Zellen über ATP in Energie umgewandelt und verbraucht wird. Wenn mehr Blutzucker vorhanden ist, als verbraucht werden kann, so wird Glukose mithilfe von Insulin in Fett umgewandelt und gespeichert.

Ist Cholesterin problematisch oder nicht?

Gestillte Babys erhalten in den ersten Monaten ihres Lebens eine extreme Fett- und Eiweißdiät. Das einzige Kohlenhydrat ihrer Nahrung ist der Zucker in der Muttermilch. Auch das Verhältnis der Fettsäuren ist extrem. Sie verfügen über deutlich mehr gesättigte und weniger ungesättigte Fettsäuren als ihre Mütter. Man vermutet, dass Babys das Mehr an gesättigten Fettsäuren zum Aufbau des Nervensystems und zur Hirnbildung benötigen.

Nach der bestehenden Ernährungslehre sind Fette jedoch umso gesünder, je mehr ungesättigte Fettsäuren sie enthalten. Tierische Fette mit ihrem hohen Anteil an gesättigten Fettsäuren gelten hingegen als höchst ungesund. Unter anderem deshalb, weil sie den Cholesterinanteil im Blut erhöhen. Die beständig vorgetragenen Warnungen vor tierischen Fetten haben sich auf die Konsumgewohnheiten der Menschen erheblich ausgewirkt. Dazu beigetragen haben natürlich auch der niedrigere Preis der Pflanzenölprodukte und die massive Werbung für Diätmargarine und »wertvolle« Öle. Seit 1980 hat sich der Pro-Kopf-Verbrauch von Pflanzenölen in Deutschland von 5,6 auf 11,2 Kilogramm verdoppelt.[110] Der Butter- und Eierkonsum gingen hingegen deutlich zurück. Viele gesundheitsbewusste Menschen haben ein schlechtes Gewissen, wenn sie Wurst oder fetten Käse essen.

Aber lässt sich die Empfehlung zur Abkehr von den natürlichen gesättigten Fetten und die Warnung vor Cholesterin auch tatsächlich rechtfertigen? Ist es sinnvoll, dass Millionen Menschen von ihren Ärzten Cholesterinsenker verschrieben bekommen? Stimmt es überhaupt, dass Cholesterin Blutgefäße verstopft und damit Schlaganfälle und Herzinfarkte verursacht?

Zunächst einmal ist Cholesterin lebensnotwendig. Es ist ein wichtiger Bestandteil aller Zellmembranen, erhöht deren Stabilität und wird gebraucht, um Signalstoffe in die Zelle einzuschleusen und wieder herauszubekommen. Cholesterin ist Ausgangsstoff für die Bildung von Vitamin D und Gallensäure. Ohne Cholesterin gäbe es weder männliche noch weibliche Sexualhormone. Besonders hoch ist der Anteil von Cholesterin im Gehirn und in der Muttermilch.

Der menschliche Körper enthält etwa 140 Gramm Cholesterin. Der Großteil befindet sich innerhalb der Zellen. Da Cholesterin, eine wachsartige Substanz, im Blut nicht löslich ist, wird es per »Taxi« befördert, um die Zellen mit Nachschub zu versorgen. Als Transportvehikel für die Cholesterinmoleküle fungieren Lipoproteine. Das LDL (Low Density Lipoprotein) liefert den Stoff von der Leber – wo er hauptsächlich gebildet wird – in die Gewebe, während das HDL (High Density Lipoprotein) überschüssiges Cholesterin aus dem Blut zur Leber zurückführt.

Während von der Ernährungswissenschaft Cholesterin zunächst generell verteufelt wurde, kam später eine Relativierung. Und so hat sich die Einteilung in »böses« LDL- und »gutes« HDL-Cholesterin eingebürgert.

Vieles deutet jedoch darauf hin, dass das ganze Thesengebäude grundfalsch ist. Zwar stimmt es, dass an der Innenseite geschädigter Blutgefäße oft fettige Ablagerungen von LDL-Cholesterin gefunden werden, doch das heißt nicht, dass diese die Gefäßschäden verursacht haben. »Viel wahrscheinlicher ist, dass es sich anlagert, weil es am Reparaturprozess beteiligt ist«, sagt der Düsseldorfer Universitätsmediziner Dieter Borgers. Freie Radikale, mehrfach ungesättigte Fettsäuren, künstliche Transfette – Verdächtige gäbe es zur Genüge, die im Kreislauf für Mikroentzündungen sorgen und die glatte Innenwand der Gefäße schädigen können. Tatsächlich treten Schäden meist punktuell auf, während sich ein hoher Cholesterinspiegel im Blut doch auf alle Gefäße negativ auswirken müsste.

»Wie viel Cholesterin im Blut zirkuliert, hängt meist von den Erbanlagen ab«, sagt der schwedische Mediziner Uffe Ravnskov[111], der zur Cholesterindebatte mehr als hundert Studien publiziert hat. »Tendenziell steigt der Wert mit höherem Alter an.« Daraus zu schließen, dass Cholesterin deshalb gefährlich wäre, ist ein Trugschluss, sagt Ravnskov, denn kurz vor dem Tod beginne oft eine Phase, wo Cholesterin stark abfällt. »Eigentlich müsste man sich demnach eher vor einem niedrigeren Wert fürchten.«

Auch Studien mit Hundertjährigen, die eine hohe Lebensqualität genießen, unterstützen diese These.[112] Als wichtigster Begleiter eines langen Lebens zeigte sich nämlich meist ein hoher Spiegel an HDL-Cholesterin. Ob das LDL daneben hoch, niedrig oder mittel war, spielte nur eine untergeordnete Rolle.

Dennoch wurde der Grenzwert für behandlungsbedürftiges Cholesterin in den letzten Jahrzehnten ständig nach unten korrigiert. Heute gilt beim Gesamtcholesterin im Allgemeinen eine Obergrenze von 200 Milligramm pro Deziliter. Wer darüber liegt, bekommt meist Statine verschrieben. Das ist für die Firmen kein schlechtes Geschäft, weil zwei Drittel aller Menschen im Alter über 40 Jahren einen Cholesterinwert haben, der über dieser Grenze liegt.

Statine und andere Cholesterinsenker zählen demnach zu den absoluten Weltbestsellern. Jahr für Jahr sorgten sie für neue

Umsatzrekorde, bis im Jahr 2011 bei einem Weltmarkt-Umsatz von 39,1 Milliarden US-Dollar plötzlich ein Zenit erreicht war. Seither geht es massiv bergab. 2015 lag der globale Umsatz nur noch bei 26,5 Milliarden.[113] Neue innovative Cholesterinsenker floppten spektakulär – in der Branche herrscht Krisenstimmung.

Was sind die Gründe? Zum einen hat es damit zu tun, dass wichtige Patente auslaufen und die Krankenkassen die Verordnung billigerer Generika einfordern. Die hochpreisigen Innovationen haben hingegen die Erwartungen nicht erfüllt. Zu oft brachte die Senkung der Cholesterinwerte keine Gegenleistung: weder weniger Schlaganfälle noch weniger Herzinfarkte. Dafür aber massive Nebenwirkungen und Unverträglichkeiten. Vom Grauen Star bis zu Leber- und Nierenschäden, dazu geistige Verwirrung und Depressionen. Bei Männern ist speziell noch das Risiko von Muskelschwäche erhöht. »Statine sind ausgezeichnete Medikamente, um den Cholesterinspiegel zu senken«, sagt der französische Kardiologe Michel de Lorgeril und fügt an: »Bloß bringt es nichts, ihn zu senken.« Und Dieter Borgers assistiert: »Alle großen Ernährungsstudien, die versuchten, tierische Fette zu meiden und Cholesterin zu senken, sind katastrophal ineffizient bis unwirksam ausgegangen.«

Dies hat auch damit zu tun, dass Cholesterin meist in der Leber selbst gebildet wird und nur zu einem sehr geringen Teil von der Ernährung abhängt. »Lediglich das Nahrungsfett zu reduzieren, verbessert weder die Blutfettwerte noch die Häufigkeit für Herzleiden«, gestand nun auch die Gesellschaft der US-Mediziner ein.

In dieselbe Kerbe schlägt Meir Stampfer, Professor für Epidemiologie und Ernährung an der Harvard University in Boston. »Wir haben den Menschen über Jahrzehnte gesagt, sie sollen weniger Fett und mehr Kohlenhydrate essen. Und das ist voll nach hinten losgegangen. Eigentlich hätte uns klar sein müssen, dass das nicht funktionieren kann. Denn Kohlenhydrate sättigen nicht dauerhaft. Und deshalb essen die Leute viel zu viel.«[114]

Wir wurden darauf getrimmt, jeder Speckschwarte am Schnitzel zu Leibe zu rücken, auf Eier nach Möglichkeit zu verzichten und den Anteil tierischer Fette auf dem Speiseplan herunterzuschrauben.

Cholesterinhaltige Nahrungsmittel als Inbegriff einer ungesunden Lebensweise gehören zu einem Bild, das bis heute nicht aus unseren Köpfen, noch nicht einmal aus den Lehrbüchern unserer Berater verschwunden ist. Sind wir also alle hinters Licht geführt worden?

Uffe Ravnskov findet die aktuell immer häufigere »Entwarnung bei Fett« längst überfällig. »Wer die wissenschaftliche Literatur zum Einfluss von Fetten auf das Herzkrankheitsrisiko von Anfang an verfolgt hat, für den ist das Ergebnis dieser Studien das logische Resultat. Abgesehen von den künstlich gehärteten Fetten mit ihren Transfettsäuren gibt es überhaupt keine Beweise für einen schädlichen Einfluss gesättigter oder ungesättigter Fette.«

Die Transfette jedoch haben es in sich und sind einer der wohl verhängnisvollsten Fehler, welche die Ernährungswissenschaften mit zu verantworten haben.

Achtung – künstliche Fette!

Pflanzenfette mit natürlicher Festigkeit gibt es nur sehr wenige. Sie werden aus den Kernen und Früchten der Kokos- und Ölpalmen gewonnen. Durch Pressen und Extrahieren erhält man das begehrte Pflanzenfett, das direkt nach dem Herstellungsprozess noch flüssig ist. Es wird in Formen gegossen und anschließend zum Erstarren gekühlt.

Die wirtschaftlichen Vorteile von festen Pflanzenfetten in der Küche erkannten als Erste die Holländer, die im 19. Jahrhundert auf Ceylon die ersten Kokospalmen-Plantagen anlegten. Dass Kokosfett bei Zimmertemperatur festbleibt, liegt am hohen Gehalt an gesättigten Fettsäuren. Tierische Fette wie Butter, Rindertalg oder Schweineschmalz haben dieselben Eigenschaften. Die gesättigten Fettsäuren sind auch für den hohen Schmelzpunkt dieser Fette verantwortlich. Sie können höher erhitzt werden. Alles positive Eigenschaften. Also musste es doch möglich sein, dem Mangel mithilfe der Technologie etwas nachzuhelfen.

Vor mehr als 100 Jahren wurde die Margarine erfunden. Zuvor war streichbares Fett nur in Form von Butter oder Schmalz bekannt. Die Fettversorgung war stets eine wesentliche Grundlage der menschlichen Ernährung, da Fette die energiereichsten Nahrungsmittel sind, die schwere körperliche Arbeit erst möglich machen. Dies war in der Mangelgesellschaft des 19. Jahrhunderts gar nicht so leicht, besonders bei militärischen Aktionen, wo es galt, eine große Anzahl von Soldaten möglichst billig bei Kräften zu halten. Um die Fettversorgung der französischen Armee zu sichern, erteilte Kaiser Louis Napoleon III. den Auftrag, ein geeignetes Speisefett zu entwickeln. Im Jahr 1869 verarbeitete der Wissenschaftler Hippolyte Mège-Mouriès eine Mischung aus Rindertalg und Magermilch zu einer Substanz, die streichfähig war und perlenartig schimmerte. Der Name dieser ersten »Margarine« leitet sich demnach vom griechischen Wort »margaron«, die Perle, ab.

Zwar war dieses Produkt nur noch halb so teuer wie echte Butter, es hatte allerdings nach wie vor den Nachteil, dass dafür tierisches Fett nötig war, und dies war im Gegensatz zu den Pflanzenölen Mangelware. Flüssiges Öl konnte man aber schwerlich aufs Brot streichen. 1902 kam dem deutschen Chemiker Wilhelm Normann die Idee, die ungesättigten Fettsäuren im Öl über eine chemische Reaktion zu härten und in gesättigte zu verwandeln. Damit steigt der Schmelzpunkt und die Fette werden bei Zimmertemperatur streichfähig, so wie Butter oder Schmalz, die ihre Konsistenz ebenfalls gesättigten Fettsäuren verdanken.

Diese Methode wurde technisch optimiert und wird bis heute bei der industriellen Fetthärtung (Hydrierung) eingesetzt. Dabei wird das flüssige Pflanzenfett in großen Edelstahlcontainern auf Temperaturen über 200 Grad erhitzt und unter hohem Druck Wasserstoff zugeführt. Die Doppelbindungen der Fettsäuren lösen sich und die Kohlenstoffatome binden stattdessen Wasserstoff. Bei der vollständigen Härtung werden alle Doppelbindungen aufgelöst. Als Ergebnis entsteht Pflanzenfett, das ausschließlich gesättigte Fettsäuren enthält.

Das Bequeme an der Fetthärtung ist, dass man den Prozess jederzeit stoppen kann, je nach gewünschter Konsistenz und chemischen Eigenschaften. Bei dieser »teilweisen Härtung« bleiben noch viele Doppelbindungen erhalten. Als eine Art Betriebsunfall der Hydrierung passiert es jedoch häufig, dass die Wasserstoffatome nicht auf der üblichen Seite der C-Atome andocken, sondern auf die andere, die »Trans-Seite« springen. Dieser unscheinbare Vorgang bedeutet allerdings eine enorme Veränderung der chemischen Eigenschaften. Die Ölsäure, ein Hauptbestandteil vieler Ölsaaten wie Oliven oder Raps, verwandelt sich dann beispielsweise in die Elaidinsäure, eine – wie man heute weiß – besonders ungünstige Trans-Variante. Weil die Säure nun nicht mehr geknickt ist, sondern lang gestreckt, sind diese Fette viel dichter gepackt. Sie haben eine geringere Neigung zur Oxidation, werden nicht so schnell ranzig und sind höher erhitzbar. Die Industrie stürzte sich mit Feuereifer auf diese Produktionstechnik. Bald waren Transfettsäuren überall dort, wo gebrutzelt, geschmiert oder frittiert wurde, allgegenwärtig. Noch bis Mitte der 1990er-Jahre enthielten Margarinen Transfettanteile von über 30 Prozent.

Das hielt man im Sinne der Abkehr von den »schädlichen« tierischen Fetten, wie es dem damaligen wissenschaftlichen Zeitgeist entsprach, sogar für einen gesundheitlichen Vorteil. Denn immerhin waren Transfettsäuren ja ungesättigt und galten damit als überlegen gegenüber den gesättigten tierischen Fetten. Die Fettindustrie machte sich diese Botschaft der Ernährungswissenschaft sofort in der Werbung zunutze. Viele in Wahrheit transfettverseuchte Produkte warben am Etikett mit der Aufschrift, sie seien besonders gut fürs Herz. Doch unser Organismus ist bei den meisten dieser Transfettsäuren nicht darauf eingerichtet, sie zu verwerten. Es fehlen schlicht die Enzyme, diese künstlichen Fette abzubauen.

Die Härtung von Pflanzenfett erwies sich also als doppelter Betrug am Kunden. Zum einen wird ein pflanzlicher Inhaltsstoff so manipuliert, dass er von seiner Molekülstruktur eigentlich nichts mehr mit seiner natürlichen Herkunft zu tun hat. Die in der Sonnenblumenmargarine enthaltenen Fettsäuren haben chemisch nur noch entfernte Ähnlichkeit mit den Fettsäuren im natürlichen Sonnenblumenöl. Eher gleichen sie gesättigten tierischen Fetten. Geworben wird aber noch mit dem Bild der Sonnenblume. Zum anderen können teilweise gehärtete Fette hohe Mengen an Transfettsäuren enthalten.

Die Indizienkette für die schädlichen Folgen der Transfettsäuren ist mittlerweile längst lückenlos. Bereits Anfang der 1990er-Jahre häuften sich die Warnmeldungen zu diesem Thema. Vor allem die Abteilung für Ernährung an der Harvard University in Boston unter ihrem Vorstand Walter Willett machte sich um die Aufklärung verdient. Im Jahr 1994 veröffentlichte er einen aufsehenerregenden Bericht, in dem er errechnete, dass in den USA jährlich etwa 30.000 Menschen allein aufgrund des hohen Gehalts an Transfettsäuren in Margarine vorzeitig sterben. Drei Jahre später wies er in einer Auswertung der berühmten »Nurses' Health Study«, einer Studie, die seit Beginn der 1980er-Jahre mehr als 80.000 Krankenschwestern penibel auf ihre Lebensführung, Essgewohnheiten und ihren Gesundheitszustand beobachtet, nach, dass eine bloß um zwei Prozent erhöhte Aufnahme von Transfetten das Risiko von Herzkrankheiten um 93 Prozent erhöht. Wer diese billigen Industriefette konsumiert, gefährdet also massiv seine Gesundheit. »Wahrscheinlich«, so Willett, »sind weltweit Millionen von Menschen vorzeitig gestorben, weil unsere Nahrung zu viele Transfette enthält.«

Mit dieser Einschätzung steht Willett nicht allein da. Unzählige Arbeiten befassten sich in den vergangenen Jahren mit allen nur möglichen gesundheitlichen Aspekten von Transfettsäuren. Auf molekularer Ebene wurde gezeigt, wie sich die künstlichen Fette, für deren Abbau oder Weiterverarbeitung keine Enzyme zur Verfügung stehen, in Zellwände einbauen und dort beständige Irritationen und Mikroentzündungen hervorrufen. Systemische Entzündungen und diverse Fehlfunktionen in den Gefäßwänden sind aber nicht nur in der Entstehung von Herzkrankheiten, sondern auch bei Diabetes, Krebs und Fettstoffwechselstörungen involviert.

Transfette zeigen insgesamt einen äußerst negativen Einfluss auf den Fettstoffwechsel, senken beispielsweise das gute

HDL-Cholesterin und erhöhen den Triglyceridspiegel. Ihre arteriosklerotische Wirkung, so das Ergebnis einer Langzeitstudie, ist um ein Vielfaches schlimmer als bei gesättigten tierischen Fetten. Der Humanbiologe Ronald Mensink von der Universität Maastricht formuliert den Konsens der kritischen Wissenschaft unmissverständlich: »Die Eliminierung von Transfettsäuren aus der Nahrung ist die effektivste Einzelmaßnahme, die man treffen kann, um das Risiko von Herzkrankheiten zu minimieren.«

Als erstes Land der EU hat Dänemark – bereits im Jahr 2003 – gesetzlich festgelegt, dass Nahrungsfette nicht mehr als zwei Prozent Transfettsäuren enthalten dürfen. Die Fast-Food-Industrie musste daraufhin jahrelang für Dänemark eigene Fette produzieren, in allen anderen Ländern wurde weitergemacht wie zuvor. Ende der Nullerjahre zog die Schweiz nach. In Österreich kam im September 2009 eine Verordnung, die den Transfettgehalt mit zwei bis vier Prozent beschränkte. In den USA gilt mit Jahresbeginn 2018 bundesweit ein Transfette-Verbot.

Nur in Deutschland blieb alles beim Alten. Es gibt weder Verbot noch Grenzwert noch Kennzeichnungspflicht. Der Gesetzgeber beließ es bisher bei Appellen an die Nahrungsmittelindustrie, und das Bundesinstitut für Risikobewertung versichert, es gebe kein Problem. Zur Sicherheit, so eine Behördensprecherin, könne man ja Produkte meiden, die auf dem Etikett ausweisen, dass »teilgehärtete Pflanzenfette« enthalten sind. Ob »durchgehärtete« Pflanzenfette unproblematisch sind, darüber sind sich die Wissenschaftler noch nicht einig. Eines ist hingegen klar: Natürliche Fette sehen anders aus.

Wie schädlich ist Übergewicht?

Übergewicht ist zunächst eine Definitionsfrage. Laut der allgemein verwendeten Einteilung des Body-Mass-Index beginnt Übergewicht ab einem BMI von 25. Das bedeutet, dass z. B. ein 1,80 Meter großer Mann nicht mehr als 81 Kilogramm wiegen sollte, eine 1,70 Meter große Frau nicht mehr als 72 Kilogramm. Starkes Übergewicht oder Adipositas beginnt bei einem BMI von mehr als 30 – in unserem Beispiel beim Mann mit 97 Kilogramm, bei der Frau mit 87 Kilogramm. Die nächste Gewichtsklasse ist bei BMI 35 erreicht: Dafür muss der Mann noch mal ordentlich zulegen auf 114 Kilogramm – bei der Frau beginnt das Schwergewicht bei 101 Kilogramm.

Athleten können die Adipositas-Klasse erreichen, wenn sie vom Körperbau her besonders muskulös sind. Bei den meisten Menschen dieser Gewichtsklasse werden sich die Kilo aber anders auf der Figur verteilen. Und hier liegt auch ein erstes wichtiges Problem der überschüssigen Pfunde: Dicke bewegen sich deutlich weniger als Dünne. Jede sportliche Betätigung braucht drei Mal so viel Überwindung, wenn die Oberschenkel aneinander reiben und die Gelenke unter all den Pfunden ächzen. Wie sollte man da auch noch leichtfüßig die Sportschuhe anziehen, wo es doch schon anstrengend ist, die Socken zu wechseln und die Schnürsenkel zuzubinden.

Und nun ist es eine Henne-Ei-Problematik: Ohne Bewegung nimmt man rascher an Gewicht zu. Mit höherem Gewicht steigen die Probleme mit den Gelenken und Bändern. Passieren dann Verletzungen, steigt die Abneigung gegen Sport noch deutlicher an. Für Menschen, die ihr Leben lang besonders aktiv waren, kann das Übergewicht den traurigen Anlass bedeuten, mit dem geliebten Fußball, Volleyball oder Tennis für immer aufzuhören. Gerade für diese bewegungsfreudigen Menschen kann es aber auch umgekehrt laufen: Das drohende Ende des gewohnten Sports spornt sie besonders an, um die überschüssigen Pfunde loszuwerden und noch einmal durchzustarten.

Viel problematischer läuft es bei Menschen, die auch in jungen Jahren nie Sportler waren und den Turnunterricht in der Schule ebenso gehasst haben wie einen schweißtreibenden Anstieg zu einem Gipfelkreuz. Hier fällt es besonders schwer, die Kurve zu kratzen, wenn sich die Pfunde auf Hüfte und Bauch legen. Wer nie zu den bewegungsfreudigen Menschen gehörte, ergibt sich oft widerstandslos in sein Übergewicht. Doch das kann sich fatal auswirken.

Mangelnde Bewegung erhöht das Risiko für Herz-Kreislauf-Erkrankungen, das Risiko für Rückenschmerzen, für Depressionen und zahlreiche andere moderne Leiden. Also bemühen wir uns, dass unser Bewegungsapparat möglichst wenig unnötige Lasten mit herumschleppt. Wenn wir älter werden, haben wir genug Probleme mit dem ganz normalen Verschleiß der Gelenke, da müssen wir uns nicht auch noch Extragewichte aufladen. Es ist erstaunlich, was fünf Kilogramm weniger ausmachen können und wie leicht man sich plötzlich wieder fühlt.

Was ist aber nun mit jenen, die sich in ihrer Figur wohlfühlen und keine Probleme haben, sich zu bewegen, auch wenn der BMI über 25 liegt? Ist es vom Standpunkt der Langlebigkeit ein Nachteil, übergewichtig zu sein? Was ist das ideale Gewicht für einen Methusalem?

Es gibt eine ganze Reihe von Studien zu dieser Frage und die meisten kommen zu ähnlichen Antworten. Ein Übersichtsartikel, der 97 Studien mit insgesamt 2,88 Millionen Teilnehmern aus allen Erdteilen einschloss, wurde im Journal der US-amerikanischen Ärztegesellschaft veröffentlicht.[115] Im Untersuchungszeitraum waren mehr als 270.000 Studienteilnehmer gestorben. Die Autoren wollten ganz banal die Frage klären, mit welchem Körpergewicht man am längsten lebt.

Normalerweise wird jene Gruppe als Referenz genommen, wo die Studienautoren das geringste Risiko vermuten. Hier war das natürlich die Gruppe der Normalgewichtigen mit einem BMI zwischen 18,5 und 25. Dies allerdings war gleich der erste Fehler. Denn das geringste Sterberisiko hatten – mit einem knappen, aber doch signifikanten Vorsprung von sechs Prozent – die Übergewichtigen. Die nächste Überraschung gab es bei den Adipösen zwischen BMI 30 und 35. Sie unterschieden sich in ihrem Risiko fast gar nicht von den Normalgewichtigen. Wirklich zum Problem wird Übergewicht demnach erst ab einem BMI von 35, wo das Sterberisiko gleich um ein Drittel höher liegt als bei den Normalgewichtigen.

Warum haben die Übergewichtigen so gut abgeschnitten? Zunächst einmal liegt es nicht daran, dass bei den Normalgewichtigen mehr Raucher waren und mehr Menschen aufgrund schwerer Krankheiten Gewicht verloren hatten. Dies wurde nachgeprüft und Studien mit schlechter Qualität von der Berechnung ausgeschlossen.

Was kann es also sonst gewesen sein? Die Autoren liefen zwei Erklärungen, die ihnen am wahrscheinlichsten erscheinen: Zum einen dürfte ein gewisser Schutzpanzer an Fett dem Körper guttun und sowohl das Herz als auch die anderen Organe – beispielsweise vor Erkältungen – schützen. Zum anderen, schreiben die Autoren, sei das Extragewicht eine wichtige Energiereserve für Phasen schlechter Gesundheit. Man überlebt offenbar eine Lungenentzündung oder sonstige schwere Krisen besser, wenn der Stoffwechsel in Zeiten, wo es an Appetit fehlt, auf Selbstversorgung umschalten kann.

Solche Nachrichten sind unerwartet, wo heute doch alles zur Schlankheit drängt und Übergewicht den denkbar schlechtesten Ruf genießt.

Soll man nun gar nicht abnehmen? Diese Frage kann nur jede Leserin, jeder Leser für sich selbst beantworten. Geringeres Gewicht hat durchaus Vorteile, wie oben geschildert. Ein höheres Gewicht stellt – für sich allein gesehen – aber kein Risiko für einen vorzeitigen Tod dar. Eher im Gegenteil.

Ist Bauchfett gefährlich?

Etwas irritiert werden sich nun vielleicht einige an Pressemeldungen und TV-Beiträge erinnern, in denen vor dem »gefährlichen Bauchfett« gewarnt wurde. Es geht nicht um das Gesamtgewicht, lautete die Botschaft, sondern um den Taillenumfang, um das innere Bauchfett. Dieses sei sehr »stoffwechselaktiv« und beeinflusst den Fett- und Zuckerhaushalt ungünstig. Die Folge sei ein höheres Risiko für Herz- und Gefäßerkrankungen sowie für Diabetes.

Tatsächlich gehört der Taillenumfang auch zu den Kriterien, die das sogenannte Metabolische Syndrom definieren.

Das Metabolische Syndrom

(Wenn drei der folgenden fünf Punkte zutreffen, erfüllen Sie die Kriterien des Metabolischen Syndroms.)

- Bauchumfang von mehr als 102 cm bei Männern oder 88 cm bei Frauen
- Bluthochdruck über 130/85 mmHg
- HDL-Cholesterin unter 40 mg/dl bei Männern oder unter 50 mg/dl bei Frauen
- Ein Triglyceridspiegel von über 150 mg/dl
- Nüchternblutzucker von über 110 mg/dl

Das Metabolische Syndrom gilt als Vorwarnstufe, und wer daran leidet, bekommt vom Arzt meist einen Appell zu hören, jetzt sofort den Lebensstil zu ändern, sonst drohen Diabetes und vorzeitiger Tod. Oft wird das Syndrom auch gleich zum Anlass genommen, gegen die einzelnen diagnostizierten Beschwerden Medikamente zu verordnen.

Doch sehen wir mal nach, wie es um die prognostischen Fähigkeiten des Metabolischen Syndroms wirklich bestellt ist und was die Studien dazu ergeben haben.

In einer italienischen Arbeit mit rund 3000 Senioren, die bei Studienbeginn alle älter als 65 Jahre waren, starben im Verlauf von fünf Jahren 632 Teilnehmer. Alle waren bei Studieneintritt genau untersucht worden. Es stellte sich heraus, dass aus dem Kriterienkatalog des Metabolischen Syndroms nur zwei Werte von Belang waren – und hier auch vor allem für Frauen. Wenn ein zu hoher Blutzuckerwert ermittelt worden war, hatten Frauen ein um 61 Prozent höheres Risiko, im Studienzeitraum zu sterben. Bei zu niedrigem HDL war das Risiko um 48 Prozent erhöht.

In einer deutlich größeren Studie[116] wurden 73.500 Senioren aus Taiwan nach der auf asiatische Verhältnisse adaptierten Definition eines Metabolischen Syndroms eingestuft. In der Studienperiode starben knapp 3000 Personen. Hier hatten Personen mit diagnostiziertem Syndrom überhaupt kein höheres Risiko. Zwei Komponenten erwiesen sich sogar als Schutz- statt als Risikofaktoren: Übermäßiges Bauchfett verringerte das Sterberisiko um 13 Prozent, zu hohe Blutfettwerte verringerten es um signifikante 21 Prozent. Blutdruck hatte keine Aussagekraft, weder positiv noch negativ. Wichtigste Risikofaktoren waren ein zu niedriger HDL-Cholesterinspiegel und ein zu hoher Blutzuckerspiegel. Beides erhöhte das Sterberisiko um 24 bzw. 20 Prozent. Zahlreiche Studien lieferten ähnliche Resultate – oder auch Nicht-Resultate. Beispielsweise eine aktuelle Arbeit aus den USA,[117] wo die Prognosekraft des Metabolischen Syndroms mit einem »Gebrechlichkeits-Index« verglichen wurde. In diesem Index wurde in 41 Punkten abgefragt, wie gut sich eine Person noch selbstständig versorgen und bewegen konnte. Das Resultat in einem Satz: Die Gebrechlichkeit siegte auf allen Linien.

Zusammenfassend lässt sich sagen, dass das Konzept des Metabolischen Syndroms wenig Sinn macht. Die Definition, wie sie oben beschrieben ist, hat keine seriöse Vorhersagekraft. Weder erhöhter Bauchumfang noch Bluthochdruck noch Triglyceridspiegel waren für die Prognose von Herzkrankheiten und vorzeitigen Tod relevant, sondern beinahe ausschließlich die zwei verbliebenen Faktoren: ein zu hoher Zuckerspiegel und ein zu niedriger HDL-Wert.

Natürlich ergab sich rasch die Frage, ob es nicht möglich wäre, Medikamente zu entwickeln, die den HDL-Wert in die Höhe treiben. Bald war auch ein geeigneter Wirkstoff gefunden: hohe Dosen von Vitamin B3 (Niacin) führten zuverlässig zum Ansteigen des HDL-Werts. Ernüchternd war jedoch, dass dies in den Studien auf die Teilnehmer keinerlei positive Effekte hatte.[118] Im Gegenteil, die Vitaminkur löste eine ganze Reihe ernsthafter Nebenwirkungen aus. Inzwischen gilt der Niacin-Ansatz als gescheitert und immer mehr Wissenschaftler stimmen darin überein, dass möglicherweise das gesamte Cholesterin-Hypothesen-Gebäude bisher nicht wirklich verstanden worden ist.

Ganz anders stellt sich die Situation beim Zuckerspiegel dar. Hier ist es unumstritten, dass es einen Sinn ergibt, diesen zu senken. Die Frage ist allerdings, wie dies am besten geschieht. Eine ganze Milliardenindustrie hat sich rund um die Krankheit Diabetes angesiedelt und doktert daran herum. Mit recht bescheidenem Erfolg. Intelligenter wäre es, erst gar kein Diabetes entstehen zu lassen. Das ist gar nicht so schwierig, wie es vielleicht klingt. Es braucht dafür nur gute Informationen und den Willen, es zu versuchen, solange es nicht zu spät ist.

Die Rolle des Insulins

Aus Studien mit Hundertjährigen weiß man, dass die meisten von ihnen einiges gemeinsam haben: Sie haben kein starkes Übergewicht, ihr Blutzucker ist, gemessen am Alter, relativ gering, und sie haben verblüffend niedrige Insulinwerte.[119]

In immer mehr Studien entpuppt sich Insulin als so etwas wie das negative Schlüsselhormon des Lebens. Es ist ein Indikator für den oxidativen Stress, den wir unserem Stoffwechsel zumuten. Wie sehr unser Körper altert, hängt unmittelbar mit diesem Stress zusammen. Je intensiver die Kraftwerke unserer Zellen Energie verbrennen, desto rascher altern sie, sind ausgepowert und erschöpft. Diese Zusammenhänge zu erkennen und rechtzeitig gegenzusteuern, ist eine der wichtigsten Voraussetzungen für ein gesundes langes Leben.

Dazu ist es notwendig, den Stoffwechsel der Kohlenhydrate zu verstehen. Dieser komplexe Vorgang wird über Hormone gesteuert, die in der Bauchspeicheldrüse gebildet werden. Das bekannteste ist eben das Insulin. Weniger bekannt ist sein Gegenspieler, das Glucagon.

Wenn der Blutzuckerspiegel steigt, wird in den Inselzellen der Bauchspeicheldrüse Insulin produziert. Insulin verschafft der Glukose über eine Art »Sesam öffne dich«-Signal Zugang zu den Körperzellen, wo der Blutzucker dann zu ATP umgewandelt und »verbrannt« wird. Solange genügend Zucker für den Energiefluss vorhanden ist, unterdrückt Insulin gleichzeitig den Abbau von Fett. Denn es wird ja kein zusätzlicher Brennstoff benötigt. Überschüssige Kohlenhydrate werden – wieder mithilfe des Insulins – in den Fettzellen gespeichert. Da Fettzellen enorm dehnbar sind, ist der Speicherplatz nahezu unbegrenzt.

Glucagon kommt hingegen dann zum Einsatz, wenn sich zu wenig Blutzucker im Kreislauf befindet. Es sorgt zunächst dafür, dass der Zuckerspiegel wieder angehoben wird, indem die Zuckervorräte in Leber und Muskeln freigegeben werden. Bei einem durchschnittlichen Erwachsenen belaufen sich diese Lagerbestände auf rund ein halbes Kilogramm Kohlenhydrate in Form des Mehrfachzuckers Glykogen. Sind diese Vorräte aufgebraucht und kommt kein Nachschub an frischen Kohlenhydraten über die Nahrung, so setzt Glucagon die Umwandlung der Fettreserven aus den Körperdepots in Gang. Diese werden als Ketonkörper ins Blut abgegeben. Dort werden sie – ähnlich wie Glukose, nur nicht ganz so effizient – in Energie umgewandelt.

Zirkulieren übermäßig viele dieser Ketonkörper im Blut, nennt man diesen Zustand Ketose. Ungenutzte Ketonkörper können nicht in Fettsäuren zurückverwandelt werden. Sind sie einmal freigesetzt, werden sie entweder durch menschliche Leistung verbraucht oder durch den Urin ausgeschieden. Ein Traum für alle, die abnehmen wollen.

Weniger angenehm ist der gegenteilige Effekt – wenn diese Fettreserven gar nie angetastet werden, weil stets ein Übermaß an Glukose vorhanden ist. Dann legt die Bauchspeicheldrüse Insulin-Sonderschichten ein und produziert auf vollen Touren, um den Blutzucker wieder auf ein normales Maß zu senken. Mit der ständigen Belieferung der Zellen nützt sich jedoch langsam der beschriebene »Sesam öffne dich«-Effekt ab. Die Insulin-Rezeptoren an den

Zellwänden werden immer unwilliger, die neuen Zuckerfrachten aufzunehmen. Die Steuerungsorgane des Stoffwechsels lassen jedoch nicht so leicht locker. Um die überschüssige Energie loszuwerden, kurbelt die Bauchspeicheldrüse die Insulinproduktion weiter an. Mit dem Effekt, dass sich auch die Übersättigung der Zellen weiter verstärkt und der Widerwillen, Insulin als Türöffner zu akzeptieren, zunimmt.

Die Bauchspeicheldrüse vermag diese Fehlfunktion über viele Jahre auszugleichen, indem sie immer höhere Insulinmengen produziert. Die Inselzellen, in denen Insulin erzeugt wird, können ihre Leistung um bis das Zehnfache steigern. Dadurch gelingt es mit enormem Aufwand, den Blutzuckerspiegel lange Zeit im normalen Bereich zu halten. Dass dennoch etwas nicht stimmt, merkt man bloß an den gleichzeitig stets erhöhten Insulinwerten. Aber nach denen wird beim Arzt meist nicht eigens gesucht.

Nach Jahren vermag die Bauchspeicheldrüse schließlich den immer größeren Insulinbedarf nicht mehr zu decken: Die Inselzellen erschöpfen sich und gehen zugrunde. Sie brennen nach und nach aus. Der Blutzuckerspiegel steigt an. Der Mensch, in dem sich diese fatale Spirale jahrelang gedreht hat, wird nun zum Diabetiker.

Wenn nun von außen über die Gabe von Insulin nachgeholfen wird, so handelt es sich dabei um eine reine Symptom-Therapie: den Versuch, die Spirale noch ein paar Schrauben weiter zu drehen und damit die erschöpfte Bauchspeicheldrüse zu ersetzen. Und wenn es in manchen Diabetiker-Ratgebern heißt, dass – abgesehen von der fehlenden Insulinproduktion – keine wesentlichen Probleme vorliegen und deshalb auch keine wesentlich andere Diät als bei Gesunden empfohlen wird, so hat hier jemand die biologischen Zusammenhänge im Organismus absolut nicht verstanden.

Denn was ist die von den Ernährungsberatern empfohlene Diät? Dabei handelt es sich meist um die typische »Wenig Fett, reichlich Kohlenhydrate«-Mischung. Und das ist in den meisten Fällen nichts anderes als eine Hochglukosediät. Jene Ernährung, die den Teufelskreis erst in Schwung gebracht hat.

Wesentlich sinnvoller erscheint die Alternative, den Blutzuckerspiegel durch die Ernährung möglichst in Schranken zu halten, sodass kein so massiver Insulinschub nötig ist. Dazu ist es aber notwendig, die Auswirkungen der verschiedenen Nahrungsmittel auf den Anstieg des Blutzuckers zu kennen.

Wie sich Essen auf Hunger und Zuckerspiegel auswirkt

Wir haben in den tiefen Regionen unseres Gehirns eine eigene Schaltstelle, die unseren Hunger steuert. Diese Neuronen werden über Hormone stimuliert, die auf das reagieren, was wir essen. Die Biologie des Appetits ist relativ junges Wissen und setzt sich aus einer ganzen Reihe von Puzzleteilen zusammen.

Eines davon ist das Hormon Leptin. Rasch waren über Tierversuche die Grundmechanismen geklärt und schienen recht einfach: Wenn der Körper Fettmasse ansetzt, so gibt dieses Hormon dem Hirn ein Stoppsignal. Tiere, denen Leptin injiziert wurde, verloren völlig den Appetit. Bei künstlich niedrig gehaltenem Leptinspiegel waren sie hingegen fast verrückt vor Hunger.

Die beteiligten Wissenschaftler träumten von kommerziellen Erfolgen, falls sich dieser Effekt auch auf Menschen übertragen ließe. Rasch waren Sponsoren aus der Pharmaindustrie gefunden und so liefen die ersten Experimente an, in denen Übergewichtige mit Leptin behandelt wurden. Die Ergebnisse waren jedoch ernüchternd. Es zeigte sich nämlich, dass dicke Menschen bereits hohe Leptinspiegel haben und auf eine weitere Hormonzufuhr kaum reagieren. Sie waren bereits leptinresistent.

Leptin ist bei Weitem nicht der einzige Appetitregulator. Auch Insulin führt zu einem Gefühl von Sättigung. Studien zeigten allerdings, dass sich dieser Effekt auf normalgewichtige Personen beschränkt. Mit stärkerem Übergewicht wird Insulin weniger wahrgenommen.

Forscher überprüften die These, ob auch die Ausdehnung des Magens bei der Regulierung des Hungers eine Rolle spielt. Dies ist eher nicht der Fall. Wenn Versuchsteilnehmer mit einem wenig nahrhaften Brei gefüttert wurden – beispielsweise mit abgekochtem Kohl –, so bemerkten diese zwar ein unangenehmes Völlegefühl, waren aber genauso hungrig wie zuvor.

Viel interessanter erwies sich die Beobachtung, dass langsam verdaute Nährstoffe wie Fett, Proteine oder ballaststoffreiche Kohlenhydrate zu einem stärkeren Sättigungsgefühl führen als rasch verdauliche Kohlenhydrate aus Reis, Kartoffeln oder Mehlspeisen. Bereits 1977 zeigte eine englische Forschergruppe, dass Apfelsaft viel weniger sättigend ist als Apfelmus oder ganze Äpfel mit gleichem Kaloriengehalt.[120] Die Autoren führten diesen Effekt auf die unterschiedliche Zusammensetzung der Kohlenhydrate zurück, wobei das Vorhandensein von intakten Ballaststoffen maßgeblich war. Der Blutzuckerspiegel stieg zwar bei allen drei Apfelspeisen anfangs gleich hoch an, allerdings gingen sowohl der Anstieg als auch der nachfolgende Abfall bei Apfelsaft rascher vonstatten. Bei Mus lief diese Berg- und Talfahrt etwas weniger steil, beim ganzen Apfel hingegen flach. Ursache dafür ist die Geschwindigkeit, in der die aufgenommenen Inhaltsstoffe in Blutzucker verwandelt und dann wieder verdaut werden. Je mehr Ballaststoffe vorhanden sind, desto länger dauert der Abbau. Und desto schwächer ist auch die Insulinreaktion.

»Die Entfernung der Ballaststoffe aus der Nahrung begünstigt die raschere und leichtere Verdauung«, erklären die Autoren. »Ergebnis ist ein geringeres Sättigungsgefühl, eine gestörte Blutzuckerbalance und ein nicht angemessener Insulinausstoß.«

Wenn die Kohlenhydrate im Verdauungsprozess langsam freigesetzt werden, führt dies hingegen zu einem mäßigen Anstieg des Blutzuckers. Insulin beginnt seine Arbeit langsam, und der nachfolgende sachte Abfall des Blutzuckers führt zu weniger Hunger- und Schwächegefühlen, die nach einer erneuten Ration Kohlenhydraten verlangen.

Wenn die Bauchspeicheldrüse hingegen einen rapiden Anstieg des Blutzuckers registriert, so pumpt es eine dementsprechend große Menge an Insulin in den Organismus. Das Insulin erledigt seinen Job ein bisschen zu gut, und das Ergebnis ist ein rascher Abfall des Blutzuckers mit den bekannten Folgen: Die Gier nach neuen schnellen Kohlenhydraten wird zu einem beinahe übermenschlichen Verlangen.

Der Glykämische Index

Alle Kohlenhydrate, die wir zu uns nehmen, haben eines gemeinsam: Früher oder später werden sie zu Glukose umgebaut. Egal, ob es sich um die Kartoffelstärke in Pommes frites oder um den Backzucker in der Geburtstagstorte handelt. Die Kohlenhydratketten werden über Enzyme in immer einfachere Zucker zerlegt und landen schließlich als simpelstes aller Zuckermoleküle, nämlich als Glukose, im Blut.

Beinahe ein Jahrhundert lang hielt sich in der Ernährungslehre die Regel, dass ein Nahrungsmittel umso rascher zu Blutzucker umgebaut werde, je simpler die Kohlenhydrate aufgebaut seien.[121] Die komplexen Kohlenhydrate aus Getreide, Kartoffeln oder Gemüse würden also wesentlich später für einen Zuckerschub im Organismus sorgen als Einfach- oder Zweifachzucker. Erst in den letzten Jahrzehnten wurde die Gültigkeit dieser einfachen Logik bezweifelt. Studie um Studie zeigte, dass Weizen oder Kartoffeln genauso rasch für einen Glukoseanstieg sorgen, als wenn wir dieselbe Menge gleich als Zucker essen würden. Das langkettige Zuckermolekül aus der Stärke war gleich schnell zerlegt wie das simple Doppelmolekül des Rübenzuckers.

Die Stärke ist jedoch nicht immer gleich leicht zugänglich. Es kommt darauf an, wie das Getreide verarbeitet ist und in welcher Kombination es gegessen wird. Beachten wir dazu einen Versuch, in dem eine Gruppe von Teilnehmern Weißbrot, eine andere Gruppe Spaghetti zu essen bekam. Das Brot wurde dabei aus denselben Zutaten gebacken, aus denen die Nudeln bestanden. Der einzige Unterschied bestand also in der Herstellungsweise der Spaghetti – und in der Beimengung eines Hühnereies.

Die Reaktion des Organismus hätte kaum unterschiedlicher ausfallen können: Obwohl Weißbrot und Spaghetti in einer ersten Phase den Blutzuckerspiegel nahezu identisch erhöhten, sorgten die leicht verfügbaren Kohlenhydrate aus dem Weißbrot von Anfang an für einen stärkeren Insulinausstoß. Die im Vergleich dazu weniger leicht verfügbaren Spaghetti führten zu einer flacheren Glukosekurve ohne spektakuläre Insulinreaktion.

Nach etwa eineinhalb Stunden zeigen sich die wesentlichen Unterschiede im Stoffwechsel. Der Blutzuckerspiegel jener Personen, die Weißbrot gegessen hatten, war nun wieder auf das Niveau der Spaghetti-Gruppe gefallen. Der Zuckerspiegel pendelte sich jedoch nicht auf diesem Niveau ein, sondern fiel während der nächsten halben Stunde weiter ab. Bis nach zwei Stunden – aufgrund der Wirkung des Insulins – sogar eine negative Zuckerbilanz herrschte. Die Folgen dieser Unterzuckerung machen sich als Unkonzentriertheit, Schwäche und in einem beginnenden starken Hungergefühl bemerkbar. Nach einer identischen Menge Weißbrot kehrte der Hunger also rascher zurück als bei Spaghetti.

Noch deutlicher fällt dieser Vergleich bei Nahrungsmitteln aus, die sich stärker voneinander unterscheiden. In einer Studie mit übergewichtigen Teilnehmern bekam die eine Gruppe ein englisches Frühstück mit Spiegeleiern, Speck, Bratwürsten und Bohnen. Die andere Gruppe ein an Kalorien identisches Frühstück, das viel Weißbrot, Marmelade und süße Cornflakes enthielt. Die Unterschiede im Zuckerspiegel waren dramatisch. Und auch das Sättigungsgefühl hielt in der Gruppe mit dem englischen Frühstück deutlich länger an.[122]

Der kanadische Wissenschaftler David Jenkins entdeckte Anfang der 1980er-Jahre ein Messverfahren, das genau angibt, wie rasch Nahrungsmittel den Blutzuckerspiegel beeinflussen. Er nannte dies den »Glykämischen Index« (GI). Referenzwert für den GI ist Glukose (Blutzucker), die mit einem Wert von 100 festgelegt wird. Alle anderen Nahrungsmittel werden in Relation dazu gemessen. Am oberen Ende der Skala finden sich Produkte aus Weißmehl, purer Zucker und Limonaden, am anderen Ende Broccoli, Spinat und

Zwiebeln sowie die ganzen kohlenhydratfreien bzw. -armen Milchprodukte und Fleischspeisen (siehe Übersicht).

Je »purer« die Speisen gegessen werden, desto stärker ist die Wirkung. Wer eine Packung Popcorn oder Kartoffelchips isst, katapultiert den Zuckerspiegel deutlich höher als jemand, der dieselbe Kalorienmenge in Form eines gemischten Menüs zu sich nimmt, bei dem Mais oder Kartoffeln lediglich eine Beilage darstellen. Fett oder Eiweiß, das gleichzeitig verdaut wird, schwächt demnach den Effekt einer Mahlzeit auf den Blutzucker etwas ab.

Gekochte Karotten können als Babybrei einen GI von mehr als 90 erreichen, Pizza hingegen nur einen GI von 80. Ginge es allein nach dieser Klassifikation, wäre Pizza besser als Karotten. Was dabei vergessen wird, ist allerdings die Menge. Denn um die Kalorienmenge einer Pizza in Karotten aufzuwiegen, müsste man schon einen großen Teller voll Karottenbrei verspeisen.

Der GI ist also so etwas wie die »Qualität« eines einzelnen Nahrungsmittels, sagt aber noch nichts über die Quantität aus. Dieser kombinierte Wert einer Speise wird als »glykämische Ladung« bezeichnet. Melonen liegen beispielsweise mit einem GI von 72 beinahe doppelt so hoch wie Schokokuchen. Die Menge der enthaltenen Kohlehydrate pro Portion ist bei Melonen jedoch deutlich geringer. Und somit liegt die glykämische Ladung im unteren Bereich.

Hochinteressant ist auch, dass ein und dasselbe Lebensmittel unterschiedliche GI-Werte aufweisen kann, je nachdem, wie lang es gekocht wird. Dies beeinflusst, wie leicht die Stärke verfügbar wird. Al dente gekochte Spaghetti erreichen einen GI von 38. Werden dieselben Nudeln zwanzig Minuten lang gekocht, steigt ihr GI auf 58.

Noch variantenreicher ist die Abweichung bei Kartoffeln. Hier ergibt sich schon ein Unterschied von bis zu 10 Indexpunkten, je nachdem, ob sie mit oder ohne Schale verarbeitet werden. Die höchsten Werte erreicht Kartoffelbrei, besonders wenn er aus Fertigpulver zubereitet wird. Hier klettert der Index bis auf 85 Punkte. Ebenso hoch steigen Bratkartoffeln. Pommes frites halten im Schnitt bei 75.

Besonders krass ist der Unterschied bei Wurzelgemüse. Rohe Karotten kommen auf Werte unter 20. Karottensaft kommt auf bis zu 50 GI-Punkte, gekochter Karottenbrei für Kleinkinder kann sogar Werte über 90 erreichen.

Die Faustregel lautet also: Je länger eine Speise gekocht wird, desto höher ist der GI. Bei Getreide und Reis kommt es zudem darauf an, wie viele Ballaststoffe und Fette während des Verarbeitungsprozesses eliminiert wurden. Je geringer der Ausmahlungsgrad, je mehr vom fetthaltigen Keimling und von der äußeren Kleieschicht erhalten bleibt, desto wertvoller ist die Speise, desto niedriger ist der GI.

Und schließlich kommt es auch noch auf die Mischung an. Wer eine Flasche Cola leert, holt sich die pure Zuckerinfusion. Wer aber Kohlenhydrate mit Fett und Eiweiß mischt, senkt auch gleichzeitig den Glykämischen Index. Dies klingt auf den ersten Blick etwas ungewohnt. Aber der GI eines französischen Baguettes sinkt von einem Spitzenwert von 95 immerhin um 23 Punkte, wenn das Brötchen mit einer fetten Haselnusscreme bestrichen wird. Bratkartoffeln verlieren ein paar GI-Punkte, wenn sie mit einem Joghurt- oder Sauerrahmdressing gegessen werden. Vanille- oder Schokoeis hält bei einem GI von etwas über 60 Punkten, wenn der Fettgehalt niedrig ist, und fällt bei entsprechend hohem Fettgehalt auf Werte um die 40. Damit wird GI-technisch sogar der hohe Zuckeranteil einigermaßen neutralisiert.

Das Konzept des Glykämischen Index liefert auch eine Erklärung, warum herkömmliche Diäten so klägliche Erfolgsraten haben. Solange der GI einer Diät hoch ist, spielt es keine Rolle, wie niedrig die Kalorienmenge gedrückt wird. Der Teufelskreis des raschen Blutzuckeranstiegs mit dem daraufhin erfolgenden raschen Insulinausstoß wird nicht unterbrochen, wenn jemand weniger isst. Und sobald die Willenskraft gegen die selbst auferlegte Diät erlahmt, folgt der volle Rückfall in Heißhungerattacken.

Dies bedeutet noch nicht, dass eine hochglykämische Ernährung automatisch Übergewicht verursacht. Es hängt von vielen zusätzlichen Einflüssen ab, etwa wie viel insgesamt gegessen, wie viel Bewegung gemacht wird. Dass auf die Dauer jedoch der

Blutzuckerspiegel und damit das Diabetesrisiko ansteigen, ist durch zahlreiche Untersuchungen erwiesen.

Reichlich Kontroversen gibt es über den GI von Bier. Studien schwanken in der Bemessung zwischen 36 und 95. Pilsner Bier kommt in einer holländischen Arbeit[123] beispielsweise auf einen GI von 89. Kritiker entgegnen dem, dass Bier kaum noch Kohlenhydrate enthält, weil Maltose – der Zucker im Gerstenmalz – während des Gärvorgangs fast vollständig in Alkohol umgewandelt wird. Anheuser-Busch, die mit einer Produktion von 430 Millionen Hektolitern weltgrößte Brauerei, verkündete deshalb in Inseraten, man könne zu einer Diät mit niedrigem GI ruhig Bier trinken, »denn Bier enthält keine Maltose, über die man sich Sorgen machen müsste«.

Daraufhin sah sich der an der Universität Florida tätige Lebensmittelchemiker William Whelan acht Sorten Bier genauer an und fand tatsächlich keine Maltose – allerdings sehr wohl andere Kohlenhydrate, sogenannte Maltodextrine.[124] Und diese wiederum haben denselben glykämischen Index wie Maltose.

Zudem ist Bier ein hoch kalorisches Getränk. Ein Gramm Alkohol liefert eine Energie von 7,1 kcal. Das ist deutlich mehr als bei Kohlenhydraten (4,1 kcal). »Bier trägt trotz des geringen Gehalts an Kohlenhydraten wesentlich zur glykämischen Last der Ernährung bei«, schreiben die holländischen Wissenschaftler, »speziell bei Männern.« Der Einfluss von Bier in der durchschnittlichen Diät der Niederlande werde nur von Kartoffeln, Brot, Zucker und gezuckerten Limonaden übertroffen.

Übersicht: Glykämischer Index und Glykämische Last

Nahrungsmittel	Glykämischer Index (GI)	Glykämische Last (GL)
Brot & Backwaren		
Weißbrot	60–95	9–14 (30 g)
Schwarzbrot	58–73	9–12 (30 g)
Vollkornbrot	34–69	7–12 (30 g)
Kaiser-Semmel	73	12 (30 g)
Mais-Tortilla	52	12 (50 g)
Hefeteig-Bagel	72	25 (70 g)
Bananenkuchen	47–55	12–14 (60 g)
Apfelkuchen	44–48	9–13 (60 g)
Getränke		
Fanta	68	23 (0,25 l)
Coca-Cola (USA)	43	16 (0,25 l)
Apfelsaft	41	12 (0,25 l)
Orangensaft	50	12 (0,25 l)
Tomatensaft	38	4 (0,25 l)
Frühstücks-Cerealien		
Coco Pops	77	20 (30 g)
Cornflakes	81	20 (30 g)

Müsli	56	10 (30 g)
Haferbrei (fertig)	55	13 (250 g)
Getreide		
Süßmais	48	14 (60 g)
Couscous	65	9 (150 g)
Quinoa	53	13 (150 g)
Weißer Reis	72	29 (150 g)
Basmatireis	63	26 (150 g)
Brauner Reis	50	16 (150 g)
Bulgur	47	12 (150 g)
Vollkorn-Weizen	45	15 (50 g)
Gerste	25	11 (150 g)
Milchprodukte		
Eiscreme	62	8 (50 g)
Milch	31	4 (0,25 l)
Fruchtjoghurt	33	11 (200 ml)
Bananen-Smoothie	40	8 (250 ml)
Kondensmilch (Nestle, gesüßt)	61	33 (100 ml)
Schokopudding	47	7 (100 g)
Vanillepudding	40	6 (100 g)

Obst		
Apfel	36	5 (120 g)
Banane	48	11 (120 g)
Datteln, getrocknet	42	18 (60 g)
Grapefruit	25	3 (120 g)
Orange	45	5 (120 g)
Pfirsich	42	5 (120 g)
Pfirsich in Dosen	52	9 (120 g)
Rosinen	64	28 (60 g)
Wassermelone	72	4 (120 g)
Bohnen und Nüsse		
Kichererbsen	10	3 (150 g)
Bohnen	30	7 (150 g)
Sojabohnen	15	1 (150 g)
Erbsen	50	15 (150 g)
Linsen	28	5 (150 g)
Cashew-Nüsse	22	3 (50 g)
Erdnüsse	13	1 (50 g)
Nudeln		
Fettuccine	32	15 (180 g)
Makkaroni	50	24 (180 g)

Spaghetti (al dente)	46	22 (180 g)
Spaghetti (20 Min. gekocht)	58	26 (180 g)
Vollkorn-Spaghetti	42	17 (180 g)
Snacks		
M&M's Erdnuss	33	6 (30 g)
Fruchtrolle	99	24 (30 g)
Popcorn	65	7 (20 g)
Kartoffelchips	56	12 (50 g)
Snickers-Riegel	51	18 (60 g)
Gemüse		
Karotten	39	2 (80 g)
Kartoffel (gekocht)	82	21 (150 g)
Pommes frites	64	21 (150 g)
Süßkartoffel	70	22 (150 g)
Sonstiges		
Hummus	6	0 (30 g)
Chicken-Nuggets	46	7 (100 g)
Pizza (mit Käse, Tomatensauce)	80	22 (100 g)
Honig	61	12 (25 g)

Der Glykämische Index bezeichnet die Fähigkeit eines Lebensmittels, den Zuckergehalt im Blut in die Höhe zu treiben. Als Basis gilt der Wert von Traubenzucker – chemisch gesehen pure Glukose. Dieser Wert wird mit einem GI von 100 angenommen. Die Glykämische Last gibt an, wie stark sich eine durchschnittliche Portion dieses Nahrungsmittels auf den Blutzucker auswirkt. Ein GL unter 10 gilt als niedrig, ein Wert über 20 als hoch. Viele Nahrungsmittel wie z. B. Fleisch, Geflügel, Fisch, Avocados, Salat und Eier kommen in der Liste gar nicht vor, weil sie keine oder sehr wenig Kohlenhydrate enthalten und die Testpersonen unzumutbar große Mengen konsumieren müssten, damit eine Glukosereaktion überhaupt messbar wäre.[125]

4.4 Die Methusalem-Ernährung

Das Versagen der Experten

In Bezug auf ein langes Leben bedeutet mäßiges Übergewicht, wie wir gehört haben, keinerlei Nachteil. Eher im Gegenteil. Aber natürlich gibt es eine ganze Reihe anderer wichtiger Gründe, warum wir überschüssige Pfunde gerne loswerden möchten. Um unsere Gelenke zu schonen, besser beweglich zu sein, beim Sport wieder mithalten zu können oder einfach um besser auszusehen.

Schließlich kann Übergewicht auch ein Anzeiger dafür sein, dass mit unserem Zuckerhaushalt etwas nicht stimmt. Dass wir auf dem direkten Weg in Richtung Diabetes sind. Und spätestens hier ist es hoch an der Zeit, die Warnsignale ernst zu nehmen.

Diabetes mellitus Typ 2 (früher auch »Altersdiabetes« genannt) hat in den Industrieländern bereits das Ausmaß einer Epidemie angenommen. Etwa 150 Millionen Menschen leiden daran. Bis 2025 wird sich diese Anzahl nach Hochrechnungen der WHO noch verdoppeln.

Diabetes ist eine der wichtigsten Ursachen für Erblindung im Alter, sie erhöht das Risiko für chronisches Nierenversagen und Amputationen. Ferner erleiden Diabetiker zwei- bis viermal so häufig einen Herzinfarkt. Die zugrunde liegenden arteriosklerotischen Veränderungen der Blutgefäße sind oft schon Jahre vor dem Ausbruch der Krankheit vorhanden.

Erschreckend ist, wie wenig die Ernährungswissenschaft bisher über die Hintergründe und die Genese von Diabetes verstanden hat. Oftmals klingen die Ratschläge so, als seien die Experten von der Pharma- und Nahrungsmittelindustrie angeheuert, um die Bevölkerung geradewegs in den Diabetes zu treiben. Das beginnt schon bei den Grundprinzipien, die etwa in der Ernährungspyramide zusammengefasst sind und eine Mischung aus Ratschlägen darstellen, die entweder gefährlich oder für den Großteil der Menschen nicht praktikabel sind.

Die Deutsche Gesellschaft für Ernährung hält beispielsweise zehn gute Tipps bereit, nach denen wir unsere Nahrung zusammenstellen sollen. Hier finden sich noch keinerlei Hinweise auf die Auswirkungen der Ernährung auf den Blutzuckerspiegel, nichts über die Bedeutung eines Glykämischen Index, keine Warnungen vor einem Überfluss an Weißmehl & Co. Im Gegenteil. Seit Jahrzehnten wird der Bevölkerung gepredigt, vor allem auf Kohlenhydrate zu setzen: Reichlich Getreideprodukte, Nudeln, Reis und Kartoffeln sollten täglich am Speiseplan stehen. Ein Teil davon Vollkorn, sodass 30 Gramm Ballaststoffe anfallen.

Für die meisten Menschen komplett illusorisch ist die Regel, am Tag mindestens fünf Portionen Obst und Gemüse zu verzehren. Fruchtsaft und Smoothies werden empfohlen, ohne die Problematik des Überangebots an Fruchtzucker zu erwähnen. Nirgends wird erklärt, dass Obst und Gemüse aus konventioneller Landwirtschaft bei Produkttests regelmäßig einen enormen Anteil an Schadstoffen und Chemierückständen ausweisen. Nirgends wird dazu geraten, Produkte aus biologischer Landwirtschaft zu bevorzugen.

Bei Fleisch gibt es nach wie vor die Empfehlung, dass »weißes Fleisch« von Pute oder Huhn gegenüber rotem zu bevorzugen sei.

Ohne Hinweis, dass die Basis für diese Empfehlung extrem schwach ist. Ohne Hinweis, dass es gerade in der Massenproduktion von Geflügel katastrophale Haltungsbedingungen gibt und die Tiere als Fabriksware behandelt und in Rekordzeit mit »Hochleistungsfutter« und vorbeugender Medikation auf Schlachtgewicht gebracht werden. Nirgends ein Hinweis, dass in der Tiermedizin mehr Antibiotika verbraucht werden als in der Humanmedizin. Und das, obwohl es mittlerweile EU-weit verboten ist, die Tiere mit Pellets zu füttern, denen die Antibiotika gleich automatisch als »Leistungsförderer« dazu gemischt wurde.

Bei Fett kommen die üblichen Plattitüden, dass Fett fett macht. Dass tierisches Fett noch fetter macht und zu Fettstoffwechselstörungen führt. Nichts davon ist bewiesen, nichts davon ist real. Dafür kommt die Empfehlung, Raps und Sojaöl bevorzugt zu verwenden. Eine Regel, die eigentlich den Hinweis enthalten sollte: »Hierbei handelt es sich um eine bezahlte Einschaltung der Agrochemie!« Doch dieser Hinweis fehlt.

Und so erfahren die Menschen nicht, dass es speziell die mehrfach ungesättigten Pflanzenöle sind, von denen ein hohes Risiko für Mikroentzündungen in den Gefäßen ausgeht. Sie erfahren nicht, dass die hoch beworbenen Omega-3-Fettsäuren eher tierischen Ursprungs sind und die billigen Pflanzenöle dafür vor allem die problematischen Omega-6-Fette enthalten. Ja, dass Rinder, die mit konventionellem Getreide gefüttert werden, statt auf der Weide zu grasen, dann selbst diese Omega-6-Fettsäuren vermehrt im Fleisch haben.

Maisöl, Rapsöl, Distel- oder Sonnenblumenöl enthalten nicht nur große Mengen an Omega-6, sondern werden dazu auch noch bei der Herstellung stark erhitzt und chemisch verändert. Diese billigen Öle werden von der Industrie genutzt, um damit nahezu alle verarbeiteten Lebensmittel, Backwaren und Frittiertes herzustellen. Vonseiten der Ernährungsgesellschaften gibt es hier keine Warnung. Auch keine Empfehlung, möglichst naturbelassene Bio-Öle zu verwenden. Und so kommen wir – statt einem als günstig angesehenen Verhältnis von 1:1 oder 2:1 zwischen Omega-6 und

Omega-3 – zu einem durchschnittlichen Verhältnis von 16:1 oder noch schlimmer.

Die Ernährungswissenschaft hat insgesamt schwerstens versagt. Sie hat dazu beigetragen, dass unsere konventionelle Landwirtschaft immer mehr zu einem von der Agrochemie abhängigen Junkie geworden ist. Selbst nicht lebensfähig ohne die Subventionen der EU, dafür aber komplett allen natürlichen Lebensvorgängen entwöhnt. Ein »Terrorist« für den Boden und dessen einstige Bewohner. Ein Sklavenhalter für die darin erzeugten Tiere und eine Selbstvergiftungs-Organisation für die Bevölkerung, welche die Produkte dann im Supermarkt zu kaufen bekommt.

Diäten misslingen, weil man danach immer wieder zu seinen alten Gewohnheiten zurückkehrt. Nicht, weil man besonders willensschwach wäre, sondern weil uns der Körper befiehlt, es zu tun. Die derzeitigen Entbehrungsdiäten auf Basis des Fett- und Kalorienverzichts sind meist schon nach kurzer Zeit nicht mehr durchzuhalten.

Menschen, die eine Diät abbrechen, geben sich häufig selbst die Schuld für ihre mangelnde Disziplin. Diätberater und Freunde predigen, sie müssten es eben noch viel härter versuchen. Oder sie resignieren und schieben die Schuld auf ein übermächtiges Fettsucht-Gen, das gerade ihre Familie heimgesucht habe. Dass es an der Ernährung selbst liegt und an den Botschaften, die der Körper eines Fettsüchtigen aussendet, wurde von den meisten Ernährungsexperten viel zu wenig beachtet. Eine wirksame Diät wird deshalb versuchen, diese Fehlprogrammierungen zu verändern.

Lernen aus den Fehlern

Herkömmliche Diäten begrenzen meist die Anzahl der aufgenommenen Kalorien und damit die Energiezufuhr. Die »bösen« tierischen Fette werden so weit wie möglich durch ungesättigte Pflanzenöle oder Margarine ersetzt, der Fettkonsum insgesamt drastisch eingeschränkt. Obst, Lightprodukte, Ballaststoffe, mageres Fleisch,

Gemüse und Tee ersetzen das deftige Mahl. Diese »ausgewogene Mischkost« wird mit FdH, »Friss die Hälfte«, kombiniert, und fortan gilt der Zeiger der Badezimmerwaage als einziger Lustspender. Nur leider fällt er so unendlich langsam in die richtige Richtung.

Wer eine Diät macht, hat immer ein Gefühl des Mangels und der Entbehrung. Wir gehen in diese Diäten wie die Büßer in die Fastenzeit und nehmen für einen guten Zweck nahezu übermenschliche Anstrengungen auf uns. Während Umwelt, Freunde und sogar die eigene Familie im Überfluss schwelgen, kämpfen sich die Fastenden durch einen Dschungel der Verlockungen – und widerstehen. Trost bietet einzig der Blick auf den inneren Kalender, der ein Datum bereithält, an dem diese Tortur ein Ende hat – als Licht am Ende des Tunnels.

Gibt es dieses Licht nicht, weil die Absicht besteht, mit dieser Ernährung auf längere Zeit auszukommen, so wirft die große Mehrzahl nach wenigen Monaten das Handtuch. Die meisten Menschen sind nicht dafür gebaut, mit einem lange Zeit andauernden Kalorienmangel zu leben. Die Sünden schleichen sich ein. Erst sporadisch, dann mit System, und schließlich unterliegen alle guten Vorsätze dem autoritären Feldwebel-Appetit. Denn welche Qualität bietet ein Leben, das Genüsse verbietet? Welchen Sinn soll das haben? Zählt nicht der Weg, das Hier und Jetzt, umso mehr, wo das erhoffte Ziel doch in unerreichbarer Ferne liegt?

Diäten misslingen, weil sie nicht für das Leben gemacht sind. Frust und schlechtes Gewissen stehen also meist am Ende einer Diät. Und bei zwei Dritteln der Menschen, die eine Fastenkur machen, zeigt der Zeiger der Waage nach den diversen Rückfällen sogar mehr an als am Beginn der guten Vorsätze.[126]

Aber warum zum Teufel schaffen es diese Asketen im Freundeskreis, mit so einer tollen Figur anzutanzen? Warum bin ich bloß ein derart guter Futterverwerter, wo jede Kalorie scheinbar sofort einen Hausstand gründet und Junge bekommt, kaum hat sie das gelobte Land meines Gaumens überschritten?

In der Tat gibt es gravierende Unterschiede zwischen den Naturellen. Zwei Menschen können jeden Tag die genau gleiche

Kalorienmenge verzehren, und nach einigen Jahren ist der eine übergewichtig und der andere nicht. Die Ursache liegt vor allem in einer anderen Insulin-Reaktion. Gute Futterverwerter produzieren zu rasch zu viel Insulin. Die Fettpölsterchen wachsen bei jeder sich nur bietenden Gelegenheit. Bei schlechten Futterverwertern lassen sich die Inselzellen der Bauchspeicheldrüse nicht so rasch zur Produktion des Hormons provozieren. Dieses Reaktionsmuster ist jedoch nicht zementiert und damit unveränderlich. Meist sind schlechte Futterverwerter Bewegungsnaturelle. Ihr Bedürfnis nach Aktivität ist hoch, ebenso in der Folge ihr Energiebedarf. Deshalb werden Ernährungssünden auch leichter toleriert. Bei Schlanken wirkt sich ein Zuviel an ungünstigen Kohlenhydraten nicht so nachteilig aus wie bei Übergewichtigen, bei denen sich der beständige Überschuss an Blutzucker und Insulin schon in einer Trägheit des Stoffwechsels niedergeschlagen hat.

Wenn auch zwischendurch leicht verdauliche Kohlenhydrate gegessen werden, womöglich noch in Kombination mit Süßem, so schnellt der Blutzuckerspiegel ruckartig in die Höhe. Die Folge ist ein ebenso starker Insulinstoß, der den Zuckerspiegel übergangslos in den Keller befördert. Mehr können Sie für Ihr Unglück nicht tun. Diese Pendelbewegung erzeugt quälende Hungergefühle. Das Insulin ist zu einem Jo-Jo geworden. Die Hungerreaktion verselbständigt sich und hat gar nichts mehr mit dem zu tun, was die ursprüngliche Aufgabe dieses körpereigenen Warnsignals war: um Hilfe zu rufen, wenn tatsächliche Versorgungsnot besteht.

Die erste Phase einer sinnvollen Diät muss es also sein, diesen verhängnisvollen Kreislauf zu durchbrechen. Damit Fett nicht ständig weiter auf-, sondern endlich abgebaut wird, muss der Insulinspiegel niedrig gehalten werden. Erst wenn die Belieferung mit dem »Raketentreibstoff« Glukose drastisch zurückgefahren oder eingestellt wird, schaltet der Organismus auf Fettverbrennung um.

Dies funktioniert jedoch nicht, wenn einfach nur weniger gegessen wird. Der Körper greift seine Fettdepots nur im äußersten Notfall an. Erste Reaktion auf den Hunger ist zudem die Ausschüttung von Stresshormonen, die für die folgenden Tage oder Wochen zu einer gehetzten, unguten Grundstimmung führen. In der ersten Phase der Diät werden alle verfügbaren Zuckerreservoirs in Muskeln und Leber geplündert. Auch freie Fettsäuren werden mobilisiert, um die Energieversorgung aufrechtzuerhalten. Diese kreisen nun in höheren Konzentrationen im Blut und stellen noch einmal ein eigenes Gefahrenpotenzial dar. Denn wenn die Diät abgebrochen wird und die künstliche Hungerperiode abrupt endet, werden diese Fettsäuren sofort eingelagert. Oft an ganz anderen und unerwünschten Stellen. Speziell bei Frauen macht sich dies als sogenannter »Reithosenspeck« mit Fettansatz an Po und Beinen bemerkbar.

Dazu baut der Körper bei einer falsch durchgeführten Diät auch wertvolles Muskeleiweiß in Glukose um. Diese Umwandlung führt wiederum zu einem Insulinanstieg und weiteren starken Hungerattacken. Der Stress erhöht sich zum Dauerstress. Nur Menschen, die wirklich mit Selbstdisziplin gesegnet sind, widerstehen dieser zweiten Phase einer Entbehrungsdiät. Auf sie wartet aber bereits die nächste Falle.

Der Köper setzt nämlich nun einen Mechanismus in Gang, der dem Schmelzen der Pfunde endgültig den Garaus macht: Da der Organismus davon ausgeht, dass nun bald der Hungertod eintritt, ergeht über unser zentrales Stoffwechselorgan, die Schilddrüse, der Befehl, den Stoffwechsel so weit wie möglich zu drosseln. Wir befinden uns ab diesem Zeitpunkt physiologisch im Winterschlaf. Energien werden nur noch auf Sparflamme umgesetzt. Der Fastende nimmt immer weniger ab. Und was noch dazu kommt: Anstrengungen werden immer mühsamer. Sport oder härtere körperliche Arbeit ist kaum noch möglich.

Auch in dieser Phase ist es nicht empfehlenswert, das Handtuch zu werfen. Denn wer bei drastisch reduziertem Stoffwechsel wieder zu völlern beginnt, setzt doppelt so schnell Gewicht an.

Zusammengefasst bieten herkömmliche Diäten also eine ganze Menge an Nachteilen: Sie sind meist teuer und mühsam. Sie bereiten unangenehmen Stress und fordern höchste Selbstdisziplin. Im Organismus kommt es zu einer Reihe negativer Prozesse: die

Muskeln schmelzen, ein Gefühl der Schwäche und Antriebslosigkeit nimmt überhand, die Insulinspirale dreht sich weiter. Und zu allem Überdruss lässt durch den reduzierten Stoffwechsel auch noch der gewünschte Effekt zu wünschen übrig: Trotz aller Entbehrungen fallen die Pfunde im Zeitlupentempo – nur um nach Ende der Diät in affenartiger Geschwindigkeit zurückzukehren.

Eine ganze Legion von Studien zur Gewichtsabnahme beweist, dass Kalorieneinschränkung auf Dauer nicht funktioniert. Während unter Aufsicht von Ernährungsexperten – im Rahmen einer Studie oder bei einem Diät-Crashkurs – Gewicht verloren wird, ist dieser Effekt sofort vorbei, wenn die Ausnahmesituation wegfällt und die Teilnehmer wieder ins normale Leben entlassen werden. Nahrungsaufnahme nach Plan, kalorienberechnet und nach Gramm und Milligramm kalkuliert, ist »Ernährung«, aber nicht »Essen«.

Doch Menschen essen, sie ernähren sich nicht. Wenn eine Diät nicht in den Alltag übernommen werden kann, ist sie kontraproduktiv. Zunächst muss eine neuartige Diät schmecken. Sie darf nicht auf den kurzfristigen Effekt zielen, sondern muss problemlos ins tägliche Leben übertragbar sein. Sie muss genügend Kalorien und damit Energie liefern, sodass keine negative Hunger-Stoffwechsel-Spirale entsteht. Schließlich muss sie auf die biologischen Abläufe im Organismus Rücksicht nehmen. Nur wenn es gelingt, der berüchtigten Zucker-Insulin-Achterbahn zu entkommen, ist ein langfristiger Gewichtsverlust bei gleichzeitig verbesserter Gesundheit und Wohlbefinden möglich.

Intelligent essen – Diabetes und Übergewicht vermeiden

Ich selbst bin jetzt Mitte fünfzig und rundum in meinem Freundes- und Bekanntenkreis erfahren immer mehr Menschen, dass sie bedenklich hohe Zuckerwerte haben. Dass der Langzeitzucker, der sogenannte HbA1c Wert, eine 7 oder noch eine höhere Zahl vor dem Komma hat. Dass der Arzt mit ernster Miene von Lebensstiländerungen spricht, Medikamente verordnet. Oder bereits angedroht hat, dass als nächste Maßnahme, wenn dies alles nichts nütze, Insulin gespritzt werden müsse.

Die Reaktionen auf diese Nachrichten sind von Fall zu Fall vollständig unterschiedlich ausgefallen. »Ich bin jetzt insulinpflichtig«, hat mir ein befreundeter Lehrer erzählt, den ich in den letzten zwanzig Jahren nur selten ohne Zigarette und Kaffee gesehen habe. Er erzählte mir diese Neuigkeit, als hätte er es längst erwartet. »Hab wohl zu lange und zu oft süßen Kaffee getrunken.« Ich fragte ihn, ob es keine andere Möglichkeit gäbe. Und er sah mich überrascht an. »Nein, mein Arzt hat gesagt, die Werte seien bereits zu schlecht. Und es ist ja auch nicht so schlimm, man gewöhnt sich rasch an das Messen und Spritzen.«

Die meisten anderen reagierten bei Weitem nicht so gelassen. Ein Freund, der immer näher auf 150 Kilogramm zusteuerte, begann mit einer Diät, wo essen nur noch jeden zweiten Tag erlaubt war. Eine Freundin aß plötzlich nur noch Speisen wie in Salat eingerollte Schinken- oder Käsestreifen, harte Eier mit Mayo oder Schweinsbraten mit Sauerkraut. Kartoffeln, Reis oder Brot waren strengstens verboten. Ein Bekannter verkündete ab sofort den Verzicht auf rotes Fleisch und stornierte jeglichen Bierkonsum. Trockener Weißwein, Wodka und Huhn waren hingegen erlaubt.

Manche dieser Diäten hielten ein paar Monate, andere nur zwei bis drei Wochen. Nur wenige hatten die Disziplin, ihre Ernährung auf Dauer umzustellen. Doch es waren immerhin einige dabei, die es geschafft haben, die Zuckerwerte wieder zu normalisieren. Und wo es ging, habe ich beratend mitgeholfen.

Tatsächlich ist es recht lange möglich, bei Diabetes das Ruder herumzureißen. Es gibt auch eine Reihe von Beispielen, wo es sogar gelang, den Zuckerspiegel zu normalisieren, obwohl bereits Insulin gespritzt wurde. Eine wichtige Hilfe ist dabei das Wissen um den Glykämischen Index. Wenn man diese Informationen einmal verinnerlicht hat, so fließt es immer mehr in die täglichen Gewohnheiten ein, beim Einkauf, beim Kochen und auch beim Essen auf die Grundregeln zu achten. Und das bedeutet, Produkte mit niedrigem GI vorzuziehen.

Eine der wichtigsten Regeln ist es, Produkte mit zugesetztem Zucker möglichst zu meiden. Diese sind speziell in Supermarktprodukten, Fertiggerichten und Getränken versteckt. Hier lohnt es sich, die Liste der Inhaltsstoffe zu studieren und bestimmte Waren einfach vollständig zu streichen. Beispielsweise handelsübliche Limonaden oder Energydrinks. Sie gehören zu den Zuckerbomben und liefern so viel Energie, dass sie ohne begleitendes Sportprogramm zwangsläufig zur Zeitbombe werden.

Weil im Bereich der Ernährung mit allen möglichen Abnehmkonzepten spekuliert wird, kam die Idee auf, gezielte Hoch-Fett- oder Hoch-Zucker-Mahlzeiten zu geben, um dadurch die weitere Energieaufnahme zu zügeln. Dies wurde von schottischen Wissenschaftlern in einer umfangreichen Studie[127] getestet, und nun wissen wir immerhin, dass die punktuelle Aufnahme solcher Speisen keinen Effekt hat. Zumindest keinen positiven.

Die Studienteilnehmer erhielten am Vormittag und Nachmittag einen Extrasnack im Ausmaß von zusammen 720 Kilokalorien (kcal) – entweder in Form von Fett oder Kohlenhydraten. Dabei zeigte sich, dass die meisten derart zwischengefütterten Menschen in der Folge beim Mittag- oder Abendessen nur unwesentlich weniger Essen auf den Teller schaufelten als Vergleichspersonen, die keine Snacks erhalten hatten. Sie schaffen auch keinen Ausgleich, indem der fette Snack vom Vormittag beim Mittagsmahl mit einer eher kohlehydratreichen Speise ausgeglichen wurde – oder umgekehrt. Nein.

Die Aufnahme der 720 kcal Extraenergie führte zu einer Reduktion der Essensaufnahme von 120 bis 240 kcal bei den Hauptmahlzeiten. Der Rest wurde als Plus in der Tagesenergiebilanz als zusätzliche Kalorien verbucht.

Wer abnehmen möchte, sollte deshalb Zwischenmahlzeiten dringend vermeiden. Sie helfen uns nicht, den Appetit bei den Hauptmahlzeiten zu zügeln, sondern schlagen voll auf die Figur. Sinnvoll ist es hingegen, dem Körper längere Auszeiten zu belassen, wo Zuckervorräte abgebaut werden können und der Stoffwechsel ohne ständige Zulieferungen ein Gleichgewicht herstellen kann.

Probieren Sie es doch einmal mit nur zwei Mahlzeiten, einer größeren und einer kleineren, die Sie ganz nach Wunsch auf den Tag verteilen. Besonders empfehlenswert sind beispielsweise ein Frühstück und dann ein ausgiebigeres Mittagsessen. Am besten zeitlich so abgestimmt, dass nachts vor dem Zubettgehen ein leichtes Hungergefühl besteht – die Situation aber nicht so unerträglich wird, dass schlechte Laune und Frust überhandnehmen. Die Regel – ein kleines Essen, ein größeres – lässt sich auch gut an den Tagesablauf anpassen.

Wenn Sie zu den Menschen gehören, die morgens wenig Hunger haben, so essen Sie ein ausgiebiges Mittagessen und abends noch eine Kleinigkeit. Wenn ein Abendessen in einem Lokal oder ein gemeinsames Grillen im Garten geplant ist, tauschen Sie und essen zu Mittag nur eine Jause. Und wenn es sich ab und zu ergibt, dass Sie doch auf drei Mahlzeiten kommen, so ist das auch kein Problem.

Bereiten Sie die Mahlzeiten selbst zu oder lassen Sie sich bekochen. Vermeiden Sie möglichst die industriell verarbeiteten Lebensmittel aus dem Supermarkt. Experimentieren Sie in der Küche. Versuchen Sie sich an der Zubereitung schmackhafter Salate, kurz angebratener Gemüsegerichte, seien Sie mutig im Umgang mit Gewürzen.

Machen Sie sich Notizen über Ihre Werte, führen Sie ein kleines Tagebuch, in das Sie auch gröbere Ernährungsfehler oder Phasen besonders guter Disziplin eintragen. Überprüfen Sie selbst, wie sich das dann in der Anzeige der Waage auswirkt. Notieren Sie dazu auch die verschiedenen körperlichen Aktivitäten und ziehen Sie Ihre Schlüsse. Damit werden Sie selbst zum Manager Ihrer Figur und wissen wesentlich besser als jeder Diät- oder Fitnessguru über die Reaktionen und Eigenheiten Ihres Körpers Bescheid. Das macht Freude und gibt Selbstbewusstsein, wenn der Erfolg eintrifft. Setzen Sie sich zwischendurch immer wieder Ziele, wenn das einen Ansporn für Sie bedeutet.

Wenn alles so läuft, wie es laufen soll, wenn Sie gar nicht mehr merken, dass Sie auf Diät sind, weil Sie die wenigen Grundsätze dieser Ernährung so stark verinnerlicht haben, wenn Sie mit Ihrer

Figur zufrieden sind, ohne dass Sie einen Mangel erleben – dann sind Sie am Ziel.

Prinzipien der Methusalem-Ernährung

- Machen Sie aus dem Essen keine Religion, an erster Stelle sollte der Genuss stehen.
- Verwenden Sie möglichst regionale Produkte.
- Am besten schmecken Obst und Gemüse frisch aus dem Garten.
- Gönnen Sie sich und Ihrer Familie Bioprodukte.
- Orientieren Sie sich bei der Auswahl der Lebensmittel nach dem Glykämischen Index – aber ohne dogmatisch zu werden.
- Verwenden Sie hochwertige Öle und Fette (Olivenöl, Nussöle, Butter, Schmalz …).
- Vermeiden Sie billige, erhitzte Industrieöle (Mais-, Raps-, Sonnenblumenöle).
- Behandeln Sie Ihren Cholesterinspiegel mit einem guten Glas Rotwein anstatt Medikamenten.
- Vermeiden Sie Junkfood.
- Kochen Sie möglichst selbst oder bilden Sie Kochgemeinschaften.

Zum Abnehmen oder zur Diabetes-Vorsorge

- Beschränken Sie sich auf eine große und eine kleine Mahlzeit pro Tag.
- Trinken Sie Wasser und schränken Sie Alkohol ein.
- Vermeiden Sie Zwischenmahlzeiten.
- Achten Sie besonders auf eine niedrige Glykämische Last von Speisen.
- Machen Sie Bewegung und suchen Sie sich einen Sport, der Spaß macht – am besten mit Freunden.

5. Steck die Nase ins Leben

Manche leben mit einer so erstaunlichen Routine, dass es schwerfällt zu glauben, sie lebten zum ersten Male.
Stanislaw Jerzy Lec

5.1 Beruf, Karriere und Gesundheit

Kontrolle über das eigene Leben

Zwei der wichtigsten menschlichen Bedürfnisse lauten Gesundheit und Autonomie. Autonomie ist eng verbunden mit Selbstbewusstsein und respektvollem Umgang. »Manche meinen, dass Autonomie etwas Zweitrangiges ist«, sagt Michael Marmot, Direktor des Instituts für Gerechtigkeit im Gesundheitswesen (Institute of Health Equity) in London. »Das ist jedoch ein fundamentaler Irrtum. Ein niedriger Autonomiegrad und niedriges Selbstbewusstsein sind ganz eng mit schlechter Gesundheit verwandt.« Marmot gehört zu den Pionieren einer Wissenschaft, welche die sozialen Einflussfaktoren auf die Gesundheit untersucht. Er leitet derzeit die berühmte Whitehall-Studie II, von der hier noch ausführlich zu lesen sein wird.

Die Verbindung funktioniert über verschiedene Wege: Menschen mit geringem Selbstbewusstsein achten weniger darauf, sich selbst etwas Gutes zu tun. Sie führen einen riskanteren Lebensstil, ernähren sich schlechter und betreiben weniger Sport. Geringes Selbstbewusstsein und mangelnde Autonomie zählen zu den Auslösern von Depressionen – und, ins andere Extrem umschlagend, von Gewalttaten. Wer das Gefühl hat, im eigenen Leben fremdgesteuert zu sein, immer nach der Pfeife anderer zu tanzen und ständig unter Druck gesetzt zu werden, kann auch für die Umgebung zur Gefahr werden. Personen mit gestörter Autonomie zeichnen sich häufig durch höhere Aggressivität aus.

In einer Studie in Chicago zeigte sich beispielsweise, dass Kriminalität in direktem Zusammenhang mit Einkommensunterschieden steht, ebenso wie die Lebenserwartung. Je nach Wohnbezirk variierte das Risiko, gewaltsam ums Leben zu kommen, um das Hundertfache. Die durchschnittliche Lebenserwartung der Männer schwankte zwischen 54 und 77 Jahren. Je geringer die Lebenserwartung, desto jünger waren die Frauen bei der Geburt ihres ersten Kindes. Das durchschnittliche Haushaltseinkommen pro Wohnbezirk stand mit der Kriminalitätsrate jedoch weniger in Verbindung als die Ungleichheit: Mord und Totschlag waren in jenen Stadtvierteln am höchsten, wo die krassesten Gegensätze zusammenwohnten und Arme am stärksten mit ihrem Mangel konfrontiert waren.[128] Verletzter Stolz und Demütigung gehören zu den häufigsten Auslösern von Gewalttaten.

Wie gut oder wie schlecht die persönliche Autonomie entwickelt ist, wurde in den letzten Jahren immer häufiger ins Zentrum wissenschaftlicher Untersuchungen gestellt. Wie aber misst man, ob jemand »frei« ist und die Kontrolle über das eigene Leben aktiv ausübt? Dazu gibt es die verschiedensten Ansätze. Ein recht einfacher und dennoch aussagekräftiger Indikator ist die Bestimmung der Kohärenz. Der Kohärenz-Test[129] misst, ob die Zusammenhänge des Lebens von der betreffenden Person als verständlich, beeinflussbar und bedeutsam eingeschätzt werden. Es geht also um die Frage, ob das Leben in sich stimmig ist. Ob das, was passiert, mit dem Verstand fassbar und in seinen Konsequenzen vorhersehbar ist.

Weiters ist damit die Einschätzung gemeint, ob ausreichende Mittel zur Verfügung stehen, um auftretende Schwierigkeiten zu lösen (Beeinflussbarkeit). Und schließlich geht es noch darum, ob das eigene Leben überhaupt für wert befunden wird, dass man sich dafür besonders engagiert. Mit Optimismus allein ist Kohärenz nur unzureichend beschrieben. Das Kohärenzgefühl ist eine Messlatte für Wohlbefinden und Lebenszufriedenheit und ein gutes Anzeichen für psychische Gesundheit.

Kohärenz-Test			
	ja, meistens	ja, manchmal	nein
Finden Sie, dass die Dinge, die in Ihrem täglichen Leben geschehen, schwer zu verstehen sind?	2	1	0
Suchen Sie auch dann noch eine Lösung bei Problemen, wenn andere Leute die Lage bereits als hoffnungslos ansehen?	0	1	2
Ist Ihr Leben für Sie im Allgemeinen eine Quelle der persönlichen Befriedigung?	0	1	2

In einer europäischen Studie, die sich in erster Linie der Entstehung von Krebs widmete, wurden die mehr als 20.000 Teilnehmer auch gebeten, den Kohärenz-Test auszufüllen. Einen starken Kohärenzwert (null bzw. ein Punkt) erreichten 42 Prozent der Teilnehmer. Mit einem Verhältnis von 48 zu 37 Prozent waren Männer in dieser Gruppe häufiger vertreten als Frauen. In der obersten sozialen Schicht erreichten doppelt so viele Menschen starke Werte wie in der untersten. Auffallend war, dass Raucher – unabhängig von der sozialen Schicht, deutlich weniger Punkte schafften. Ein starker Kohärenzwert war eng verbunden mit geringer Neigung zu neurotischem oder narzisstischem Verhalten. Menschen mit hohen Werten waren eher nervös, ängstlich, unsicher und verlegen. Sie machten sich – unabhängig von ihrem Befinden – deutlich mehr Sorgen um ihre Gesundheit. Sie neigten eher zu unrealistischen Ideen und waren weniger in der Lage, ihre Bedürfnisse zu kontrollieren und auf Stress angemessen zu reagieren.

Im Beobachtungszeitraum von sechs Jahren starben etwas mehr als tausend Teilnehmer. Männer mit starken Kohärenzwerten hatten ein um ein Drittel, Frauen ein um ein Viertel geringeres Sterberisiko. Das Herztodrisiko von Frauen reduzierte sich auf fast die Hälfte. Bei Männern ergab sich der deutlichste Schutz beim Krebsrisiko mit einer Reduktion um 34 Prozent. Je mehr Punkte beim Kohärenz-Test erreicht wurden, desto höher stieg hingegen das Risiko.

Es gibt zahlreiche Arbeiten mit deutlich erweiterten Kohärenz-Tests, die aber allesamt ähnliche Resultate liefern. Bis ins hohe Alter wirkt sich eine positive Einstellung zum Leben günstig aus, solange die Umstände des Alltags verstanden werden und die Personen das Gefühl haben, selbstständig Entscheidungen treffen und die Lebensumstände beeinflussen zu können.[130]

Die Tatsache, dass psychosoziale Faktoren wesentlich zur körperlichen und geistigen Gesundheit beitragen, ist heute unbestritten. Umgekehrt sind chronische Krankheiten auf breiter Basis nur dann zu vermeiden, wenn auch auf diese Randbereiche der Medizin geachtet wird. Wer das Gefühl hat, die Kontrolle über sein Leben selbst auszuüben, ist generell optimistischer, selbstbewusster und damit auch gesünder. Einerseits, weil diese Personen einen verantwortungsvolleren Umgang mit ihrem Leben pflegen, andererseits weil sich eine intakte psychische Gesundheit über die Reduktion von Stress unmittelbar auf die Funktionsfähigkeit des Immunsystems und die Gesunderhaltung der Blutgefäße auswirkt.

Vom Traumjob zur Psychofalle

Wer den richtigen Beruf hat, lebt länger als jene, die sich schon am Montag wieder aufs Wochenende freuen. Der zum Broterwerb ausgeübte Job ist der am meisten unterschätzte Risikofaktor: Er kann sich positiv auswirken wie Sport und gesunde Ernährung oder schädlich wie zwei Päckchen Zigaretten pro Tag.

Ähnlich wie Nichtraucher im Vergleich zu Rauchern verlieren Menschen, die mit ihrer Arbeit unglücklich sind, die nicht genug verdienen, die sich ungerecht behandelt fühlen oder gemobbt werden, rund sieben Lebensjahre – im Vergleich zu Menschen, die genug verdienen, gern zur Arbeit gehen und durch ihre Tätigkeit hohes Prestige und Anerkennung in ihrer Familie und im gesellschaftlichen Umfeld genießen. Und in allen Industrieländern ging die Schere in den letzten Jahren weiter auseinander. Die Ungleichheit nahm nicht ab, sondern zu.

Wie diese enormen Wirkungen hervorgebracht werden, darüber gibt es unterschiedlichste Ansichten. Gemeinsamer Nenner der meisten wissenschaftlichen Erklärungen ist aber auch hier die Stresserzeugung bzw. Stressvermeidung. Denn was könnte beruhigender sein als ein Job, der gut bezahlt wird, wo keinerlei Kündigungsgefahr droht, wo die Kollegen nett, die Vorgesetzten freundlich sind und noch immer genug Zeit für Familie und Hobbys bleibt. Leider kommen solche Traumjobs in der Realität kaum vor. Und so hat jeder zeitweilig einen ordentlichen Frust im Betrieb. Abgesehen vielleicht von einigen verträumten Amtsstuben gibt es kaum noch Nischen, die von kommerziellem Druck, Umstrukturierung und Rationalisierung verschont geblieben sind. In den USA wechselt heute ein Collegeabsolvent im Schnitt elf Mal die Firma. Und auch in den deutschsprachigen Ländern ist die Zeit längst vorbei, wo der Betrieb so etwas wie das zweite Zuhause ist, von der Lehrzeit bis zur Pensionierung. Der Druck wächst, besonders auf die älteren Arbeitnehmer und auf jene mit einer schlechteren Ausbildung. Und das hat auch gesundheitliche Folgen.

Welche genau, ist schwer festzustellen. Eine Analyse von Gesundheitsdaten der gesetzlichen Krankenkassen in Nordrhein-Westfalen untersuchte den Zusammenhang zwischen Herzkrankheiten und Sozialstatus.[131] Ausgewertet wurden die Daten von mehr als 150.000 Versicherten im Alter von 25 bis 65 Jahren.

Die Forscher stellten folgende Fragen:

- Nimmt das Risiko des Auftretens einer neuen Herzkrankheit mit sinkendem Sozialstatus zu?
- Gibt es diesbezüglich Unterschiede zwischen Männern und Frauen?

Beide Fragen wurden mit einem klaren Ja beantwortet. Ungelernte Arbeiter oder Facharbeiter hatten während der zehnjährigen Studienperiode ein zwei- bis viermal so hohes Risiko auf Herzkrankheiten als Angestellte und Führungskräfte. Wer nur Haupt- oder Realschule ohne abgeschlossene Ausbildung vorweisen konnte, trug sogar das sechsfache Herzrisiko. Männer waren generell etwas stärker gefährdet als Frauen, obwohl Frauen zu einem höheren Anteil die Schule nicht abgeschlossen hatten. Doch im Vergleich von der höchsten zur niedrigsten Schicht zeigte sich auch bei den Frauen ein Risikounterschied von mehr als 300 Prozent.

Wie sehr der Druck am Arbeitsplatz wächst, verdeutlicht eine schwedische Studie. Ein Drittel der Befragten gab an, im letzten Jahr zumindest zweimal trotz Krankheit in die Firma gefahren zu sein. Von diesem Anwesenheitsdruck besonders betroffen waren Angestellte aus Gesundheitsberufen sowie Lehrer. Wer einmal auf diese Spur geriet, konnte sich nicht mehr so leicht davon befreien, besonders wenn die Arbeit liegen blieb und bei einer Rückkehr vom Krankenstand erst recht aufgeholt werden musste. Je niedriger der Verdienst, desto häufiger trat das Phänomen auf. Die häufigste in der Studie beobachtete Kombi lautete: niedriges Einkommen, häufig krank im Bett, häufig krank im Büro.

Wie gesund ist Ihr Job?

	ja, sicher	eher ja	eher nein
Beanspruchung			
Müssen Sie sehr schnell arbeiten?	2	1	0
Ist Ihr Gehalt unmittelbar von Ihrer Arbeitsleistung abhängig?	2	1	0
Verlangen verschiedene Gruppen Dinge von Ihnen, die miteinander schwer zu vereinbaren sind?	2	1	0
Denken Sie auch in der Freizeit häufig an Ihre Arbeit?	2	1	0
Haben Sie genug Zeit, um alle Aufgaben zu erledigen?	0	1	2
Zwischensumme 1			
Perspektiven			
Haben Sie durch Ihre Arbeit die Möglichkeit, neue Dinge kennenzulernen?	0	1	2
Gewinnen Sie aus Ihrer Tätigkeit persönliche Befriedigung?	0	1	2
Haben Sie gute Aufstiegschancen?	0	1	2
Sind Sie mit Ihrem Verdienst zufrieden?	0	1	2

Verlangt Ihr Job ein hohes Maß an Können und Erfahrung?	0	1	2
Zwischensumme 2			
	ja, sicher	**eher ja**	**eher nein**
Autonomie			
Entscheiden Sie selbst, wie Sie Ihre Aufgaben angehen?	0	1	2
Können Sie Ihr Arbeitstempo selbst bestimmen?	0	1	2
Können Sie Ihre Arbeitszeit flexibel gestalten?	0	1	2
Können Sie entscheiden, mit welchen Kollegen Sie arbeiten?	0	1	2
Haben Sie kräftig mitzureden, wenn es um Entscheidungen in der Firma geht?	0	1	2
Zwischensumme 3			
	ja, sicher	**eher ja**	**eher nein**
Soziale Unterstützung			
Bekommen Sie ausreichend Informationen von Ihren Vorgesetzten?	0	1	2
Gehen Sie auch manchmal zur Arbeit, wenn Sie nicht ganz gesund sind?	2	1	0
Bekommen Sie ausreichend Unterstützung von Ihren Kollegen?	0	1	2

Ist es leicht möglich, mit Ihren Vorgesetzten über Probleme zu sprechen?	0	1	2
Ist es kompliziert, aus persönlichen Gründen freizunehmen?	2	1	0
Zwischensumme 4			
Endsumme			

Auswertung:[132]

Hohes Krankheitsrisiko:	26 bis 40 Punkte
Mittleres Krankheitsrisiko:	16 bis 25 Punkte
Niedriges Krankheitsrisiko:	0 bis 15 Punkte

Ein gutes Gehalt wirkt über den Umweg des Selbstbewusstseins förderlich auf die Gesundheit. Wichtig ist hier ausschließlich die persönliche Einschätzung des eigenen Status – der Vergleich mit Nachbarn, Freunden und Kollegen –, nicht die objektive Höhe des Gehalts. Gesundheitlich bedrohlich ist ein Gehalt, das nicht ausreicht und Unzufriedenheit, Ärger mit dem Partner und ständige Probleme mit der Bank auslöst. Dies schlägt sich konkret auf die Lebenserwartung.

Die weltweit wohl berühmteste Studie, die sich mit dem Einfluss von Status, Gehalt und Berufssicherheit befasst, ist die britische Whitehall-Studie. Sie wurde 1967 gestartet und erfasste seither rund 30.000 Angestellte des öffentlichen Dienstes in Großbritannien. Von den Portieren beim Eingang bis zu hohen Regierungsangestellten.

Untersucht wurden alle nur möglichen Aspekte der Gesundheit, aber auch des klassenspezifischen Verhaltens, beispielsweise Rauchgewohnheiten, die privaten Automarken oder individuell gewählte Urlaubsdestinationen.

Die Teilnehmer der Whitehall-Studien wurden genauestens auf ihre Gesundheit, Blutwerte und den Blutdruck untersucht, während der Arbeitszeit und in der Freizeit. Körperliche und psychische Erkrankungen wurden ebenso registriert wie der Zeitpunkt von Pensionierung und Tod. Und dann in Relation gesetzt zur Hierarchie innerhalb des Systems – zur Zahl der Vorgesetzten und Untergebenen und des Gehalts.

Dabei zeigte sich ein erstaunlich regelmäßiger Treppeneffekt von oben nach unten.[133] Je niedriger die soziale Stufe, umso mehr wurde geraucht, desto höher waren das durchschnittliche Körpergewicht und der Blutdruck. Chronischer Arbeitsstress entpuppte sich bei den britischen Beamten keineswegs als Problem der Spitzenpositionen, sondern genau umgekehrt. Niedrigere Ränge hatten höhere Werte von Cortisol und anderen Stresshormonen. Sie machten weniger Bewegung und Sport, ernährten sich schlechter und schnitten bei Fitnesstests zur Erholungskapazität (siehe Kapitel 3.2) deutlich schlechter ab. Aus allen diesen Faktoren ergab sich eine deutlich höhere Empfänglichkeit für Krankheiten des Herz- und Kreislaufsystems.

Dieses Phänomen beschränkte sich jedoch nicht auf die schlecht bezahlten Bediensteten. Sogar die zweithöchste soziale Schicht hatte bereits ein höheres Risiko für Herzerkrankungen als die höchste. Materielle Not als Auslöser kommt hier keinesfalls infrage. Damit zeigt sich, dass die mit einer Position verbundene Macht, der Einfluss und die Autonomie einen enormen gesundheitlichen Einfluss haben.

Deutlich wurde in der Whitehall-Studie auch ein klarer Geschlechterunterschied. Männer und Frauen haben im Beruf recht unterschiedliche Bedürfnisse. Männer bleiben eher gesund, wenn sie mit ihrer »Job-Kontrolle« zufrieden sind (freie Zeiteinteilung, Entscheidungsautonomie über einen eigenen Bereich mit organisatorischer Entscheidungsmacht). Treffen diese Voraussetzungen nicht zu, steigt das Risiko auf Herzkrankheiten um mehr als 50 Prozent. Fühlen Männer einen Leistungsdruck, den sie nicht vollständig erfüllen können, so steigt das Risiko eines tödlichen Herzinfarkts um bis zu 79 Prozent.

Frauen sind generell viel robuster. Sie bleiben gesund, wenn sie das Gefühl haben, dass sie die in sie gesetzten Ansprüche erfüllen können. Steigt der selbst empfundene Leistungsdruck jedoch stark an, so ist auch hier das Risiko von Herzkrankheiten um 50 Prozent höher. Ein Mangel an Entscheidungsfreiheit wirkt sich im Gegensatz zu Männern gesundheitlich nicht messbar aus.[134]

Interessant sind die Auswirkungen von starkem Stress am Arbeitsplatz auf das Gewicht. Frauen, die bereits übergewichtig waren, nahmen unter Stress massiv an Gewicht zu, normalgewichtige Frauen hingegen nahmen ab. Bei Männern waren diese Effekte nicht zu beobachten. Auch das Diabetesrisiko beschränkte sich weitgehend auf Frauen. Je höher die Belastung im Job – und je geringer die Autonomie – desto eher entgleiste bei Frauen der Blutzuckerspiegel. Bei Männern wirkte diese Art von Stress hingegen sogar protektiv.[135]

Prestige und Leistungsdruck

Eine Frau in der Schwäbischen Alb lebt durchschnittlich elf Jahre länger als ein Mann an der Mecklenburgischen Seenplatte. Zwischen dem niedrigsten und dem höchsten Männerwert klafft eine Differenz von 5,4 Jahren, bei den Frauen beträgt der Unterschied 2,7 Jahre. Natürlich gibt es regionale Gewohnheiten in Deutschland, die eine mögliche Erklärung für diese stark unterschiedliche Lebenserwartung liefern. Möglicherweise wird in bestimmten Gebieten mehr ungesundes Pökelsalz verwendet oder die Leute vergiften sich mit selbst gebranntem Schnaps, stürzen vermehrt in den Bergen ab oder tauchen beim Tauchen nicht mehr auf. Sehr einleuchtend sind diese Vermutungen aber nicht. Sonst läge die Lebenserwartung der Bayern, dem Land des gepökelten Specks und des Enzianbrands, der Berge und der Seen, wohl nicht deutlich über dem deutschen Durchschnitt.

Die wahre Ursache liegt woanders. Schon Rudolf Virchow wusste, dass der Tod eine soziale Krankheit ist. Wo viele Arbeitslose,

Arme und Alleinerzieher leben, sinkt die Lebenserwartung. Und so sterben denn in Berlin-Kreuzberg die Männer fünf Jahre früher als in Zehlendorf, die Frauen drei Jahre früher. Bessert sich die Sozialstruktur hingegen, so zeigt sich das rasch in den Daten. Seit dem Fall der Mauer haben Ostdeutsche fünf Lebensjahre dazugewonnen. Die Frauen sind damit bereits auf Westniveau, die Männer werden in Kürze gleichziehen, parallel zur erzielten Verdreifachung des realen Einkommens und der deutlichen Anhebung des Wohnstandards.

Geld allein macht aber noch nicht alt: Sicherheit ist ebenso wichtig. Am ältesten werden höhere Beamte, Uni-Professoren, Ministerialräte, Richter und Offiziere. Rekordhalter sind die Witwen der Beamten mit einem Altersschnitt von 85 Jahren. Unter den Witwen wiederum sind jene die ältesten, die sich einen evangelischen Pfarrer zum Mann gewählt hatten. Sie folgen ihren Gatten erst mit durchschnittlich 87,9 Jahren ins Jenseits nach. Als besonders gefährdet gilt der Berufsstand der Lehrer. Wenn auch zu Unrecht. Sie gehen zwar im Schnitt bereits mit 57 Jahren in Frühpension und werden damit deutlich vor dem 65. Geburtstag dienstunfähig, der Ruhestand bekommt ihnen dann aber nicht schlecht: In Rheinland-Pfalz erreichen Lehrer im Schnitt das 78. Lebensjahr, in Bayern werden sie noch um ein Jahr älter.

Wesentlich schlechtere Karten hat hingegen ein anderer akademischer Beruf, nämlich die Ärzte. Berliner Medizinerinnen wurden im Mittel der letzten Jahre nur 73,3 Jahre alt, die männlichen Kollegen starben gar schon mit 70,7 Jahren. Hauptsächliche Todesursachen waren Herzkrankheiten, Unfälle, Selbstmord und Alkoholismus. Wie groß der Stress und die Frustration hier sind, zeigte der Berufsreport einer Arbeitsgruppe der Universitäten Kiel, Gießen und Bonn.[136] Unter mehr als tausend befragten Ärzten gaben 37 Prozent der Männer und 32 Prozent der Frauen an, dass sie sich »wahrscheinlich nicht« oder »auf keinen Fall« wieder für diesen Beruf entscheiden würden, wenn sie noch einmal wählen könnten.

Auf der anderen Seite der Skala zeigen sich auch jene Faktoren, von denen Menschen scheinbar nie genug bekommen können.

Alles, was das Ego stärkt, forciert den Lebenswillen und damit auch die Abwehrkräfte. Wie enorm sich Sozialstatus, Erfolg und Anerkennung auf die Gesundheit auswirken, zeigte eine Studie über Wissenschaftler, die für den Nobelpreis nominiert wurden. Jene, die für ihre Forschungsarbeiten den Nobelpreis erhielten, lebten um vier Jahre länger als Kollegen, die zwar ebenfalls nominiert wurden, aber leer ausgingen.[137] Sogar Menschen, die ohnehin schon hoch privilegiert scheinen, profitieren also noch, wenn ihre Tätigkeit mit einem internationalen Preis gewürdigt wird. Den exakt gleichen Lebenszeitgewinn fand man auch bei Schauspielerinnen und Schauspielern, die einen Oscar gewannen im Vergleich zu jenen, die nur mit einer Oscar-Nominierung punkten konnten.[138] Wenn Leistung anerkannt wird, so verlängert dies das Leben. Und was in Hollywood der Oscar ist, sind in unseren Gefilden beispielsweise eine Gehaltserhöhung oder ein unerwarteter Karrieresprung.

Wenn der Lohn nicht ausreicht, der Pleitegeier über der Firma kreist oder Neid und Missgunst das Betriebsklima bestimmen, so endet das katastrophal für die Gesundheit. Chronischer Stress stellt sich ein, mit dem gesamten Arsenal von Folgeproblemen.

Auch akuter Stress kann das Immunsystem angreifen. Dieser Effekt wirkt aber meist so kurzfristig, dass dies keinerlei sonstige Auswirkungen hat. So lässt ein überraschend nach vor verlegter Abgabetermin zwar den Puls hochschnellen und sorgt für Spannung. Vorausgesetzt, er ist zu schaffen und nicht völlig unrealistisch, gehen wir daraus sogar mit emotionalem Gewinn hervor. Etwas, das wir durch persönlichen Einsatz beeinflussen können, hebt das Selbstbewusstsein und stärkt das Immunsystem.

Eine drohende Kündigungswelle, die wie ein Damoklesschwert über der ganzen Filiale hängt, bewirkt das genaue Gegenteil. Besonders dann, wenn Kommunikationsmangel herrscht, weil beispielsweise die Entscheidungen aus der weit entfernten Zentrale kommen und niemand die genauen Kriterien dafür kennt. Eindrucksvoll gezeigt wurde dieser Effekt durch eine finnische Studie, in der rund 22.000 Angestellte über mehr als sieben Jahre beobachtet wurden. Alle diese Personen behielten ihre Arbeitsplätze, niemand wurde gekündigt. Die Wissenschaftler der Universität Helsinki wollten lediglich prüfen, ob der Gesundheitszustand der Angestellten etwas damit zu tun hatte, ob in ihrer Firma Kündigungen liefen oder nicht. Und diese These bestätigte sich. In Firmen, wo mehr als 18 Prozent der Arbeitsplätze eingespart wurden, lag die Sterblichkeit an Herzkrankheiten exakt doppelt so hoch wie in Firmen, wo weniger als acht Prozent der Arbeitsplätze verloren gingen oder sogar ein Beschäftigtenzuwachs erzielt wurde. In den ersten vier Jahren nach der Kündigungswelle stieg dieses Risiko sogar auf das Fünffache.[139]

Überraschenderweise kann es sich allerdings auch ungünstig auf die Beschäftigten auswirken, wenn eine Firma allzu viel Erfolg hat. Dies bewies nun eine Studie unter mehr als 24.000 Angestellten in der öffentlichen und privaten Wirtschaft Schwedens. Betriebe, die sehr schnell wuchsen, hatten den höchsten Anteil an Langzeitkrankenständen und Klinikaufenthalten. Speziell unter den weiblichen Angestellten. Ursprünglich waren die Forscher davon ausgegangen, dass Wachstum den Beschäftigten Sicherheit und hohe Erfolgschancen vermittelt und damit eine die Gesundheit fördernde Wirkung hat. Tatsächlich birgt es aber auch ein breites Spektrum von Gefahren, wenn beispielsweise zwei Firmen fusionieren oder eine Firma ständig neue Leute einstellen muss. Qualifizierte Mitarbeiter sind rar, Ungerechtigkeiten bei der Aufgabenverteilung kaum zu vermeiden. Bis sich ein ausgewogenes Gleichgewicht einstellt, herrschen chaotische Zustände, die gehörig Stress auslösen. Speziell die in expandierenden Betrieben arbeitenden Frauen gaben während der Laufzeit der Studie an, dass ihre Arbeitslast jedes Jahr anstieg. Diese Angestellten trugen das zwei- bis dreifache Risiko einer schweren Krankheit gegenüber Frauen, die in ihrer Firma nie in eine größere Expansion verwickelt waren.[140]

Der wichtigste Gradmesser für Zufriedenheit im Beruf ist und bleibt immer noch das Gehalt. Der Zusammenhang ist allerdings komplizierter, als man vielleicht vermuten würde. Medizinsoziologische Vergleiche zeigen, dass das Durchschnittseinkommen in den Industrieländern während der vergangenen Jahrzehnte explodiert ist. Das persönliche Glücksempfinden und die Zufriedenheit der Menschen haben sich im Vergleich dazu jedoch nur sehr bescheiden zum Besseren gewandelt. Es scheint so, als ob die konkrete Summe, die auf dem Gehaltszettel steht, kaum einen Einfluss hat, solange die Grundbedürfnisse des Lebens damit gedeckt werden können. Viel wichtiger ist hingegen der Vergleich mit der Umgebung. Es ist scheinbar ein wahrer Balsam fürs Gemüt, wenn man selbst mehr verdient als Freunde, Nachbarn oder die Kollegen in der Firma.

Nancy Adler, Forscherin an der Universität von San Francisco, ließ Frauen ihren selbst empfundenen sozialen Rang auf einer zehnstufigen Leiter eintragen. Sie fand heraus, dass diese Einschätzung präziser Auskunft über die Gesundheit der Studienteilnehmerinnen gab, als dies mit den traditionellen Parametern Einkommen, Bildungsgrad und Beruf möglich war. Frauen, die sich auf der »sozialen Leiter« höher positionierten, fühlten sich gesünder, hatten weniger Einschlafprobleme, bessere Herzwerte und seltener depressive Symptome. Körperliches und seelisches Wohlbefinden hängt also wesentlich von der subjektiven Zufriedenheit mit dem eigenen Platz in der sozialen Hierarchie ab.[141]

»Die meisten Menschen glauben, dass sie glücklicher sind, wenn sie um 1000 Dollar mehr verdienen«, erklärt Andrew Oswald, ein Ökonom der Universität Warwick. »Das ist jedoch nicht der Fall. Ein höheres Gehalt ergibt einen höheren gesellschaftlichen Status, und das ist es, was die Menschen glücklicher macht.« Berufsgruppen, die schon von vornherein ein höheres Sozialprestige genießen, beispielsweise Wissenschaftler oder Künstler, können deshalb leichteren Herzens schlecht bezahlte Jobs akzeptieren.

Oswald entwickelte mit einem Kollegen sogar einen Preiskatalog für alle möglichen Lebensevents.[142] Damit kann er eine ganze Menge unterhaltsame Vergleiche anstellen. Aus Studien ist beispielsweise bekannt, dass Verheiratete glücklicher sind als Ledige. Dasselbe gilt für Reiche im Vergleich zu armen Menschen. Wie viel aber müsste ein Single mehr verdienen, um sich ebenso glücklich zu fühlen wie eine verheiratete Person? Oswald warf den Computer an und errechnete einen Betrag von 105.000 Euro, der jährlich verdient werden müsste, um an das Glück der Ehe heranzukommen. Das ist weit mehr, als die meisten Menschen insgesamt verdienen.

Einen weniger spekulativen Vergleichsansatz wählte Karen Matthews, die in einer Langzeitstudie errechnete, was Männern größere Probleme verursacht: Stress im Beruf oder ernsthafter Streit in der Ehe. Männer, die unglücklich im Job waren, hatten eine um 26 Prozent höhere Sterblichkeit als zufriedene Angestellte. Auch in dieser Studie zeigte sich das größere Potenzial der Ehe im Vergleich zum Beruf: Jene Teilnehmer, die sich im Beobachtungszeitraum scheiden ließen, erhöhten ihr Sterberisiko gleich um 37 Prozent.[143]

5.2 Soziale Kontakte halten auf Trab

Freunde sind wie gute Medizin

Es ist nicht leicht, sich Lebensumstände auszumalen, die jene von Obdachlosen oder Prostituierten in den Slums von Kalkutta an Elend übertreffen. Und dennoch sind diese Menschen glücklicher, als man erwarten würde. Der amerikanische Psychologe Ed Diener führte knapp hundert Interviews mit diesen benachteiligten Personen und fand erstaunliche Werte. Verglichen mit einer Kontrollgruppe von Studenten aus der indischen Mittelklasse schnitten die Slumbewohner nur unwesentlich schlechter ab. Im Vergleich zu Obdachlosen oder Prostituierten in den USA können die Inder sogar als richtig glücklich bezeichnet werden.

»Dafür ist großteils ihr Sozialleben verantwortlich«, erklärte Diener. In den Kategorien Familie und Freunde erreichen die Slumbewohner Rekordwerte, von denen ihre Leidensgenossen in anderen Ländern nur träumen können. Das enge soziale Netzwerk der traditionellen indischen Gesellschaft macht sich gerade für jene bezahlt, die bei den sonstigen Ressourcen des Lebens zu kurz gekommen sind.

Ed Diener suchte auch in westlichen Gesellschaften die Essenz des Glücks, indem er prüfte, was die Gruppe der glücklichsten Menschen gemeinsam hatte und von den anderen unterschied.[144] Abermals fand sich der Kernpunkt im Gesellschaftsleben. Die glücklichsten Menschen sind hoch soziale Wesen. Sie haben stärkere romantische Bindungen und pflegen intensivere Freundschaften. Dazu sind sie extrovertierter, verträglicher und liebenswürdiger im Umgang und weniger eigenwillig in ihren Vorlieben und Abneigungen. Sehr glückliche Menschen treiben nicht wesentlich mehr Sport und zeichnen sich auch nicht durch eine übertriebene Religiosität aus. Diener fand keine charakteristische Haupteigenschaft, außer eben dem sozialen Talent. Dabei empfinden aber auch die glücklichsten Menschen gelegentliche schwere Stimmungseinbrüche, sogar etwas häufiger als ekstatische Glücksmomente. Dennoch war der wesentliche Charakterzug dieser Menschen eine positive Grundstimmung, die auf jene, die sie ins Herz schließen, intensiv ausstrahlt.

Wie stark sich Freundschaft gesundheitlich auswirkt, zeigte eine Studie, die am Royal Infirmary Krankenhaus in Manchester durchgeführt wurde.[145] Die Wissenschaftler befragten mehr als 600 Personen, die einen schweren Herzinfarkt überlebt hatten, nach ihren Sozialkontakten und Anzeichen auf eine bestehende Depression. Nach einem Jahr hatten etwas über 20 Prozent der Patienten weitere Herzattacken erlitten. Ob sie depressiv waren oder nicht, hatte auf die Wahrscheinlichkeit eines zweiten Infarkts keinen Einfluss. Sehr wohl jedoch die Sozialkontakte. Eine starke Bindung zu einem Freund, einem Partner oder Verwandten reduzierte das Risiko eines weiteren Herzanfalls auf die Hälfte. Das Team aus Herzspezialisten und Psychiatern ging davon aus, dass die Möglichkeit zu Gesprächen hilft, das Erlebte besser zu verarbeiten.

Diese Ergebnisse bestätigen die Aussagen einer Studie der University of Chicago, die ergab, dass das Herz-Kreislauf-System einsamer Menschen anders arbeitet. Studienleiter Francis Creed erklärte, dass eine Reihe von Faktoren das Risiko von wiederkehrenden Herzanfällen zu bestimmen scheint. Dazu gehören Rauchen, starker

Alkoholkonsum, wenig Bewegung, eine schlechte Ernährung, Depressionen und auch der Mangel an sozialer Unterstützung. Stress und Depressionen beschleunigen den Herzschlag und halten den Körper so in einem erregteren Zustand. »Wir gehen davon aus, dass Menschen ohne nahen Vertrauten stärker auf Stress reagieren. Das kann gefährlich sein. Nach einem Anfall ist das Herz für Rhythmusstörungen anfälliger.«

Die positive Wirkung des Soziallebens wird noch wesentlich verstärkt, wenn bestimmte günstige Voraussetzungen dazukommen. Menschen mit guter Ausbildung haben bis ins hohe Alter eine wesentlich bessere Selbsteinschätzung ihrer Lebensqualität. Bildung macht das eigene Leben reicher, hält intellektuell länger fit und erleichtert gleichzeitig die Pflege von Kontakten mit anderen Menschen.[146]

Dazu kommt im Lauf unseres Lebens das Talent, unangenehme Dinge bleiben zu lassen und sich auf das Wesentliche zu konzentrieren. Das, was Freude macht und wenig Risiko auf Frustrationen birgt. Hier vermuten Forscher den wahren Vorzug des Alters. Aufgrund der vielfältigen Erfahrungen mit Beziehungen wissen ältere Menschen schon von vornherein besser, was ihnen guttut. Es mag konservativ erscheinen, wenn Neues zunächst nur aus der Ferne misstrauisch betrachtet wird, und es mag vorurteilshaft wirken, wenn sich ältere Menschen relativ rasch ihre Meinungen bilden.

Der Effekt ist jedoch eindeutig: Enttäuschung und Frustrationen werden auf ein Minimum reduziert. Diese Eigenschaft, in Verbindung mit der Pflege verlässlicher, jahrzehntelanger Beziehungen zu gut bekannten Menschen, macht die höhere Zufriedenheit des Alters aus. Und diese Eigenschaft heißt ja nicht, dass gar keine neuen Bekanntschaften mehr geschlossen und keine Risiken mehr eingegangen werden. Es heißt nur, dass die Prüfung, ob sich so etwas lohnt, auf breiterer Erfahrungsbasis erfolgt. Und jene neuen Beziehungen, die doch eingegangen werden, sind dann häufig besonders innig.

Ein dichtes soziales Netzwerk an Freunden, Bekannten, Verwandten wirkt für beide Geschlechter positiv. Während Männer im

Vergleich aber nur relativ mäßig profitieren, sind Sozialkontakte für Frauen ein richtiggehendes Lebenselixier. In der Augsburger MONICA-Studie[147], in der eine ganze Region auf ihre Gesundheit beobachtet wurde, zeigte sich, dass Männer mit wenig Sozialkontakten ein um 60 Prozent höheres Sterberisiko haben. Bei Frauen steigt dieses Risiko aber gleich um 270 Prozent. Jene mit einem dichten sozialen Netzwerk haben hingegen ein rekordverdächtig niedriges Krankheitsrisiko. Frauen sind die wahrhaft sozialen Wesen und benötigen Freundschaft und Zuwendung wie Luft zum Atmen.

Familienbande – lebenslang

Die Babyboomer, jene Generation der geburtenstarken Jahrgänge der 1950er- und 60er-Jahre, übernehmen derzeit in allen Bereichen von Politik und Wirtschaft die Macht. Sie haben die Welt schon als Jugendliche verändert, eine neue Kultur des Protests geschaffen, ihre eigene Musik komponiert, provokante Mode entworfen, die alten Rollenbilder über den Haufen geworfen und die Sexualität von jahrhundertealten Moralfesseln befreit. So selbstbewusst wie keine Generation zuvor gehen die Babyboomer nun langsam daran, auch das Altern zu revolutionieren. Sie haben die Welt durch ihre pure Masse verwandelt und jetzt, wo sie als Generation siebzig Prozent des Vermögens kontrollieren, werden sie auch das Alter revolutionieren.

»Diese Menschen, die einen ganzen Planeten umgeformt und nach ihrem Antlitz geprägt haben, gehen seit 2010 in Rente«, schrieb Frank Schirrmacher.[148] »Und dieser Ruhestand wird alles durcheinanderwirbeln. Die Boomer werden die Gesellschaft zwingen, sich mit Gesundheitsfürsorge und Gerontologie zu beschäftigen, ob sie das will oder nicht.«

So schnell wird diese Generation allerdings nicht bettlägerig werden und sich in die Pflegeheime zurückziehen. Der zunehmend gesündere Lebensstil tut das Seine, die Phase der Aktivität auszudehnen. Die Befürchtung, dass die gewonnenen Lebensjahre mit

Krankheit und Pflegebedürftigkeit verbracht werden müssen, wird sich nicht bewahrheiten.

In Europa läuft die Entwicklung deutlich erfreulicher als in den USA. Daten aus Deutschland zeigen von Geburtsjahr zu Geburtsjahr einen eindrucksvollen Rückgang der Neuerkrankungen. Leider haben die Gesundungschancen damit nicht ganz Schritt gehalten. Die Menschen werden zwar seltener krank. Wen es allerdings erwischt, bei dem liegen die Chancen, wieder vollständig aktiv zu werden, nicht wesentlich besser als in den letzten Jahrzehnten. Insgesamt stieg jedoch die Anzahl der aktiven Lebensjahre in Deutschland stark an.

Besonders genaue Zahlen gibt es aus Dänemark, wo Gesundheitsdaten der gesamten Bevölkerung vorliegen. Die aktuellste Auswertung vom Juni 2017[149] zeigt einen Anstieg der aktiven Lebenserwartung, die nicht von Behinderung und chronischer Krankheit beeinträchtigt wird, von mehr als einem Jahr allein während des letzten Jahrzehnts. Was blieb, ist der Unterschied im Bildungsgrad. 65-jährige dänische Männer mit guter Bildung verbringen fast drei Jahre länger bei guter Gesundheit als solche mit geringer Schulbildung. Bei gleichaltrigen Frauen liegt der Unterschied sogar deutlich über drei Jahren. Die Studienautoren regen deshalb an, über ein unterschiedliches Pensionsantrittsalter nachzudenken.

Mit den zusätzlichen aktiven Jahren im Alter ergibt sich für unser Zusammenleben eine völlig neue Dimension. Familien, in der mehrere Generationen über Jahrzehnte zusammenleben, werden immer mehr zum Normalfall. Bis in die zweite Hälfte des 20. Jahrhunderts war diese Konstellation nur in Ausnahmefällen vorgekommen. Historisch gesehen ist die Mehrgenerationenfamilie schlicht ein Mythos. Aufgrund der niedrigen Lebenserwartung und des hohen Heiratsalters waren Großfamilien im Sinn des gleichzeitigen Lebens mehrerer aufeinanderfolgender Generationen kaum existent.[150] Wenn es jedoch vorkam, dass die Großeltern mit ihren Enkeln gemeinsame Lebensjahre verbringen konnten, so war dies für alle Beteiligten ein messbarer Vorteil.

Eine finnisch-kanadische Studie analysierte die Lebensumstände von mehr als 3000 Frauen aus dem 18. und 19. Jahrhundert. Pro Jahrzehnt, das eine Großmutter noch im Kreise ihrer Familie leben konnte, kamen um zwei Enkel mehr zur Welt als in Familien ohne Großmütter. Studienleiterin Virpi Lummaa glaubt, dass hier auch die Ursache verborgen liegt, warum Menschen noch so lange nach ihrer fruchtbaren Zeit am Leben bleiben, im Gegensatz zu Tieren, die meist unmittelbar sterben, sobald ihre reproduktive Zeit vorbei ist. »Es macht evolutionär einfach Sinn, wenn die älteren Verwandten dem Nachwuchs ihre Fähigkeiten und Kenntnisse überliefern«, erklärt Lummaa, »sie können ihre eigenen Kinder in ihrer Arbeit entlasten und fördern so den Reichtum und das Überleben der ganzen Familie.«[151]

Was in früheren Jahrhunderten die Ausnahme war, wird nun die Regel. Heute geborene Kinder können mit einer sehr hohen Wahrscheinlichkeit damit rechnen, dass sie über viele Jahre in einer Mehrgenerationenfamilie leben. Und sowohl für die älteren als auch für die jüngeren Generationen werden daraus nahezu ausschließlich Vorteile erwachsen.

6. Lass Dich nicht ängstigen

6.1 Manipulatoren an jeder Ecke

Die Menschen geben ihr Leben dafür, so viel medizinische Behandlung wie möglich zu bekommen.
Ivan Illich

Die Medizin-Schamanen

Wir sind in den vergangenen Jahrzehnten zu einer auf Medizin fixierten Gesellschaft geworden. Seit 1970 hat sich die Zahl der im Gesundheitswesen beschäftigten Personen verdreifacht. Jeder achte Euro, der in den deutschsprachigen Ländern erwirtschaftet wird, geht in die Finanzierung dieses Mammutbetriebs. Und es ist wahrlich kein Wunder, dass es so schwerfällt, die Ausgaben zu reduzieren. Denn so anonym die Gesundheitsindustrie auch wirken mag, jeder einzelne Euro landet konkret auf den Konten irgendeines Players in diesem System. Und jeder Euro fehlt jemandem konkret, wenn er eingespart wird. Und diese Menschen sind Mitglieder in mächtigen Verbänden, die sich konsequent querlegen, wenn Einschnitte, so sinnvoll sie auch sein mögen, auf die Kosten ihrer Klientel gehen.

Vor Kurzem war ich mit einem befreundeten Arzt zum Abendessen verabredet. Er hatte gerade einen Kongress hinter sich, bei dem er auch organisatorisch involviert war. Die Anstrengungen der letzten Wochen waren ihm anzumerken, ebenso wie die nun spürbare Entspannung. Wir sprachen über die wissenschaftlichen Highlights der Veranstaltung und kamen rasch auf einige recht kontrovers diskutierte Fachfragen. Es ging dabei um neue Daten, die belegen, dass bestimmte Medikamente offensichtlich das Krebsrisiko der Patienten deutlich erhöhen.

Der Arzt erzählte mir, dass dieses Risiko nicht erst seit der Veröffentlichung der neuen Studien bekannt war, sondern in Fachkreisen schon seit einigen Jahren erörtert wurde. Dennoch ist es der Herstellerfirma im Verbund mit einigen recht bekannten Professoren gelungen, dieses Thema über eine Reihe »wissenschaftlicher Nebelbomben«, wie er es nannte, von einer öffentlichen Debatte fernzuhalten. Kritiker hatten zudem kaum Belege für ihren Verdacht, weil wichtige Daten von der Herstellerfirma unter Verschluss gehalten wurden. Nun aber, so der Mediziner, laufe in Kürze der Patentschutz für das Medikament aus, und damit strömten bald andere Firmen mit billigen Kopien des Bestsellers auf den Markt. Die Zeit des großen Verdienens sei also definitiv vorbei. Und plötzlich gibt auch der Konzern seinen Widerstand gegen das »Krebsgerücht« auf. »Dieselben Professoren, die jahrelang Geld damit verdient haben, Vorträge über die tolle Wirkung dieses Präparats zu halten, spielen sich nun plötzlich als Kritiker und Warner auf.« Es sei schon eine recht verlogene Branche, in der er sich tagtäglich bewege, seufzte mein Freund.

Wir wechselten das Thema und kamen zu einem Artikel, den ich geschrieben hatte. Darin ging es unter anderem um die Ursprünge der Medizin in der Steinzeit und wie sich aus den Schamanen der Nomadenvölker über die Jahrtausende langsam die Priester auf der einen und die Ärzte auf der anderen Seite entwickelten. In Wahrheit, sagte mein Freund, wirken diese gemeinsamen Wurzeln bis heute nach. »Allein schon, wie wir uns kleiden. Wir treten vor die Patienten wie die Priester vor die Gläubigen. Wir verkleiden uns, um auch optisch darzustellen, dass wir die Auserwählten mit dem geheimen Wissen sind. Wir greifen dorthin, wo niemand anderer hingreifen würde: in die Eingeweide, ins Herz, ins blutige Gewebe. Wir sehen die Menschen in ihrer schlimmsten Not, wie sie stöhnen, stinken und sterben. Unser Beruf umfasst die Abgründe des Menschlichen, die Randbereiche des Lebens, das, was alle anderen fürchten: die Nähe zum Tod. Wir wissen das und wir lassen uns das bezahlen. Wir sind eine in sich geschlossene Priesterschaft, die zusammenhält und keinen Einblick in ihre Geheimnisse gibt. Und wir nehmen uns – als eine Art Entschädigung für das, was uns zugemutet wird – das Recht heraus, unsere eigenen Gesetze zu machen.«

Für Außenstehende, meinte mein Freund, sei es schwer, diese unausgesprochene Solidarität zu verstehen, die innerhalb der Medizinzunft herrscht. Sicher werde um Posten gekämpft, um Patienten, auch um die Aufträge der Pharmaindustrie. Aber wenn es um den Beruf selbst geht, um Kontrolle von außen: dann machen die Ärzte gemeinsam dicht. Hier gewähren sie niemandem einen Einblick.

»Das ist so ähnlich wie bei unseren Vätern und Großvätern, die nie vom Krieg erzählt haben. Das ging nur gegenüber den Kameraden, die in dem ganzen Wahnsinn auch selbst mit drinsteckten.« Außenstehende könnten sich nun einmal keine Vorstellung davon machen, was es heißt, das Leben eines Patienten auf der Kippe zu sehen. Zu wissen, dass es an einem seidenen Faden hängt, ob diese Frau oder dieser Mann den morgigen Tag noch erlebt. Außenstehenden fehle eben die Erfahrung, wie es ist, ein Leben in Händen zu halten. Das stumpfe auf der einen Seite ab, auf der anderen fördere es ein fast irres Selbstbewusstsein, das oft an Überheblichkeit grenzt. Und es sei für einen Nichtmediziner nachgerade unmöglich, diesen Stress und diesen psychischen Ausnahmezustand nachzuempfinden. »Wir sind noch immer Schamanen und Priester in einem, so viel hat sich über die Jahrtausende nicht geändert«, schloss mein Freund seinen emotionalen Ausbruch ab. »Ich akzeptiere es nicht, aber ich verstehe es, wenn viele von uns meinen, sie stehen über dem Gesetz.«

Das unersättliche System

Einen ähnlich eigenwilligen und wenig transparenten Player im Gesundheitssystem stellt die pharmazeutische Industrie dar. Kein anderes Segment der Weltwirtschaft verzeichnete in den letzten Jahren konstant solche Gewinnspannen und Umsatzzuwächse. Im Schnitt wuchs der Markt jährlich um zehn Prozent, und trotz weltweiter Finanzkrise schwächte sich dieser Trend nur minimal ab, auf ein Plus von sechs bis sieben Prozent. 2014 wurde laut dem Unternehmen IMS Health erstmals die Marke von 1000 Milliarden US-Dollar Umsatz überschritten.

Mit Budgets, die den Gesamtetat vieler Staaten wie Peanuts aussehen lassen, hat die Industrie mittlerweile ein Beinahe-Monopol im Bereich der klinischen Forschung erreicht. Die Förderung der Grundlagenforschung wird hingegen den Steuerzahlern überlassen. Hier steigt die Industrie erst ein, wenn aus dem Wildwuchs der an den Universitäten angesiedelten Projekte ein Keim aufgeht, der auch wirtschaftlich interessant ist. Entgegen der Selbstdarstellung der Pharmakonzerne liegt ihr Fokus weniger auf der emsigen Entwicklung neuer Heilmittel, sondern auf der Vermarktung von dem, was bereits zugelassen ist, egal ob es heilt oder nicht.

Der Großteil der Investitionen fließt in Werbung und Marketing und übertrifft den Forschungsanteil um mehr als das Doppelte. Die Pharmaindustrie gehört zu den größten Geldgebern politischer Parteien, ein Heer von Lobbyisten umschwärmt die Entscheidungsträger und besetzt selbst hohe Posten in den nationalen und internationalen Gesundheitsorganisationen.

Mithilfe dieser Werbeübermacht können neue Produkte zu fast willkürlich hohen Preisen auf den Markt gebracht werden. Wo es vielversprechende neue Arzneimittel gibt, aber leider keine dazu passende Krankheit, wird diese gleich mitgeliefert. Und so treffen wir bereits heute in den Kinderkrippen auf Zweijährige, bei denen eine »bipolare Störung« oder »Hyperaktivität« diagnostiziert wurden. Schüchternheit, speziell in der Pubertät verbreitet, begann als »Sozialphobie« ihre Karriere als psychische Störung und wurde in der Folge unter dem Begriff »Soziale Ängstlichkeitsstörung« endgültig als neue Massenkrankheit etabliert. Wer am »Rastlose-Füße-Syndrom« leidet, wird gedämpft, wer daraufhin ein »Chronisches Müdigkeitssyndrom« entwickelt, pharmazeutisch wieder etwas aufgemuntert.

Wenn die Werbung nicht mehr ausreicht, um neue Pillen, Diagnosegeräte oder Tests unter die Leute zu bringen, wird auf psychologische Kriegsführung umgestellt. Nirgends ist die Gesellschaft leichter erpressbar als in einem so sensiblen Bereich wie der Gesundheit. Wenn anerkannte Professoren vorgeschickt werden und im Fernsehen vor einer weltweit drohenden Pandemie warnen oder erklären, dass Krebspatienten massenhaft sterben werden, weil das Gesundheitsministerium oder die Krankenkassen sparen möchten, so trifft das die Bevölkerung – und noch mehr die Politiker – mitten ins Mark. Seit jeher lässt sich nirgends besser Geld verdienen als in der Nähe von Krankheit und Tod. Und so fällt es unserer Gesellschaft enorm schwer, mit dem Medizinsystem auf eine rationale Weise umzugehen. Trotz aller Reformen rumort es weiter an allen Ecken.

Ob die im Medizinsystem erbrachte Gegenleistung den enormen Aufwand in allen Teilbereichen wert ist, bleibt mehr als ungewiss. Tatsächlich überwiegt bei vielen der in den Kliniken und Arztpraxen breit angewandten Therapien der Schaden. In den letzten Jahren platzt im Medizinsystem in nie da gewesener Häufung eine Blase nach der anderen und es stinkt zum Himmel. Regelmäßig erweisen sich die in den Studien erweckten Heilsversprechungen als hoffnungslos überzogen. Über Jahrzehnte eingesetzte Arzneimittel haben mehr Nebenwirkung als Wirkung. Studien erweisen sich als gefälscht, Wissenschaftler als korrupte Mietmäuler. Sinnvolle und lebensrettende Maßnahmen werden hingegen ignoriert, sobald irgendeine der vielen Cliquen im Medizinsystem dadurch finanzielle Einbußen hätte.

Für Patienten wird heimlich eine Kopfprämie kassiert: Wenn sie eine Zusatzversicherung haben, wird bei ihnen jede nur denkbare Untersuchung und jeder Eingriff vorgenommen, der sich den Kassen in Rechnung stellen lässt. Die Kassen wiederum weisen die Ärzte an, ihren Patienten möglichst lukrative Diagnosen zu verpassen, die mehr Gelder vom Bund hereinspülen.

Menschen gelten nur so lange als gesund, bis der Arzt kommt und ein paar Tests durchführt. Kein Wunder, dass die Zufriedenheit der Patienten im internationalen Vergleich im unteren Drittel rangiert. Wobei nicht vergessen werden soll, dass die Ärzte denselben Frust leiden, in einem Arbeitsumfeld, das auf hierarchischen

Druck, Stress und Selbstausbeutung aufgebaut ist und viele Ärzte selbst kränker macht als ihre Patienten.

Gesundheit orientiert sich heute an einem – aus der Technik abgeleiteten – Idealbild, das über bestimmte Risikofaktoren definiert wird. Sich gesund zu fühlen, genügt nicht mehr, wenn von der Schulmedizin festgesetzte Grenzwerte überschritten sind: Dann gilt auch ein Gesunder als behandlungsbedürftig. Diese Grenzwerte werden – etwa beim Cholesterin, Blutzucker oder Blutdruck – laufend hinaufgesetzt. Dasselbe gilt in der Diagnostik: Durch den immer genaueren Blick in den Körper werden winzige Veränderungen gefunden, die noch vor wenigen Jahren niemals entdeckt worden wären. Nun aber stehen sowohl die Ärzte als auch die Patienten ständig vor der Frage, ob eine Krankheit behandelt werden soll, die noch gar keine ist, wahrscheinlich auch nie eine sein wird. Aber es gibt eben ein gewisses Risiko – und deshalb wird vorsorglich operiert und bestrahlt und chemotherapiert.

Als gesund gelten heute tatsächlich nur noch jene Menschen, die nicht ordentlich untersucht worden sind. Nie war dieser Kalauer der Realität so nahe. Ein Medizinsystem, das erst dann zufrieden ist, wenn der Großteil der Bevölkerung zu Patienten umdefiniert ist, ist allerdings selbst schwer krank. Doch wer ist in der Lage, diese maßlose Wucherung zu stoppen, die sich über die Gesundheitsbudgets der Staaten hermacht wie ein aggressiver Tumor? Denn für Menschen, die wirklich Hilfe benötigen, werden bald keine Ressourcen mehr vorhanden sein, weil ein ungebändigter Apparat jede Hemmung verloren hat.

Um in diesem Dschungel aus Eigeninteressen und falschen Versprechungen nicht unterzugehen, ist es notwendig, die innere Logik des Medizinsystems zu verstehen. Denn nur dadurch wird es möglich, gut informiert Entscheidungen zu treffen und zum aktiven Manager der eigenen Gesundheit zu werden.

Prävention als Krankmacher

Dafür ist es zunächst nötig, nicht allzu blauäugig zu sein. Das Gesundheitssystem läuft nämlich immer mehr darauf hinaus, die Mehrheit der Bevölkerung als »krank« einstufen zu können. Neben der Übertherapie und Falschdeklaration der Leistungen eignet sich hier speziell ein Instrument, das bis vor Kurzem noch ein rundum gutes Image genoss: die Gesundheitsprävention.

In Wahrheit ist dieser in allen Sonntagsreden der Politik gern und oft beschworene Begriff aber nicht so harmlos, wie er daherkommt. Zwar wird stets der hohe Wert der Bewegung und der gesunden Ernährung propagiert. Doch steckt dahinter eine hervorragend getarnte Stolperfalle auf dem Weg von der Gesundheit in eine Patientenkarriere.

Die Idee der Prävention, der Krankheitsvorsorge, erweist sich zunehmend als Stein der Weisen, als Gelddruckmaschine eines neuen Medizinzeitalters. Vorsorge klingt gut und in sich logisch. Sie kommt gut an – und sie lässt sich verkaufen wie warme Semmeln. Nichts ist lukrativer als die Behandlung von Gesunden, zumal Gesunde auch viel mehr an unnützen Eingriffen und Medikamenten aushalten. Anstelle der Heilung von Kranken, die ja das eigentliche Geschäft der Medizin wäre, tritt eine aus der Versicherungsmathematik abgeleitete Logik: Über die Androhung von Schäden in der Zukunft werden »zur Sicherheit« vorbeugende Maßnahmen empfohlen, die wir alle über die Arzthonorare und die Kassenbeiträge zahlen. Wenn der Schaden trotzdem eintritt, entpuppt sich die Krankenversicherung jedoch meist als wertlos.

Sowohl für Ärzte wie für die Gerätehersteller, für die Anbieter von Tests und Diagnosekits sowie für die Pillenindustrie ist die Übertherapie ein Geschäft. Chronische Krankheiten zahlen sich finanziell wesentlich besser aus als einmalige Vorfälle – etwa bei Unfällen oder sonstigen Einmal-Eingriffen. Demnach war es nur folgerichtig, dieses Segment zu vermehren. Wenn es gelingt, immer mehr – an sich beschwerdefreie – Personen als chronisch krank einzustufen, wäre das Geschäftsmodell nahezu beliebig erweiterbar.

Warum also nicht die Gesunden behandeln? Dafür braucht es nur gute Werbestrategen und eine ordentliche Portion Frechheit.

Bei gesunden Menschen stellt es auch keinerlei Problem dar, die Therapie als Heilerfolg auszugeben. Wenn es nach Monaten gelingt, über Medikamente den Blutdruck oder das »böse« Cholesterin unter einen bestimmten Wert zu treiben, so ist die Bio-Maschine Mensch wieder optimal eingestellt, und es freuen sich sowohl Arzt als auch Patient. Letzterer war zwar auch vorher beschwerdefrei, doch wer weiß, was passiert wäre, wenn der Arzt nicht rechtzeitig eingegriffen hätte …

Für diese Strategie braucht es kein großes Heilwissen. Und hier ist es auch möglich, die neuen therapeutischen Siege über die Krankheit zu erringen, die sich in den Medien verkaufen lassen. Irgendwo muss sich der gigantische Aufwand doch lohnen.

Wenn schließlich die Nachfrage doch etwas nachlässt, wird mit der Senkung von Grenzwerten einfach die Definition für Krankheit verändert. Dafür sorgen die großen Ärztegesellschaften, die nahezu ausnahmslos von den Pharmafirmen finanziert und damit in Abhängigkeit gehalten werden. So geschehen bei Cholesterin, beim Blutdruck und Blutzucker.

Mit der Absenkung des Blutzuckergrenzwerts von 110 mg/dl auf 100 mg/dl wurde die Zahl der Diabetiker in den USA im Jahr 2003 mit einem Schlag von vier auf dreißig Millionen erhöht. Und nun diskutieren die Fachgesellschaften bereits, ob eine erneute Senkung des Grenzwerts auf 95 mg/dl nicht noch mehr Sinn hätte. Sinnvoll wäre sie tatsächlich: für die Strippenzieher im Hintergrund, die damit wieder ein paar Millionen neue Kunden für die zahlreich vorhandenen Diabetes-Medikamente zugewiesen bekämen.

Krankheit als »Reich des Bösen«

Niemand ist sicher. Der Angriff kann in jedem Moment und überall erfolgen: auf dem Parkplatz des Shoppingcenters, dem Golfplatz, beim Dösen im Liegestuhl. Die Gefahr nähert sich mit dem typischen penetranten Summen. Was könnte schlimmer sein als ein tödliches Virus, das von Stechmücken übertragen wird?

Wir schreiben das Jahr 2001, und es beginnt so, wie sich auch in Hollywoodfilmen stets die Katastrophen ankündigen: mit toten Vögeln. Im Central Park – mitten in New York – liegen tote Vögel im Gras. Eine Ärztin, die einige Jahre in den Tropen gearbeitet hat, äußert den Verdacht, es könne sich um das West-Nil-Virus handeln, das – wie der Namen schon sagt – aus einer Region stammt, die weit entfernt von Amerika liegt. Militärärzte sammeln die Vögel ein und analysieren die Todesursache. Tatsächlich: Das West-Nil-Virus ist dabei, die USA zu erobern.

Seit dem Frühsommer 2001 war das neue Virus Dauerthema in den Nachrichten. Nach den Vögeln erwischte es die Pferde und schließlich erkrankten auch die Menschen: Insgesamt wurden in diesem Jahr 66 Infektionen mit dem West-Nil-Virus gezählt, darunter zehn Todesfälle. Und die USA erbebten in einer gemeinsamen Welle der Angst. Nach den Terrorattacken auf das World Trade Center im September war die Nervosität ohnehin allgegenwärtig. Noch dazu tauchten kurz darauf mit Anthrax-Sporen verseuchte Briefe auf, an denen fünf Personen starben. Die USA glaubten sich inmitten eines Bioterror-Kriegs, der von einer bösen Macht heimlich begonnen worden war. Und so standen in der Folge auch die Viren mit dem exotischen Namen unter Generalverdacht.

Ich war kurz nach den Anschlägen vom 11.9.2001 mit einem Kamerateam in den USA. Wir drehten einen Dokumentarfilm zum Thema Bioterror und erlebten ein Land in höchster Alarmbereitschaft. Speziell in Washington war das Militär allgegenwärtig. Hubschrauber kreisten am Himmel, ständig waren Polizeisirenen zu hören.

Einer unserer Interviewpartner war Randall Larsen, nationaler Sicherheitsberater von Präsident George W. Bush und Direktor des Institute for Homeland Security. Menschen wie dieser ehemalige Colonel der US Airforce, der 400 Kampfeinsätze in Vietnam geflogen war, bestimmten nun die Politik der USA. Und mit einem professionellen, über 32 Jahre beim Militär geschulten Misstrauen widmete er sich nun den Gefahren des Biokrieges. Das West-Nil-Virus bereite ihm großes Kopfzerbrechen, sagte er. »Die Frage ist jetzt, ob das auf natürliche Weise eingeschleppt wurde, oder ob es die Iraki hier ausgesetzt haben.« Nichts stehe mit Sicherheit fest, außer dies: »Das wird ein langer Krieg werden – und er wird von den Terroristen mit Biowaffen geführt.«

Den Angriff der Viren beantworteten die Behörden mit Chemiebomben: Um den Moskitos den Garaus zu machen, wurde der Raum New York großflächig mit Pestiziden besprüht; von Flugzeugen aus, aber auch von speziellen Wagen, die mit Giftpumpen durch die Parks und Auen fuhren. Genützt hat es wenig. Im Jahr 2002 vervielfachte sich die Zahl der West-Nil-Opfer und sprang von 10 auf 284. Ein weiteres Jahr blieben die Todesfälle auf diesem Niveau und fielen dann wieder deutlich ab, auf weniger als 30 im Jahr 2009. Doch nun wurde bereits eine neue Virensau durchs Weltdorf getrieben: die Schweinegrippe.

Was machen die West-Nil-Viren seither? Bekommt ihnen das Klima in den USA nicht mehr? Oder haben sich schlicht das öffentliche Interesse und damit auch der Fokus der Virenjäger anderem zugewandt? Mit der Folge, dass einfach weniger auf diese Viren getestet wird?

Vieles deutet genau darauf hin, zumal die West-Nil-Viren außerhalb der USA bisher noch nie für Aufregung sorgten. Seit Langem ist ihre weltweite Verbreitung bekannt, und sie sind in Südeuropa ebenso gegenwärtig wie in Afrika, den arabischen Ländern, in Indien und sogar in Australien. Mehr als 80 Prozent aller Infektionen verlaufen vollständig ohne Beschwerden, bei den restlichen treten grippale Symptome auf, die – wie die meisten Vireninfektionen – speziell bei älteren Menschen auch ernsthafte Folgen haben können.

Nichts ist einfacher, als in der Medizin den Teufel an die Wand zu malen. Sobald der Fokus erst einmal auf eine vermeintliche Gefahr gerichtet ist, erscheint diese als allgegenwärtig. Speziell bei den Viren funktioniert diese Methode hervorragend, weil ja ohne diese allgemeine Hysterie niemand nach ihnen suchen würde. Menschen sterben zu allen Zeiten, und Viren – egal welcher Art – sind dort vermehrt zu finden, wo die Abwehrkräfte bereits geschwächt sind.

Ist ein allgegenwärtiges Virus aber zum Killervirus ausgerufen, finden sich sofort auch Todesopfer. Wenn ein Paranoider von der fixen Idee besessen ist, er werde von hinkenden alten Frauen verfolgt, so wird er mehrmals täglich hinkende alte Frauen sehen – oder dies zumindest vermuten. Dass vonseiten der Gesundheitsbehörden dieses Phänomen einmal als Anlass zur Selbstkritik genommen würde, habe ich – speziell von US-amerikanischer Seite – allerdings noch nie bemerkt. Und so wird damit fortgefahren, das unsichtbare Reich des Bösen nach Terrorverdächtigen abzusuchen, auch wenn das Grundproblem auf der eigenen Seite liegt.

Mitte 2008 wurde von der US-Staatsanwaltschaft die Akte Anthrax endgültig geschlossen. Keine ausländischen Bio-Terroristen hatten hinter den mit Milzbrandbakterien verseuchten Briefen gesteckt, sondern Bruce Ivins, ein zum Zeitpunkt der Anschläge 55 Jahre alter, frustrierter Wissenschaftler der US Army, hatte sich im eigenen Waffenarsenal bedient. Eine Analyse der Anthraxproben ergab, dass diese aus den selbst gezüchteten Stämmen des Labors für Biokampfstoffe in Fort Detrick, Maryland, stammten. Der als strenggläubiger Katholik bekannte Ivins hatte die Briefe speziell an Politiker geschickt, die sich für eine Liberalisierung der Abtreibung ausgesprochen hatten. Zudem war er verärgert, dass eine von ihm entwickelte Impfung gegen Milzbrand wegen schwerer Nebenwirkungen vom Markt genommen worden war. Als er immer stärker ins Visier des FBI geriet, verübte er im Juli 2008 Selbstmord. Da die Iraker keine Biowaffenfabriken besaßen, sich keine Pockenviren am Schwarzmarkt besorgt hatten und auch keine Anthraxbakterien einsetzten, hatte sich ein weiterer Grund für den Irakkrieg als hinfällig erwiesen.

Es ist bemerkenswert, dass nahezu alle Kollektivhysterien der jüngeren Vergangenheit, die sich an der Furcht vor infektiöser Welteroberung entzünden, ihren Ursprung in den USA haben. Obwohl die Amerikaner weltweit den Takt in der Medizin vorgeben, sind sie noch tief in einer Sichtweise verfangen, in der Krankheit als ebenso reales Reich des Bösen gilt wie die sogenannten »Schurkenstaaten«. Und wie beim »Krieg gegen den Terror« wird auch bei einer vermeintlichen Bedrohung aus dem Reich der Viren und Bakterien nicht lange gefackelt.

Nach diesem Muster werden von hier aus die Strategien gegen die neuen Weltseuchen organisiert. Beim West-Nil-Virus gelang es noch nicht, die eigene Paranoia weltweit zu exportieren, doch bei SARS, der Vogelgrippe, bei der Schweinegrippe oder zuletzt den Ausbrüchen von Ebola oder Zika-Viren lief längst alles nach US-amerikanischen Regeln. Allein, wenn im Zuge einer großen Fahndungsaktion auf bestimmte Viren untersucht wird, steigt die Wahrscheinlichkeit, dass die Verbreitung der Viren überschätzt wird (verglichen z. B. mit einer historischen Arbeit, wo diese Viren in einem anderen Kontext erfasst wurden), rasant an. Speziell für Viren gilt: Wer suchet, der findet.

Zika-Viren beispielsweise sind weltweit verbreitet und galten bisher als vergleichsweise harmlos. Komplikationen, wie sie 2016 in Brasilien beobachtet wurden, sind ein neuartiges Phänomen. Warum die Viren gerade in Brasilien plötzlich solche massiven Behinderungen auslösen sollten, ist vollkommen unlogisch. Unklar ist auch die wirkliche Dimension des Ausbruchs. Der deutsche Mikrobiologe Alexander S. Kekulé bezeichnete die Angaben der WHO denn auch als Märchen und als massive Täuschung der Öffentlichkeit.[152]

Mit der sofortigen Festlegung auf die Viren als Auslöser wurden zudem andere mögliche Ursachen für die Fehlbildungen von vornherein ausgeklammert. Und alles lief – wie auch bei Ebola – in Richtung von Millionenaufträgen für die Impfstoff- und Medikamentenentwicklung. Gesichert ist hier nur eines: Dass davon die beauftragten westlichen Unternehmen und Experten profitieren werden.

Bei internationalen Organisationen und auch den Outbreak-Experten ist der Fokus seit Langem auf Alarmismus gerichtet. Über weltweiten Alarm kommen die Fördergelder, die Aufmerksamkeit sowie die selbst empfundene Bedeutung. Bei der WHO hat sich dieser Wandel vor ca. 20 Jahren zugetragen. Damals gab es jedes

Jahr Probleme damit, dass die WHO überhaupt ihre Mitarbeiter bezahlen konnte. Ständig blieben die Mitgliedsstaaten ihre Beiträge schuldig – oder zahlten säumig (speziell die USA, die den Großteil des WHO-Budgets berappten, aber auch immer vehementer bestimmte Forderungen damit verknüpfte – z. B. eine engere Kooperation mit der Pharmaindustrie).

Schließlich ergab sich eine vollständige Neuausrichtung der WHO. Mit dem Einwerben von privaten Geldern aus der Wirtschaft – die heute bereits deutlich über 50 Prozent des Budgets ausmachen. Und natürlich mit der Umdefinition ihrer Agenda: Weg von der ständig mahnenden, bedeutungsschweren Organisation, die sich für die Bekämpfung von Hunger, Durst und Analphabetismus sowie den Aufbau einer vernünftigen Infrastruktur einsetzte – hin zu einer Behörde, die sich als schicke Viren- und Seuchenbekämpfer verstehen. Wo konsequenter Alarmismus die faden konstruktiven Predigten ablöste.

Die WHO fährt mit dieser Taktik gut. Sie wird weltweit gehört – und gefördert. Ihre Budgets wuchsen in den letzten 20 Jahren rapide an. Sie hat auch etwas zu vergeben, versorgt einen ganzen Ferkelhaufen von Experten, die gefüttert werden wollen. Und die natürlich dann auch wissen, welche Expertisen sie ihren Ernährern schuldig sind.

Im Prinzip geht es gar nicht darum, durch seriöse Arbeit die wirklichen Ursachen der schlimmen Behinderungen aufzuklären. Es geht nicht darum, die tatsächliche Gefährlichkeit der Viren objektiv abzuschätzen. Sondern es geht darum, neue Viren & Co. zu entlarven und damit Imagepflege zu machen, in Erinnerung zu rufen, dass die mutigen Virenjäger allezeit wachsam sind – und die Stange Geld, die sie kosten, jederzeit wert sind.

Angst als Steuerungsinstrument

In der Medizin erleben wir derzeit einen revolutionären Wandel: Die Bürger werden nicht mehr als Individuen mit unterschiedlichen

Wünschen und Beschwerden gesehen, sondern generell als Zielgruppen umworben. Und Krankheiten oder Risiken werden so definiert, dass sie perfekt zur jeweiligen Zielgruppe passen. Eine Therapie, ein neues Medikament, eine zusätzliche Impfung oder eine Vorsorgeuntersuchung lassen sich erst dann verkaufen, wenn zuvor das Bewusstsein für die Bedrohung in dieser Zielgruppe etabliert ist. Dafür braucht es PR-Experten, die eine auf die psychologischen Bedürfnisse und Sorgen der Zielgruppe punktgenau abgestimmte Kampagne starten. Professoren werden angeheuert, Pressekonferenzen organisiert, Argumente getrommelt. Und als bestes Steuerungsmittel erweist sich immer die Angst.

Menschen, die sich gesund fühlen, Vertrauen in die Selbstheilungskräfte und in ihre Konstitution haben und auch sonst selbstbewusst im Leben stehen, sind deshalb eine denkbar schwierige Klientel. Ihre Bereitschaft, sich als chronische Patienten anwerben zu lassen, die ein Abo auf Dauerbehandlung unterzeichnen, ist unterentwickelt. Wenn sie ständig mit dem Knüppel der Angstmache traktiert werden, so reagieren sie darauf nicht ängstlich, sondern wütend. Und so entfernen sich viele in der Wahl ihrer Gesundheitsberater wieder einen Schritt von der Schulmedizin.

Es ist in der Tat verblüffend, wie leicht sich eine Gesellschaft durch die bloße Androhung von Krankheit einschüchtern lässt. Es genügt, ein paar spektakuläre Einzelfälle in den Medien groß herauszubringen, und wir denken sofort, die Gefahr lauere an der nächsten Ecke. Auch wenn es in Wahrheit wesentlich wahrscheinlicher ist, von einem Blitz oder einem Dachziegel erschlagen zu werden, als ernsthaft an einer dieser neuen Seuchen zu erkranken, wenn man ansonsten bei guter Gesundheit ist.

Krankheit wird in unserem Denken immer mehr zu etwas, das von außen kommt, aus einem nicht näher definierten »Reich des Bösen«. Etwas, das uns hilflos überfällt und dem wir kaum irgendetwas entgegensetzen können. Außer natürlich die Hilfsmittel der Medizin und der pharmazeutischen Industrie. Hier bereits beginnt das Marketing und muss, wenn es dann tatsächlich eine neue

Krankheit mit neuen Arzneimitteln zu bewerben gilt, nur noch in der Intensität ein wenig hochgefahren werden.

Dieses Hochspielen der unsichtbaren allgegenwärtigen Gefahr funktioniert nach denselben Methoden, zu denen auch vor dem Golfkrieg gegriffen wurde: Fehlinformation, Stimmungsmache in den Medien, gepaart mit einer völligen Übertreibung der feindlichen Bedrohung. Die Propagandaschlacht mündete schließlich in einem präzise und kalt geplanten Feldzug. Und so wie es bei der Irakinvasion möglicherweise von Anfang an in erster Linie um die dortigen Ölfelder ging, geht es bei den modernen Pandemien auch vorrangig um eine Konjunkturspritze für die notleidende Pharmaindustrie. Kollateralschäden sind hier wie dort nicht vermeidbar. Im Irak traf es die Zivilisten, die bei den Luftangriffen tausendfach Opfer des »Friendly Fire« ihrer Befreier wurden und bis heute bei jedem Marktbesuch fürchten müssen, dass sich neben ihnen jemand in die Luft sprengt. Beim pharmazeutischen Großangriff auf die Viren waren es die bleibenden Nebenwirkungen der Medikamente und mangelhaft getesteten Impfstoffe, welche die tatsächliche Gefährlichkeit der Grippeviren bei Weitem übertrafen.

Diese Tendenz hat sich in der Medizin mittlerweile selbst zu einer Art Seuche ausgeweitet, welche mittels des ständigen Heraufbeschwörens von Risiken ein immer höheres Bedürfnis nach Sicherheit erweckt – gleichzeitig aber überhaupt nicht in der Lage ist, dieses auch zu stillen. Gelassenheit und Selbstvertrauen haben im Umgang mit Krankheiten, und besonders im Umgang mit Gesundheit, großteils ausgedient. Das gilt für alle Bereiche der Medizin: Beispielsweise für die Schwangerschaft, die heute längst von einer »Zeit der guten Hoffnung« zu einer Zeit des bangen Abwartens geworden ist. Ebenso für die Früherkennung, die umso mehr entdeckt, je genauer hingesehen wird. Und wo jede Abweichung von der Normalität als Gefahrensignal für eine schlimme Entwicklung zu Krebs und frühem Tod interpretiert wird.

Die USA besitzen in der Medizin eine globale Vormachtstellung. Sie dominieren die WHO, beherbergen die größten Pharmakonzerne und sind in der Forschung meilenweit voran. Hier wurden ganze Krankheitsbilder neu erfunden und medizinische Strategien in rund um die Uhr besetzten »War Rooms« festgelegt.

Das Gefährliche an dieser Auffassung von Medizin ist ihr Schwarz-Weiß-Denken, gespickt mit einer paranoiden Risikoabschätzung. Das »Reich des Bösen« existiert in dieser Sichtweise nicht nur im Iran, in Syrien oder in Nordkorea, sondern auch im Reich der Zellen, die jederzeit entarten oder dem finsteren Einfluss von Viren und Bakterien unterliegen können. Deshalb gilt der Präventivschlag als Mittel der Wahl. Doch genauso wie im realen Krieg in Afghanistan, Syrien oder im Irak ist auch in den medizinischen Feldzügen der angerichtete Schaden oft deutlich größer als der Gewinn.

6.2 Die Tücken der Vorsorge

Jene, die behaupten, sie retten Leben, haben zweifellos recht. Sie retten wahrscheinlich Leben. Die Frage ist nur: Zu welchem Preis? Wir könnten sogar noch mehr Leben retten, wenn sich generell alle Männer die Prostata und alle Frauen die Brüste im Alter von 50 Jahren entfernen ließen.
Bradley Efron, Medizinstatistiker

Früh erkannt – Gefahr gebannt?

Es wird ohnehin schon viel zu viel darüber berichtet, was uns bedroht und was wir unbedingt tun sollten, damit wir schneller von einer möglichen Krankheit erfahren. Am besten noch bevor sie richtig ausgebrochen ist. In der Medizin herrscht heute ein regelrechter Almauftrieb der Risiken. Prävention gleicht sich immer mehr dem Berufsstand der Wahrsagerei an. Und viele Mediziner gebärden sich als moderne Kassandra, indem sie Blutwerte, Virennachweise oder Gentests lesen und daraus eine düstere Zukunft deuten.

Harmlose Polypen oder Kalkeinlagerungen werden als Krebsvorstufe interpretiert, die mit einer bestimmten Wahrscheinlichkeit später zum Ausbruch kommt. Und überall riecht alles nach Krankenhaus. Jede kleinste Wucherung bedeutet, wenn sie einmal entdeckt ist, die Zielflagge für ein Leben als gesunder Mensch. Auch wenn bekannt ist, dass sich viele Geschwüre von selbst wieder zurückbilden. Auch wenn ein hoher Anteil dieser früh entdeckten Tumoren zu Lebzeiten gar nie entdeckt worden wäre, wenn man nicht so intensiv danach gesucht hätte. »Es ist offenbar ein kaum denkbarer Gedanke, dass Nicht-Wissen sinnvoll sein kann«, sagt Jürgen Windeler, Leiter des Instituts für Qualität und Wirtschaftlichkeit im Gesundheitswesen in Köln. Doch man hat wissen wollen, und jetzt hat man den Schlamassel. Nun beginnt die Patientenlaufbahn. Denn wer könnte es verantworten, jetzt nicht mit dem vollen Arsenal der medizinischen Möglichkeiten zu antworten?

Und ein Unglücksfall zieht gleich seine Kreise in der Familie. Wenn Verwandte an Prostata-, Brust- oder Darmkrebs erkranken, sprudeln die Wahrscheinlichkeits-Philosophen ein Alptraumszenario aus Mutationen und Genschäden hervor, das jedes Familienmitglied an das baldige eigene Ende denken lässt. Und manche Chirurgen greifen tatsächlich zum Skalpell, weil in der Verwandtschaft Fälle von Darmkrebs aufgetreten sind, und lassen sich als Vorsorgemediziner feiern, wenn sie sicherheitshalber ein gesundes Organ herausschneiden.

Derartige Maßnahmen beruhen meist auf einer Beweislage, die eher an Kaffeesudlesen denn an moderne Wissenschaft erinnert. Und dennoch werden sie vorgenommen, weil der Chirurg fest an den Sinn seiner Therapie glaubt und immer eine gewisse Wahrscheinlichkeit – auch in die schlechteste Richtung – besteht. Patienten machen dabei nur mit, wenn sie zuvor kräftig eingeschüchtert wurden. Nur wer sich am Abgrund wähnt, stimmt derartigen Interventionen zu. Doch Angst zu machen, ist einfach. Speziell wenn ein Professor mit ernster Miene und allen Insignien des Expertentums sein Orakel verkündet.

Deshalb kann es durchaus Vorteile haben, nicht zu gut versichert zu sein. Es kann durchaus heilsam sein, nicht zu viel Hoffnung in die Medizin zu setzen. Und es kann Leben und Lebensqualität retten, nicht alles »zur Sicherheit« austesten zu lassen. Denn wer nur lange genug nach Risiken sucht, findet auch welche. Bei Dutzenden Testwerten sind immer welche im roten Bereich. Es wäre beinahe ein Wunder, wenn sich alle Messzahlen unseres Stoffwechsels genau in jenen Idealbereichen aufhalten würden, die von Expertenkonferenzen als solche definiert wurden.

Der Gedanke der Prävention und der Vorsorge übt so etwas wie eine intuitive Anziehung aus. »Vorsorgen ist besser als heilen«, hören wir seit der Kindheit, und auch die Ärzte fahren voll auf diese Idee ab. Täglich sind sie ja mit der schwierigen Aufgabe befasst, Krankheiten behandeln zu müssen, die sich bereits in einem weit fortgeschrittenen oder chronischen Stadium befinden. Und sie geraten häufig ans Ende ihrer Kunst. Die meisten dieser Leiden entstehen nicht »über Nacht«. Wir kennen heute in vielen Fällen die Risikofaktoren, die ersten körperlichen Alarmzeichen und auch die weitere Entwicklung der Krankheiten bis hin zum Endstadium mit Siechtum und vorzeitigem Tod.

Deshalb kommt der Vorsorge und Früherkennung eine entscheidende Bedeutung zu. Krankheiten in einem möglichst frühen, therapierbaren Stadium zu erkennen oder durch geeignete Interventionen im Lebensstil gar deren Entstehung zu verhindern, ist das Ziel der Prävention. Ein bestechendes Prinzip, das allerdings in der Praxis extrem schwer zu erfüllen ist.

Bei Weitem nicht alles, was zur persönlichen Gesundheitsvorsorge propagiert wird, ist auch wirklich sinnvoll. Oft hinken die Empfehlungen der Experten oder der Behörden dem aktuellen Stand der Wissenschaft stark hinterher. Eingeführt ist eine Maßnahme schnell. Sie dann aber auch wieder abzuschaffen, weil sie unnütz oder sogar schädlich ist, das gelingt nicht mehr so leicht. Denn irgendjemand hat damit ja seinen Unterhalt verdient: mit Lungenröntgen oder Routine-EKG, mit der Messung von Cholesterin- oder Leberwerten. Auf der anderen Seite wird Gesundheitsvorsorge dort, wo sie unbestritten und faktengestützt sinnvoll wäre, häufig nicht oder viel zu wenig durchgeführt. Aufklärungsgespräche über Medikamenten- oder Alkoholmissbrauch werden von vielen Ärzten beispielsweise nur ungern in ihren Aufgabenkatalog übernommen. Und das, obwohl sie erwiesen wirksam sind, wenn die Gespräche in geeigneter Form geführt werden. Doch so etwas kann ausarten, Zeit rauben, braucht persönliches Engagement und rührt an peinliche Tabus. Eine Blutprobe ist hingegen rasch genommen. Und kalte Zahlen beugen Diskussionen vor.

Ein Screening-Programm ist der organisierte Versuch, unter Menschen, die sich augenscheinlich guter Gesundheit erfreuen, Erkrankungen im Frühstadium zu finden. Das macht aber nur dann Sinn, wenn es auch geeignete Suchinstrumente gibt. Wenn ein Test so ungenau funktioniert, dass die Hälfte der Kranken nicht gefunden, dafür aber viele Gesunde für krank erklärt werden, wird wohl niemand ernsthaft für seine Verwendung plädieren. Eine Diagnosemethode muss also verlässliche Ergebnisse liefern und eine Krankheit korrekt und frühzeitig erkennen.

Der beste Test nützt nichts, wenn er eine Krankheit erkennt, die man gar nicht behandeln kann, oder die Krankheit erst zu einem Zeitpunkt erkennt, wo eine Behandlung nichts mehr fruchtet. Eine Früherkennungsmaßnahme macht also nur Sinn, wenn die Krankheit im Frühstadium wesentlich besser und mit erwiesen höherem Heilungserfolg behandelt werden kann. Das muss unbedingt nachgewiesen sein. Denn was nützt es einem Kranken, dass er durch den Test vier Jahre früher von seinem unheilbaren Leiden erfährt? Der Patient würde dadurch vier Jahre sorgloses Leben verlieren.

Es ist also unbedingt notwendig, dass eine Früherkennungsmaßnahme den Beweis erbringt, dass ihr Nutzen deutlich höher ist als ihr möglicher Schaden. Jedes Screening-Programm hat ein Schadenspotenzial, das mitten ins Leben schlagen kann. Es kann gesunde Menschen schockieren und zu Tode ängstigen und im Extremfall über die von den Ärzten durchgeführten Therapien auch völlig unnötig schädigen.

»Alle Screening-Programme schaden«, lautet die grundsätzliche Warnung des britischen Public-Health-Pioniers Muir Gray von der Universität Oxford[153], und er fährt fort: »Manche können auch nützen. Der Schaden tritt sofort auf, für den Nutzen braucht es länger, bis er sichtbar wird.« Daher sei es die erste Wirkung jeden Programms, auch wenn es ein nützliches ist, dass es die Gesundheit der Zielgruppe zunächst verschlechtert, weil Krankheitsfälle in einem früheren Stadium gefunden werden und unklare Befunde medizinisch abgeklärt werden müssen. Es ist deshalb notwendig, jedes Screening-Programm mit unabhängigen, gut gemachten Studien zu begleiten und auf die tatsächliche Wirksamkeit zu prüfen. Nur auf diese Weise können Eingriffe an Gesunden gerechtfertigt und nachvollziehbar zu ihrem Wohl angewandt werden.

Da eine ganze Reihe von Menschen von einem Screening-Programm finanziell profitiert, wäre es fatal, sich allein auf die Empfehlung von Fachexperten oder Interessensgruppen zu verlassen. Radiologen werden einer Reihenröntgenuntersuchung selten abgeneigt sein. Und wenn die Vorsorgeuntersuchungen die Praxen der Gynäkologen und Urologen füllt, werden sie den Teufel tun, sie abzuschaffen. Im Gegenteil. Sie werden das Screening über den grünen Klee loben und ihre Klientel so früh wie möglich und so oft wie möglich untersuchen wollen.

Enthusiasmus gegenüber der Früherkennung

Das Gefährliche am Krebs-Screening ist sein guter Ruf und die wiederum davon ausgehende Gefahr der Bequemlichkeit und des Opportunismus aufseiten der Organisatoren. Eine Früherkennungsmaßnahme läuft, sobald sie einmal eingeführt ist, relativ problemlos in der Praxis ab. Sie ist leicht zu bewerben. Entweder mit Angstparolen oder mit dem Appell an das eigene Verantwortungsgefühl. Jede Frau, jeder Mann soll den Vorwurf spüren: Man handle verantwortungslos gegenüber der eigenen Familie und der eigenen Zukunft, wenn diese jährlichen Termine nicht wahrgenommen würden. Damit niemand eine Ausrede hat, wurde auch mit einem »Einberufungs«-Modell begonnen. In Deutschland erhalten alle Frauen über 50 bereits seit 2004 eine freundliche Aufforderung zur Mammografie.

Ob das, was hier in der Praxis geleistet wird, auch tatsächlich Sinn macht, ob das Screening die allgemeine Gesundheit der Bevölkerung auch wirklich verbessert, das ist für alle unmittelbar Beteiligten nicht erkennbar. Weder für die Personen, die die Dienste in Anspruch nehmen, noch für die Ärzte, die sie anbieten. Und es ist ein Charakteristikum der Krebsfrüherkennung, dass gerade jene Patienten, bei denen etwas gefunden wird und die eine Krebsbehandlung über sich ergehen lassen müssen, zu den stärksten Befürwortern des Screenings gehören. Denn ohne Früherkennung, so ihre Meinung, würden sie heute mit hoher Wahrscheinlichkeit nicht mehr leben. Und jene, die mit unauffälligem Befund wieder die Arztpraxis verlassen, fühlen sich rundum erleichtert.

Umfragen zeigen, dass gegenüber der Krebsfrüherkennung ein regelrechter Enthusiasmus herrscht. Neun von zehn Personen denken, dass Routineuntersuchungen nach Krebs »fast immer gut« sind. Dieser Enthusiasmus gegenüber dem Krebsscreening erscheint umso seltsamer, als viele Menschen persönlich bereits negative Erfahrungen mit den Vorsorgeprogrammen gemacht haben. Sie waren also entweder bei der Mammografie, beim Prostata-Bluttest, beim Zervix-Abstrich oder beim Darmkrebs-Stuhltest mit einem falsch positiven Befund konfrontiert. Ihnen wurde gesagt, dass ein Krebsverdacht bestehe und weitere Untersuchungen nötig wären. Jeder zweite Teilnehmer beschrieb dieses Erlebnis mit dem Gefühl der »totalen Angst«, als »eines der fürchterlichsten Dinge, die mir je in meinem Leben passiert sind.«

Hier aber kam zumindest irgendwann die Entwarnung. Schließlich wurde entweder beim Wiederholungstermin oder anlässlich einer operativen Gewebsentnahme doch noch entdeckt, dass es sich um keinen Krebsherd handelte, dass die Zellen bei näherer Untersuchung doch keine unmittelbare Gefahr bedeuteten. Was aber, wenn die Krebsuntersuchung einen echten Krebsherd findet? Von einer Sekunde auf die andere ist nichts mehr, wie es war, und die gesundheitsbewusste Frau, der verantwortungsvolle Mann sind zu Patienten geworden. Nun müssen sie operiert werden, belastende Strahlen- und Chemotherapien über sich ergehen lassen. Sie erleiden Todesangst, haben einen völligen Einbruch ihrer Lebensqualität, werden mit einem Schlag aus ihrem Berufs- und Familienleben gerissen.

Rasterfahndung auf Brustkrebs

Überall in Europa war die Einführung von organisierten Früherkennungsuntersuchungen mittels Mammografie von einem enormen Anstieg der Brustkrebsrate begleitet. An sich eine logische und durchaus erwartete Folge. Denn, so das Dogma der Krebstherapie, »früh entdeckte Tumoren sind leichter heilbar«. Später müssten diese Krebsfälle dann allerdings – weil geheilt – den Frauen erspart bleiben.

Ob dieser logisch klingende Schluss auch der Realität standhält, ist seit vielen Jahren heftig umstritten. Speziell Peter Gøtzsche, der Direktor des Nordischen Cochrane Zentrums in Kopenhagen, ist hier vermehrt als Häretiker aufgetreten und hat allzu optimistische Annahmen kräftig erschüttert. Besonders gegen den Strich gehen ihm die Werbemaßnahmen für die offiziellen Mammografie-Kampagnen, die mit objektiver Information über Nutzen und Risiken wenig zu tun haben. Berühmt wurden die Kernsätze seiner vor zehn Jahren publizierten Cochrane-Übersichtsarbeit zu den Folgen des organisierten Mammografie-Screenings, die bis heute gültig sind.

Gøtzsche erklärt: »Das bedeutet, dass unter 2000 Frauen, die über einen Zeitraum von zehn Jahren zur Untersuchung gehen, eine ist, die davon einen Überlebensvorteil hat. Zusätzlich werden zehn gesunde Frauen, bei denen ohne diese Untersuchung kein Krebs diagnostiziert worden wäre, zu Krebspatientinnen, die unnötigerweise behandelt werden. Es ist deshalb nicht klar, ob das Screening mehr Schaden oder Nutzen stiftet. Frauen, die zum Screening eingeladen werden, sollten vollständig über Vor- und Nachteile informiert werden.«

Von den euphorischen Erwartungen der 1990er-Jahre ist jedenfalls wenig übrig geblieben. »Die Stimmung in der Öffentlichkeit ist gewaltig gekippt«, so Bernhard Gibis, der in der Kassenärztlichen Bundesvereinigung in Berlin für die wissenschaftliche Begleitung des Programms zuständig ist. Berichte in den Medien haben dazu beigetragen, dass derzeit nur etwas mehr als die Hälfte der deutschen Frauen die Einladung zum Bruströntgen annimmt.

Peter Gøtzsche hat kürzlich mit dem norwegischen Kollegen Per-Henrik Zahl einen genauen Blick auf die Resultate des dänischen Brustkrebs-Screening-Programms geworfen.[154] Im Zeitraum von 1980 bis 2010 wurden Frauen im Alter zwischen 35 und 84 Jahren verglichen – je nachdem, ob sie am Screening teilgenommen hatten oder nicht. Besonders interessant war die Frage, ob die Röntgenuntersuchung das machte, wofür sie gedacht war: Tumoren früher zu finden, zu einem Zeitpunkt, wo sie besser behandelbar waren und noch keine Metastasen ausgestreut waren.

Die Resultate des Vergleichs waren ernüchternd. Allein im Jahr 2010 waren in Dänemark 711 Fälle von invasivem Krebs und 180 Krebs-Vorstadien entdeckt worden, die ohne Reihenuntersuchung klinisch nicht auffällig geworden wären. Sie hätten sich von selbst zurückgebildet oder wären so langsam gewachsen, dass man sie ohne Screening erst im Alter von über 100 Jahren gefunden hätte.

Das zweite Resultat der Studie war genauso ernüchternd: Es zeigte sich nämlich, dass in der Gruppe der Frauen, die regelmäßig zur Mammografie-Untersuchung gingen, die Rate der fortgeschrittenen Tumoren nicht geringer war. Offenbar hängt es in erster Linie von der Beschaffenheit eines Tumors ab, wie aggressiv er ist. Manche streuen von Anfang an Metastasen – schon zu einem Zeitpunkt, wo der genaueste Radiologe keinen Knoten erkennen kann. Und andere Tumoren wachsen bis auf Faustgröße gänzlich ohne Neigung zur Metastasierung.

Die Schlussfolgerung der skandinavischen Krebsforscher ist jedenfalls niederschmetternd: »Das Screening auf Brustkrebs führte nicht zu einer Reduktion fortgeschrittener Krebsstadien«, heißt es im Bericht. »Es ist wahrscheinlich, dass bei Frauen, die am Screening teilnehmen, einer von drei Tumoren eine Überdiagnose darstellt.«

Man stelle sich vor, wie Wissenschaftler gefeiert würden, denen es durch neue Wirkstoffe gelänge, jeden dritten fortgeschrittenen Krebsfall zu heilen. Der Nobelpreis wäre ihnen sicher. Genau das aber wäre auch jetzt schon möglich, ganz einfach durch die Nichtteilnahme am Mammografie-Screening.

Eigentlich müssten bei solchen Resultaten alle Alarmglocken läuten, zumal diese Arbeit bei Weitem nicht die erste ist, die so ein niederschmetterndes Resultat erbrachte. Ähnliche Ergebnisse zeigte bereits eine frühere Analyse des norwegischen Screening-Programms. Norwegen eignete sich sehr gut für einen Vergleich, weil das organisierte Screening im Jahr 1996 zunächst nur in fünf Provinzen eingeführt wurde, in denen zusammen 40 Prozent der norwegischen Bevölkerung leben. Der Unterschied war beträchtlich. Denn in den fünf Screening-Provinzen stieg die Häufigkeit von Brustkrebs mit einem Schlag um 54 Prozent an.

Um zu sehen, ob es sich bei diesem Ergebnis um eine norwegische Besonderheit handelte, besorgten sich die Wissenschaftler auch noch die Zahlen aus Schweden, wo das Screening bereits zehn Jahre früher, Mitte der 1980er-Jahre, eingeführt worden war. Drei Viertel aller Frauen in der Zielgruppe der 50- bis 69-Jährigen nahmen dort dieses Angebot an. Zuvor lag in Schweden der jährliche Anstieg der Brustkrebsrate bei 0,8 Prozent. Mit der Einführung des Screenings ergab sich auch beim skandinavischen Nachbarn eine plötzliche radikale Zunahme der Krebsrate um 45 Prozent. Auch hier fanden die Wissenschaftler keinen nachfolgenden Rückgang in der Gruppe der 70- bis 74-jährigen Frauen. Erst in der Gruppe der 75- bis 80-Jährigen zeigte sich eine bescheidene Verringerung der Krebshäufigkeit um zwölf Prozent. Damit konnte der extreme Anstieg in den jüngeren Jahren aber nicht im Mindesten ausgeglichen werden.

Das Resümee der Autoren fiel schon 2006, als diese Resultate publiziert wurden, reichlich düster aus: »Ohne Screening wäre ein Drittel aller Fälle von invasivem Brustkrebs zu Lebzeiten der Frauen nie entdeckt worden.« Jede dritte Brustkrebspatientin in Norwegen und Schweden hätte sich ihr Schicksal also erspart, wenn sie den Aufforderungen der Behörden zur Mammografie nicht gefolgt wäre.

Die einzig sinnvolle Hilfestellung, die für die Entscheidung für oder gegen eine Teilnahme an den Programmen zur Früherkennung von Brustkrebs gegeben werden kann, ist unvoreingenommene, ehrliche Information. Sie darf keine unrealistischen Erwartungen erwecken und soll sowohl die positiven als auch die möglichen negativen Folgen verständlich anführen.

Ich zitiere hier als Beispiel für eine solche ausgewogene Information die Broschüre zur Brustkrebsfrüherkennung mittels Mammografie des Nordischen Cochrane-Zentrums in Dänemark: »Es kann vernünftig sein, sich an einem Brustkrebs-Screening mittels Mammografie zu beteiligen. Es kann aber ebenso vernünftig sein, sich nicht daran zu beteiligen, da das Screening sowohl nützen als auch schaden kann.

Um die richtige Wahl treffen zu können, muss jede Frau die Für und Wider des Brustkrebs-Screenings kennen. Wenn sich 2000 Frauen im Verlaufe von zehn Jahren regelmäßig einem Screening unterziehen, wird eine Frau einen Nutzen daraus ziehen, da sie vermeidet, an Brustkrebs zu versterben. Gleichzeitig werden 10 gesunde Frauen durch das Screening unnötigerweise zu Brustkrebspatientinnen und deshalb behandelt. Diesen Frauen wird man entweder die ganze Brust oder einen Teil abnehmen, häufig werden sie nachbestrahlt, manchmal auch einer Chemotherapie unterzogen. Ferner wird bei 200 Frauen ein falscher Alarm ausgelöst. Die psychische Belastung bis zur endgültigen Abklärung, ob tatsächlich ein Krebs vorliegt, kann gravierend sein.«

Wenn die Fakten auf dem Tisch liegen, ist die Entscheidung immer noch schwer. Und es kann nach reiflicher Überlegung gut sein, das Angebot anzunehmen. Wenn die Entscheidung anders ausfällt, so ist dies ebenso zu akzeptieren. Keinesfalls kann man Frauen, die sich bewusst gegen die Teilnahme am Mammografie-Programm entscheiden, als verantwortungslos bezeichnen. Es gibt gute Gründe für und gute Gründe gegen eine Teilnahme.

Risikofaktor Aluminium

Es ist eines der ungelösten Rätsel bei Brustkrebs: Rund 60 Prozent der Tumoren treten im sogenannten »oberen äußeren Quadranten« der Brust auf. Also in jenem Bereich, der den Achseln am nächsten ist. Da die weibliche Brust anatomisch in fünf etwa gleich große Bereiche – die vier Quadranten und einen zentralen Bereich um den Nippel – gegliedert wird, sollten es rein mathematisch eigentlich nur 20 Prozent sein. An den Universitäten wird das meist damit erklärt, dass neben den Achseln das Gewebe besonders dicht ist, weil es besonders viele der milchproduzierenden Zellen enthält. Und aus diesen Zellen entspringt meist auch das Krebsgeschehen.

Die britische Onkologin Philippa Darbre von der Universität Reading im Norden Londons gab sich mit dieser Antwort nicht zufrieden und vertiefte sich in die Medizinliteratur. Und siehe da: In den 1930er- und 1940er-Jahren waren die Tumoren noch deutlich gleichmäßiger über die gesamte Brust verteilt. Nur 31 Prozent fanden sich damals im oberen äußeren Quadranten. Zur Jahrtausendwende wurde bereits die Hälfte der Tumoren dort diagnostiziert. »Und heute liegen wir bereits beim Doppelten wie in der Vor-Kosmetik-Ära«, sagt Darbre.

»Der Verdacht drängte sich also auf, dass die Mittel, die wir rund um die Achseln auftragen, etwas mit Brustkrebs zu tun haben.« Zunächst verdächtigte sie Parabene, einen Inhaltsstoff vieler Kosmetikprodukte. Doch dann fand sie in Aluminium, das in Verbindung mit Chlor, Kalium oder Schwefel in zahlreichen Deodorants enthalten ist, einen deutlich reaktionsfreudigeren Inhaltsstoff. Aluminium-Ionen binden nach dem Auftragen an die oberen Hautzellen an und verkleben die Schweißdrüsen.

Im Jahr 2013, bei einem Kongress im englischen Winchester, saß die österreichische Biologin Caroline Linhart im Auditorium und hörte Darbres Ausführungen mit Interesse zu. Die Innsbrucker Studentin war von dem Element Aluminium und seinen Interaktionen mit dem menschlichen Organismus fasziniert. »Ich dachte, wenn ich das Brustgewebe von krebskranken Frauen mit jenem von gesunden Frauen vergleiche, so wäre dies eine Antwort auf die Frage, ob Aluminium eine Rolle spielen könnte.«

Kürzlich ist Linharts Studie im Fachjournal E-Biomedicine, das zum Lancet Verlag gehört, erschienen.[155] Sie hat dafür die kosmetischen Gewohnheiten von 209 Brustkrebs-Patientinnen mit einer gleich großen, gleich alten Gruppe von gesunden Frauen verglichen. Von dem im Zuge der Mastektomien (Brustentfernungen) chirurgisch entfernten Gewebe sammelte Linhart jeweils drei Proben – eine vom Bereich neben dem Brustbein, eine zentrale und eine vom äußeren oberen Quadranten. Als Kontrollgruppe diente das Gewebe von Frauen, die sich an der Abteilung für plastische Chirurgie der Medizinischen Universität Innsbruck Brustverkleinerungen unterzogen hatten.

Signifikante Resultate fanden sich in der Gruppe der Frauen, die bereits im Alter von unter 30 Jahren Deos verwendet hatten und diese mehrmals täglich auftrugen. Bei ihnen war das Krebsrisiko im Vergleich zu gleichaltrigen Frauen ohne Alu-Deos um das beinahe Vierfache erhöht.

Bei den Gewebeproben lag der durchschnittliche Alu-Gehalt der Frauen mit Brustkrebs um mehr als 50 Prozent über jenem der Kontrollgruppe. »Bei Frauen, die den Tumor in der Achselregion hatten, war der Zusammenhang von gemessener Aluminiumkonzentration und der Häufigkeit der Deo-Benutzung besonders stark«, berichtet Linhart.

»Das bestätigt unsere Empfehlungen, die Verwendung von Alu-Deos möglichst zu meiden oder auf ein Minimum zu reduzieren«, sagt Karin Gromann, die im österreichischen Gesundheitsministerium die Abteilung für »stoffliche und technologische Risiken im

Verbraucherschutz« leitet. »Wir überlegen dazu eine Infokampagne, die sich speziell an die jungen Frauen wendet.«

Endgültig bewiesen sei mit dieser Studie allerdings noch nichts, betonen sowohl Gromann als auch die Studienautoren. Doch der Verdacht erhärtet sich. Im September 2016 hatte eine Arbeit von Stefano Mandriota und seinem Team der Universität Genf für Aufsehen gesorgt. Die Schweizer hatten gezeigt, dass die im Brustgewebe von Frauen gemessenen Aluminium-Konzentrationen im Tierversuch das Wachstum von Tumoren und auch die Bildung von Metastasen fördern. Das Schweizer Parlament stimmte daraufhin im Mai 2017 dafür, ein Verbot der Verwendung von Aluminiumsalzen – oder zumindest eine verpflichtende Warnung auf den Kosmetikprodukten – zu prüfen.

Die Rolle von Aluminium für die menschliche Gesundheit wird seit Jahrzehnten kontrovers diskutiert. Besonders verdächtig scheint die Tatsache, dass dieses häufigste Metall der Erdkruste in der Evolution des Lebens komplett ignoriert worden ist. »Ähnlich wie bei Cadmium oder Quecksilber gibt es keinen einzigen biochemischen Mechanismus, wo Aluminium bei Mensch oder Tier eine sinnvolle Rolle spielt«, erklärt der britische Aluminium-Experte Christopher Exley. »Dafür kennen wir Dutzende Abläufe, die gestört werden, wenn sich die reaktionsfreudigen Aluminium-Ionen einbauen und beispielsweise Magnesium- oder Calcium-Ionen verdrängen.« Dass Aluminium toxisch wirkt, sei eine Tatsache. »Und das gilt nicht nur für das Brustgewebe, sondern auch für das Nervensystem und andere Organe, wo sich Aluminium einlagert.«

Im wissenschaftlichen Mainstream stellt Exleys Ansicht eine Außenseiter-Position dar. »Wenn man zu Aluminium forscht, muss man sich von Anfang an gegen den Vorwurf wehren, man würde einer Verschwörungstheorie aufsitzen«, sagt Linhart. »Schließlich sei schon seit Jahrzehnten bekannt, dass Aluminium harmlos ist.«

Und auch die europäischen Behörden beruhigten viele Jahre lang, dass Aluminium aus Kosmetikprodukten kein relevantes Risiko darstelle, weil die Haut kaum etwas durchlässt. Basis für diese Annahme bildet eine Arbeit aus den USA, die 2001 veröffentlicht wurde. Sie kam zu dem Ergebnis, dass nur 0,014 Prozent des aufgetragenen Aluminiums aus Deos ins Gewebe eindringt. Diese Studie wurde von der Kosmetikindustrie seitdem als Beweis für die Ungefährlichkeit ihrer Produkte angeführt. Dass diese Studie nur zwei Teilnehmer hatte und auch noch von der Industrie finanziert war, wurde allerdings nicht laut hinausposaunt.

2012 war das Erstaunen dann groß, als eine französische Arbeit Werte ermittelte, welche die bisherigen Angaben um das mehr als Hundertfache übertrafen, speziell wenn die Achselhöhlen frisch rasiert und die Haut damit durchlässiger war.

Nun lautet die Frage: Was stimmt wirklich? Stellt die Haut, so wie es die Kosmetikindustrie darstellt, für Aluminium tatsächlich so etwas wie einen »Eisernen Vorhang« dar, oder stimmen eher die Zahlen der Franzosen?

Anstatt diese wichtige Frage ein für alle Mal selbst zu untersuchen, gaben die europäischen Gesundheitsbehörden abermals der Kosmetikindustrie den Auftrag, die Sachlage zu klären. Und die hat diesmal immerhin eine Studie mit elf Teilnehmern finanziert. Die Resultate liegen noch nicht vor. Gewiss ist jedoch, dass Aluminium in allen möglichen Lebensbereichen einen Risikofaktor darstellt.

Nähere Informationen zum Leben im »Zeitalter des Aluminiums« finden Sie in zwei Büchern, die ich zu diesem Thema geschrieben habe.[156]

Hier eine kurze Übersicht, wo es sich lohnt, besonders achtzugeben.

Alu-Fallen im Alltag

Swimmingpool: Einige der im Handel angebotenen Produkte zur Reinigung fungieren auf Basis von Aluminium. Die Metall-Ionen binden den Schmutz, dieser flockt aus, bleibt im Filter hängen oder kann vom Boden abgesaugt werden. Alu-Reste können über den Wasserdampf in die Lungen gelangen.

Laserprinter: Toner enthalten ultrafeinen Metallstaub, darunter auch Aluminium. Beim Aufwärmen der Drucker werden – je nach Qualität des Filters – Alu-Partikel freigesetzt. Laser-Printer deshalb besser nicht neben Schreibtischen aufstellen.

Baby-Fertigmilch: Trotz Warnungen ist es bislang nicht gelungen, den Alu-Gehalt in Ersatzmilch für Säuglinge nachhaltig zu reduzieren. Problem: Die Kalzium-Zusätze in der Milch sind häufig mit Aluminium kontaminiert.

Antazida: Einige dieser Medikamente, die gegen Sodbrennen oder allgemein als »Magenschutz« eingesetzt werden, enthalten hohe Dosen von Aluminium. Das Kuriose dabei: Alu-Bomben wie Talcid, Maaloxan oder Riopan gibt es rezeptfrei in der Apotheke.

Impfstoffe: Aluverbindungen werden seit 90 Jahren als Wirkverstärker (Adjuvantien) in Impfstoffen eingesetzt. Trotz vermehrter Diskussion über mögliche negative Auswirkungen auf Fehlfunktionen des Immunsystems gibt es bei vielen Impfungen keine Alternativen.

Aluschalen: Viele Caterer und Großküchen verwenden unbeschichtete Aluschalen zum Warmhalten und Ausliefern ihrer Speisen. Säurehaltige Lebensmittel wie Tomatensauce, Apfelmus oder Sauerkraut können hohe Dosen an Aluminium aus den Behältern lösen.

Wenn ein Medikament zum anderen kommt

Es sammelt sich so langsam an. Hier eine Pille verschrieben, dort eine »bessere Einstellung«, da eine »Sicherheitsmaßnahme« – und auch anderswo sind die Werte nicht optimal. Es ist erschreckend, wenn man sich die zum Bersten vollen Pillenschachteln manch älterer Menschen ansieht. Oder wenn diese einen Arzt haben, der gern

»auf Nummer sicher« geht. Allein die Verabreichungsrhythmen dieser Medikamente – einmal, zweimal täglich, wöchentlich, auf nüchternen Magen, vor oder nach der Mahlzeit – erfordern enorme Konzentration und ein wirkliches Organisationstalent.

Die meisten chronisch Kranken sind damit hoffnungslos überfordert, Irrtümer und Verwechslungen demnach an der Tagesordnung. Oft werden die Tabletten vergessen, dann – zum Ausgleich – doppelt und dreifach hintennach eingeworfen. Es braucht aber gar nicht diese Einnahmefehler, damit Arzneimittel fatale Folgen haben können. Oft genügt es durchaus, sich an die Anordnungen zu halten, damit Schäden auftreten.

Laut Definition der WHO liegt bei mehr als fünf verschiedenen Medikamenten der Tatbestand der Polypharmazie vor. Mit anderen Worten: Durch die Vielzahl der Medikamente wird über ihre Wechselwirkungen in der Regel mehr Schaden angerichtet, als sie nützen.

Dass die Folgen oft fatal sind, wissen alle Mediziner. Speziell bei den älteren Menschen, die gegen ihre Krankheiten die verschiedensten Mittel bunt durcheinander einwerfen, können sie letztendlich sogar tödlich sein. Die Patienten stürzen, benebelt und betäubt von den Wirkstoffen, sie erleiden die gefürchteten Hüftgelenk- und Oberschenkelbrüche, oder sie bezahlen die chronische Medikamentenvergiftung mit Leber- und Nierenschäden.

Viele Arzneien gegen weitverbreitete Leiden fördern zudem Verwirrung und Demenz. Es fällt schwer, sich zu konzentrieren, die Vergesslichkeit steigt. Wenn niemand kommt und die Richtung ändert, führen die Schienen unweigerlich ins geistige Abseits.

Manche Symptome bessern sich, sobald die Medikamente abgesetzt werden, doch meist findet sich kein Arzt, der so etwas veranlasst. Wie die Inhaltsstoffe genau in die Hirnchemie eingreifen, können die Mediziner selbst nicht erklären. Die wenigsten Ärzte sind gute Pharmazeuten. Sicher ist lediglich, dass die Menschen durch die vielen Arzneimittel nicht gesünder werden. Zahllose Einweisungen in die Klinik sind auf negative Auswirkungen von Medikamenten zurückzuführen.

Keine Pharmafirma käme auf die Idee, ihre Arzneimittel in den geläufigsten Kombinationen mit anderen Medikamenten auf Wechselwirkungen zu testen. Es kämen doch nur Negativschlagzeilen dabei heraus. Also zieht man es vor, unwissend zu bleiben. Viele Ärzte schrecken allein wegen des zeitlichen Aufwands vor einer mühsamen Arzneimittelberatung zurück. Zudem fehlen ihnen oft die Kenntnisse und die Erfahrung, um hier guten Gewissens eingreifen zu können. Was, wenn ein Mittel abgesetzt wird und der Patient stirbt? Das Risiko, von den Angehörigen verklagt zu werden, ist vielen zu groß. Deshalb bleiben sie auf der »sicheren Seite« und lassen die Patienten mit ihrer Hausapotheke allein. Diese tragen dann ganz allein die Folgen. Und niemand ist schuld.

Jedes Medikament greift in den Stoffwechsel des Organismus ein und hat neben seinen erwünschten Eigenschaften auch Nebenwirkungen. Sobald Medikamente nicht mehr zur Therapie einer akuten Krankheit, sondern auf Dauer eingenommen werden müssen, ist höchste Vorsicht geboten. Speziell, wenn eines zum anderen kommt und die tägliche Pillendosis immer höher wird.

Falsch angewandte oder zu hoch dosierte Medikamente sind Gift für den Körper. Bei betagten Menschen kommt noch das Problem dazu, dass die Fähigkeit zur Entgiftung schrittweise schwindet. Leber und Nieren können die schädlichen Stoffe gar nicht mehr so rasch ausscheiden, wie sie wieder aufgenommen werden. Was bei Jüngeren noch problemlos ausgefiltert wird, reichert sich an, und auf Dauer sind die Nieren mit dieser hohen Belastung überfordert.

Dazu steigt die Gefahr, in eine Medikamentenabhängigkeit zu geraten, speziell bei Schmerz-, Schlaf- und Beruhigungsmitteln sowie den verschiedenen Arten von Antidepressiva.

Achten Sie bei sich selbst oder bei Ihren Verwandten auf spezielle Warnzeichen. Oft liegt es nicht am zunehmenden Alter, wenn sich die Anzeichen von Konzentrationsstörungen, Verwirrtheit und Desorientierung häufen, sondern an den Pillen. Mit jedem neuen Medikament steigt das Sturzrisiko.

Viele Arzneimittel, allen voran Antibiotika, Medikamente gegen Osteoporose sowie Eisenpräparate, schlagen auch oft auf den

Magen. Wenn in der Folge ein eigener Magenschutz als Dauermedikament verschrieben wird, sollten endgültig die Alarmglocken läuten. Viele der säurebindenden Mittel stören etwa bei längerer Einnahme den Phosphat- und Kalziumhaushalt und belasten die Nieren. Aluminiumhaltige Säurebinder stehen zudem unter dem begründeten Verdacht, die Entstehung von Alzheimer zu fördern.

Auslöser für Polypharmazie (gleichzeitige Einnahme von mehr als fünf Medikamenten):

- Betreuung durch mehrere Ärzte.
- Therapien werden zu lange durchgeführt.
- Nebenwirkungen von Medikamenten werden mit anderen Medikamenten behandelt.
- Wenn ein Mittel unwirksam ist, wird zusätzlich ein anderes verschrieben, anstatt das unwirksame auszutauschen.

Fragen Sie bei Ihrer Versicherung oder Ihrem Arzt konkret nach einer Arzneimittelberatung. Erklären Sie mit Nachdruck, dass Sie die Pillen auf das absolute Mindestmaß reduzieren möchten. Fragen Sie nach Alternativen zu den Medikamenten. Oft ist es möglich, mithilfe von Änderungen im Lebensstil bestimmte Mittel vollständig abzusetzen. Fragen Sie, wenn Sie ein neues Arzneimittel bekommen, wie lange Sie es einnehmen müssen.

Aus Umfragen geht hervor, dass ein Drittel aller Patienten unzufrieden damit ist, wie der Arztkontakt abläuft. Das kann aber auch an den Patienten selbst liegen. Ärzte sind oft unter Zeitdruck und haben die nötige Routine, ihre Patienten rasch durchzuschleusen. Um Frustrationen zu vermeiden, ist es deshalb nötig, sich auf den Arztbesuch sorgfältig vorzubereiten. Wenn Ihr Arzt unwillig und ablehnend auf Ihre Anliegen reagiert, wechseln Sie die Praxis.

Merkzettel für den Arztbesuch

Zunächst sollten diese grundlegenden Dinge klar sein:

- Warum gehe ich zum Arzt?
- Was sind die akuten Beschwerden?
- Welche Begleiterscheinungen machen mir zu schaffen?
- Was braucht der Arzt zur Entscheidungsfindung (z. B. Allergiepass, Röntgennachweisheft, Material über Krankenhausaufenthalte)?
- Gibt es derzeit besondere Belastungen in meinem Leben?

Vorbereitung:
- Erstellen Sie eine Liste der Medikamente, die Sie derzeit einnehmen oder bis vor Kurzem noch eingenommen haben.
- Notieren Sie ebenso die Untersuchungen und Therapien, die in letzter Zeit durchgeführt worden sind. Schreiben Sie am besten auch die Namen der behandelnden Ärzte dazu. Manchmal ergeben sich daraus für Ihren Arzt noch spezielle Hinweise.
- Legen Sie Wert darauf, dass alles für Sie Wesentliche besprochen wird.

Die Fehler der Patienten

Ärzte spiegeln – mehr als ihnen das selbst bewusst ist – die Erwartungshaltung der Patienten. Wenn Ärzte mit einer passiven »Mach-mich-rasch-wieder-gesund«-Einstellung konfrontiert sind, ziehen sie sich meist auf eine defensive Haltung und die Standardtherapie zurück. Sie verschreiben genau das, was gewünscht wird, um selbst auf der sicheren Seite zu sein, und selten sind Ärzte mutiger als ihre Patienten. Wenn Patienten Antibiotika wollen, so bekommen sie diese. Drücken sie hingegen den Wunsch aus, einen Infekt ohne Hilfsmittel zu überstehen, so wird das von den meisten Ärzten ernst genommen.

Bereits Ivan Illich, Philosoph, Theologe und einer der klügsten und pointiertesten Medizinkritiker, warnte: »Die Menschen geben ihr Leben dafür, so viel medizinische Behandlung wie möglich zu bekommen.«[157] Diese Haltung ist heute mehr denn je zu beobachten. Gerade jene, die sich sehr für Gesundheit interessieren, sind gefährdet, zu viel des Guten zu unternehmen. Zudem liegt einer Krankheit nicht immer eine wirkliche körperliche Störung zugrunde; oft handelt es sich um eine psychische Verstimmung, eine Irritation im Privatleben. Vielen fällt es allerdings wesentlich leichter, ein scheinbares Gebrechen behandeln zu lassen, als sich mit den diffizilen Defiziten in der eigenen Lebensführung und dem manchmal unbefriedigenden Beziehungsgeflecht, in dem wir stecken, offen auseinanderzusetzen.

Umso schlimmer, wenn dieses Krankheitsverständnis auch noch auf einen Hang zur Hypochondrie trifft: Diese Menschen stecken in höchster Gesundheitsgefahr! Die schlimmsten Patientenschicksale hört man von Leuten, die aus einem tiefen inneren Bedürfnis ständig zum Arzt pilgern.

Eines der besten Beispiele dafür lieferte mir ein Arbeitskollege, der davon überzeugt war, an Krebs erkrankt zu sein. Er informierte sich wochenlang im Internet, besorgte sich Fachbücher, fand alle Symptome, die er verspürte, auf das Schlimmste bestätigt und beschwatzte schließlich einen Arzt nach dem anderen. So lange, bis er endlich einen fand, der den Verdacht ernst nahm und ihn tatsächlich operierte. Seither lebt mein Arbeitskollege mit einer halben Schilddrüse und muss täglich Hormonpillen nehmen, um die sicherheitshalber entfernte Hälfte zu ersetzen. Glaubwürdig schilderte er mir sein Entsetzen, ja seine große Enttäuschung, als in seinem Schilddrüsengewebe nach der Operation dann keinerlei Spuren von Krebs nachweisbar waren.

Ein anderes schlimmes Beispiel lieferte eine Frau, die mich als Leserin meiner Bücher um Rat fragte und mir unaufgefordert einen seitenlangen Krankenbericht schickte. Sie schildert darin die ständigen Probleme, die sie mit ihren chronisch kranken Kindern habe, und schimpfte aggressiv auf diejenigen Eltern, die ihre Kinder wie

Bioterroristen »mit den schlimmsten Infekten« in den Kindergarten schickten. Allein im letzten Jahr, schreibt sie, habe sie viermal die gesamte Familie mit antiviralen Medikamenten behandelt, weil sie erfahren hatte, dass irgendwo die Windpocken umgehen. Selbstverständlich gehörte sie auch zu den Ersten, die einen Vorrat an Tamiflu-Pillen zu Hause angelegt hatten, um sich damit vor den Gefahren der Grippe zu schützen. Warum sie selbst und ihre Familie – trotz derartig umfassender Vorsichtsmaßnahmen – dennoch ständig krank waren, schrieb sie ausschließlich der Rücksichtslosigkeit ihrer Umgebung zu. Von ihren Ärzten wurde diese Frau stets in ihrer Haltung bestärkt und großzügig mit den nötigen Medikamenten ausgestattet.

Generell unterläuft jenen ein grobes Missverständnis, die Therapievorschläge von Ärzten allzu kritiklos befolgen. Mediziner lernen auf den Universitäten in den allermeisten Fällen nicht, wie wissenschaftliche Studien interpretiert werden. Schon gar nicht, wenn diese auf Englisch verfasst sind, was aber leider die internationale Fachsprache darstellt. Viele Ärzte haben seit ihrer Approbation keinen Kontakt mehr zu aktuellen wissenschaftlichen Arbeiten, und ihr einziges Bindeglied zur modernen Medizin sind die Pharmareferenten, die regelmäßig in die Praxis schneien, um neue Pillen anzupreisen.

Der einzige Weg zur Aufklärung führt deshalb über die Patienten. Je selbstbewusster und kritischer Patienten auftreten, desto mehr sind auch die Ärzte gefordert, sich ihrer Fortbildungspflicht zu entsinnen und diese nicht bloß als lästige Pflichtübung pro forma nebenher abzuhaken.

Bis Patienten ihrerseits allerdings in der Lage sind, Ärzten selbstbewusst gegenüberzutreten, scheint es noch ein weiter Weg. Zweifel sind deshalb bei Aktionen wie einem Portal der AOK angebracht, in der die Krankenkasse beginnend mit dem Jahr 2010 die Qualität der Ärzte von deren Patienten bewerten lassen möchte. »Der AOK-Arzt-Navigator soll unseren Versicherten bei der Suche nach den besten Ärzten eine Hilfestellung geben«, sagte Jürgen Graalmann, stellvertretender Vorstandsvorsitzender des AOK-Bundesverbands bei der Vorstellung des Projekts. Postwendend warnte Roland Strahl, der Sprecher der Kassenärztlichen Bundesvereinigung, vor einem »digitalen Ärztepranger«.

Was werden aber tatsächlich die Bewertungskriterien eines solchen Portals sein, wenn beispielsweise Umfragen in den Krankenhäusern zeigen, dass »gutes Essen« alle anderen Patientenanliegen weit hinter sich lässt? Das Zweitwichtigste in der Klinik ist für die meisten Patienten, wie freundlich und ansehnlich die Pflegekräfte sind. Nun ist zwar erwiesen, dass eine Umgebung, in der man sich wohlfühlt, zur Genesung beiträgt. Es gibt aber wichtigere Kriterien – etwa ob die Ärzte ihr Handwerk verstehen und darin genug Erfahrung haben.

Die Bewertung von Arztpraxen ist nicht viel einfacher. Für viele Patienten ist es wichtig, wie lange sie warten müssen. Kommen sie schnell dran, ist der Arzt gut, so ihre Schlussfolgerung. »Mich würde es eher skeptisch machen, wenn das Wartezimmer jedes Mal leer ist, wenn ich zum Arzt komme«, meint dazu Werner Bartens, Arzt und Medizinredakteur der Süddeutschen Zeitung.[158]

Viele Menschen, die von der Schulmedizin enttäuscht sind, schlittern daraufhin von einem Extrem ins andere und pilgern mit derselben Leidenschaft, mit der sie zuvor die Arztpraxen bevölkerten, zu Anbietern aller möglichen Alternativverfahren. Manche überziehen dafür ihr Haushaltsbudget heillos und werden mit der Zeit selbst zu halben Heilpraktikern. Sie gehen dabei der Werbung für alle möglichen obskuren Therapien mit einer derartigen Leichtgläubigkeit auf den Leim, dass man sich wundert, wie sie es schaffen – abgesehen von ihrer Gesundheitsmarotte –, ein halbwegs normales Leben zu führen.

7. Bleib heiter und gelassen

Es gibt Wichtigeres im Leben, als beständig dessen Geschwindigkeit zu erhöhen.
Mahatma Gandhi

7.1 Der Geist steuert die Gene

Mittlerweile ist der Trend schon deutlich verebbt. Doch kurz nach der Jahrtausendwende, mitten im schönsten Biotechnologie-Boom befanden wir uns gleichzeitig auch in einer regelrechten Gen-Euphorie. In der Medizin-Redaktion, die ich damals leitete, hatten wir einen feststehenden Titel. Wir kürten jeden Freitag unter allen Studien, Kongressberichten und Presseaussendungen ein »Gen der Woche«, das uns in regelmäßigen Abständen erklärte, was alles durch mutierte Gene gesteuert wird. Homosexualität läge demnach genauso in den Genen wie Diabetes, Multiple Sklerose, Autismus, Übergewicht oder der saisonale Hang zum Heuschnupfen. Und als im Frühjahr 2000 das menschliche Genom vollständig entschlüsselt war, galt dies fortan als so etwas wie eine Schatzkarte, die nun nach allen möglichen lukrativen Risiken durchwühlt werden konnte.

Die Brustkrebsgene waren bereits entdeckt. Und wenn eine nahe Verwandte an Brustkrebs erkrankte, so konnte die arme Testerin für ein paar tausend Euro einen ängstlichen Blick in die Zukunft tun. Bald, so ging die Rede, werde in den Apotheken ein Komplettset angeboten, wo nur ein paar Tropfen Blut benötigt werden, um daraus eine Analyse aller Risiken zu liefern, die in den Genen verankert sind.

Und dann beginnt das große Organe-Roulette. Därme stehen ebenso zur Disposition wie Prostata, Eierstöcke oder Brüste. Die Kunden erfahren, wie es um die die Chance steht, dass in den nächsten zehn bis zwanzig Jahren ein Tumor wächst. Oder mit welcher

Wahrscheinlichkeit Dr. Alzheimer zu Besuch kommt. Und statt sich mit falscher Ernährung und fehlender Disziplin herumzuärgern, würde man erfahren, dass der Hang zur Fettsucht – leider, leider – unstillbar von den Eltern mitgeliefert wurde. Kurz, die Gene galten in der Medizin jener Zeitspanne als der Hort des Schicksals, in dem jene Übel unabänderlich festgeschrieben sind, die uns in der Zukunft heimsuchen würden.

Die überschätzten Gene

Inzwischen ist diese morbide Euphorie verflogen, Dutzende der Companys, die ihre Entdeckungen in die Welt posaunt hatten, sind mit der Krise der neuen Technologien an ihren eigenen Genschäden zugrunde gegangen. Und das, was von der großen Gen-Euphorie blieb, ist die Tatsache, dass einzelne Genmutationen, die klar umrissene Risiken nach sich ziehen, in Wahrheit sehr selten sind.

Mittlerweile weiß man, dass an der Entstehung von Krebs viele Dutzend Gene beteiligt sind. Und die etwas ernüchterten Hightech-Mediziner geben mittlerweile gerne zu, dass in der überwältigenden Mehrzahl der Krebsfälle alles Mögliche mitspielen mag, aber sicher keine isolierten Tumorgene. Eine sorgfältige Analyse der Krebserkrankungen von 44.788 skandinavischen Zwillingspaaren ergab, dass nur bei drei Krebsarten überhaupt ein relevantes Vererbungsrisiko vorliegt: bei Brust-, Darm- und Prostatakrebs.[159] Es ist allerdings wesentlich geringer, als bislang vermutet wurde. Bei eineiigen Zwillingen liegt das Risiko, bis zum Alter von 75 Jahren an Brustkrebs zu erkranken, wenn zuvor die genetisch identische Zwillingsschwester an Brustkrebs erkrankte, bei 13 Prozent. Bei normalen Geschwistern beträgt das Risiko 9 Prozent, und es verringert sich mit zunehmendem Verwandtschaftsgrad weiter. Bei Darmkrebs liegen die entsprechenden Risiken bei 11 Prozent für eineiige Zwillinge bzw. bei 5 Prozent für Geschwister, bei Prostatakrebs bei 18 bzw. 3 Prozent.

Firmen, die heute noch Gentests im großen Stil anbieten, sind meist unseriös und haben mehr mit Kaffeesudlesen und Jahrmarkt-Klamauk zu tun als mit Wissenschaft. Denn Gene sind etwas sehr Mobiles und unterliegen vielen Einflüssen.

Wie falsch das Bild ist, das wir uns lange Zeit von den bestimmenden Erbfaktoren gemacht haben, zeigt das Beispiel des amerikanischen Multimillionärs John Sperling, der die wissenschaftlichen Versprechungen jener Tage allzu wörtlich nahm. Sperling hatte – trotz seiner stolzen 82 Lebensjahre – Angst, sein geliebter Hund Missy könne vor ihm das Zeitliche segnen. Um diesem Schock vorzusorgen, beauftragte er den texanischen Forscher Mark Westhusin, von seinem Hündchen eine Originalkopie herzustellen. Westhusin, der bereits mit dem Klonen von Rindern einige Erfahrung gesammelt hatte, zögerte nicht lange. Er machte sich mit seinem Team an die Arbeit und legte Rechnungen über viele Millionen Dollar.

Die komplizierte Hunde-Biologie gab ihm allerdings Rätsel über Rätsel auf. Und als Sperling immer mürrischer seine Schecks zeichnete, fragte Westhusin seinen Auftraggeber, ob er nicht auch für seine wunderhübsche Katze Rainbow ein Reserve-Exemplar anlegen wolle.

Sperling wollte, und diesmal gelang das Unternehmen. Nach 86 Versuchen wurde endlich Copy Cat geboren. Sie war gesund, quicklebendig und wuchs prächtig heran. Dennoch traf Mäzen Sperling beinahe der Schlag, als er mit der Gegenleistung für sein Geld konfrontiert wurde. Denn die Millionen-Dollar-Mieze aus dem Klonlabor sah aus wie ein ganz ordinärer Findling aus dem Tierheim. Sie hatte mit ihrem hochwohlgeborenen Gen-Zwilling rein gar nichts gemein. Während Rainbow, das Original, eine raffinierte goldbraun-weiße Färbung im Fell hatte und eher von plumper Gestalt war, präsentierte sich Copy Cat aktiv und schlank, ihr Fell grauweiß gescheckt. Die Klonkatze erwies sich als Kuckucksei.

Haustierfreund Sperling drehte dem Forscher daraufhin erbost den Geldhahn zu, zumal sein Lieblingshündchen Missy mittlerweile tatsächlich gestorben war. Und Forscher Westhusin erklärte deprimiert: »Copy Cat war das Schlimmste, was uns passieren konnte.«

Dabei hatte Westhusin keinen Fehler gemacht. Die Gentests, die Sperling verlangte, um einen eventuellen Betrug auszuschließen, verliefen alle eindeutig: Copy Cat war tatsächlich mit Rainbow genetisch identisch. Falsch war etwas anderes. Nämlich die Idee, dass Klone perfekte Kopien seien.

Zwar haben Klone miteinander alle Gene in ihren Zellkernen gemein, doch aus diesen Genen macht offenbar jedes Individuum etwas anderes. Eineiige Zwillinge sehen sich demnach nur deshalb so ähnlich, weil sie zur gleichen Zeit unter den gleichen Bedingungen heranwachsen. Würden die Zwillinge allerdings im Abstand vieler Jahre gezeugt, so sind sie ganz anderen Einflüssen ausgesetzt und die verschiedenen Gene würden beim Heranwachsen des Fötus zu ganz unterschiedlichen Zeiten aktiv. Auf diese Weise prägt die Umwelt den Organismus schon vor der Geburt.

Beim Menschen kommt dann noch etwas Entscheidendes hinzu: nämlich der Einfluss der Psyche. Alles zusammen macht die Gene völlig unberechenbar. Die »Buchstaben des Lebens« zu lesen, erweist sich als wesentlich schwieriger als angenommen. Denn in den Genen ist kein starres Programm festgeschrieben, sondern bloß eine Vielzahl von Möglichkeiten angelegt.

Das große Konzert des Lebens

Gene führen kein Eigenleben, sondern können nur im Verbund mit den anderen Elementen des Organismus aktiv werden. Es kommt auch nicht primär auf die »Buchstaben« an, die in den Genen festgeschrieben sind, sondern vor allem darauf, ob diese Buchstaben abgelesen und umgesetzt werden. Viele Gene zeigen, je nach Situation, einen laufenden Wechsel von einem aktiven zu einem weniger aktiven Zustand. Gene, die nicht aktiv sind, bewirken nichts, und umgekehrt bestimmen jene, die hyperaktiv vor sich hin produzieren, das Wohl und Weh unseres Lebens.

»Obwohl sich hier entscheidende Ansätze zum Verständnis von Gesundheit und Krankheit finden, wird dieser Aspekt in der

Gendiskussion völlig ausgeklammert«, kritisiert Joachim Bauer, Professor für Psychoneuroimmunologie an der Universität Freiburg in seinem Buch »Das Gedächtnis des Körpers«.[160] Ihren Ursprung hat dieses Missverständnis in der Vererbungslehre des Mönchs Gregor Mendel, die in den Schulen häufig das Einzige bleibt, was zum Thema Genetik vermittelt wird. Mendel beobachtete bei seinen Versuchspflanzen jene Gene, die ständig aktiv waren. Hätte er sich auf andere Gene konzentriert, die große Mehrzahl, die nach unerklärlichem Ratschluss – scheinbar nach Lust und Laune – ein- oder abgeschaltet werden, so hätte der arme Mönch wohl die Vererbungslehre dem Reich des Chaos zugeordnet und die Flucht ins Gebet angetreten.

So aber begründete er mit seinen rot und weiß blühenden Erbsen und ihren rosaroten Mischlingskindern eine simpel scheinende Lehre, die sogar die Nazis verstanden. Sie versuchten, die klugen Beobachtungen Mendels mit ihrer an verbrecherischer Primitivität schwer zu übertreffenden Rassenlehre eins zu eins auf den Menschen zu übertragen.

Abgesehen von dieser Pervertierung hielt sich das Missverständnis der »bestimmenden Gene« bis heute in Teilen der medizinischen und psychiatrischen Forschung. Dabei unterliegen beim Menschen die meisten Gene einer fortwährenden Regulation. Sowohl jene, die für die Basisfunktionen des Körpers zuständig sind, als auch jene, die erst über unsere Wahrnehmung der Welt aktiviert werden und im Gehirn eine ganze Kaskade von Folgereaktionen im Organismus nach sich ziehen.

Von der Produktion der Sexual- und Glückshormone über die Höhe des Insulinspiegels und Blutdrucks bis zur Fitness unseres Immunsystems hängt alles von ihrer Aktivität ab. Dabei bleiben Gene aber immer an Ort und Stelle, in ihren Chromosomen, im Zellkern. Sie sind pure Information. Die Arbeit erledigen andere Stoffe. Und das sind die Proteine. Sie geben den eigentlichen Ton im Konzert unseres Lebens an.

Die außerordentliche Rolle der Gene besteht hingegen darin, dass sie »wissen«, wie man Proteine baut. Diese Eiweißstoffe bestimmen alle biochemischen Abläufe in den Körperzellen und kontrollieren sämtliche Funktionen des Stoffwechsels. An allen Schaltstellen des Körpers sitzen Exemplare aus der Gruppe der Proteine: Als Enzyme erledigen sie im Blutstrom und in den Zellen die »biochemische Fabrikarbeit«. Als Hormone und Botenstoffe tragen sie Signale und Botschaften von Zelle zu Zelle. Nicht nur im Nahverkehr, sondern – über den Blutstrom – auch im Fernverkehr von einer Körperregion zur anderen. Botenstoffe werden, am Zielort angekommen, von winzigen Empfängerstationen abgefangen, die auf der Außenfläche der Empfängerzellen sitzen. Auch diese sogenannten Rezeptoren sind Proteine.

Eine der größten Überraschungen bei der Entschlüsselung des menschlichen Genoms war die Tatsache, dass die Gene der Menschen zu 99,9 Prozent einen völlig identischen »Text« enthalten. Für die individuellen Unterschiede zwischen Mensch und Mensch steht also nur ein Platz von 0,1 Prozent der Geninformation zur Verfügung.

Das Konzert jedoch, das die Unzahl der ein- und abgeschalteten Gene in den Milliarden von Körperzellen täglich veranstaltet, könnte individueller nicht sein.

Die Psycho-Verbindung

Gene selbst sind nicht autonom. Sie bestimmen nicht selbst darüber, ob sie nun aktiv werden oder nicht. Wer also steuert unsere 35.000 Gene und übt damit die Kontrolle über unseren Körper aus?

Die Signale zum Ablesen und Umsetzen des Gencodes können aus vielfältigen Quellen kommen. Das kann beispielsweise ein Entzündungssignal sein, das den Bau neuer Abwehrzellen anregt. Es kann ein biochemisches Signal sein, das die Senkung des Blutzuckerspiegels anzeigt, woraufhin sofort Gegenmaßnahmen eingeleitet werden. Es kann ein Signal von außen sein. Beispielsweise Sonnenstrahlen, die in die Haut eindringen und Gene zur Aktivität anregen.

Es können aber auch emotionelle Signale wie Stress, Freude oder Angst sein, die entsprechende Gene aktivieren, um das psychische Empfinden körperlich umzusetzen. Wir geben uns intensiv einem bestimmten Gefühl hin und sofort passiert etwas im Körper. Botenstoffe schwärmen aus, Hormone werden gebildet, neuronale Netzwerke geknüpft. Jeder Gedanke hat demnach Auswirkungen auf die biochemische Zusammensetzung unserer Körpersäfte. Gene werden abgelesen, Zellen beginnen zu arbeiten, um den eben gedachten Gedanken auf körperlicher Ebene zu vermitteln. Im Guten wie im Schlechten.

Wenn die Schnellbahn Verspätung hat und wir uns ärgern, weil wir damit einen Termin nicht einhalten können, so schlägt sich das im biochemischen Gleichgewicht unseres Organismus nieder. Und wenn wir uns unbändig freuen, weil die Lieblingsmannschaft in letzter Minute ein Tor schießt, so sehen wir danach – wieder biochemisch gesehen – anders aus als zuvor.

Dasselbe Prinzip gilt für Erfahrungen, die wir beim Austragen von Konflikten machen oder im Sexleben. Positive oder schmerzhafte Erfahrungen lösen sich nicht in Luft auf, sondern formieren sich in unserem Gedächtnis als bleibende Nervenzellen-Netzwerke. Negative Erfahrungen prägen sich besonders intensiv ein und beeinflussen die Bewertung jeder neuen Situation, die einer bereits gemachten Erfahrung ähnelt. Diese Muster sind tief im Unterbewusstsein verborgen und werden jedes Mal verstärkt, sobald eine neue Situation auftaucht, die alte Ängste aufwühlt. Einschneidende und oft wiederholte Vorerfahrungen von Gefahr, Niederlage, Angst und Flucht verfestigen die zugrunde liegenden Nervenverbindungen, sodass sie jedes Mal die Oberhand gewinnen, wenn eine neue Situation wieder in diese Richtung geht.

Wenn nichts diesen Kreislauf durchbricht, wird aus der einmal empfundenen Emotion ein lebenslang gültiger Charakterzug. Neurosen und quälende Ängste haben hier ebenso ihren Ursprung wie eine negative, zur Depression neigende Lebenseinstellung. Diese Angstmuster bleiben aufrecht und können nur aufgelöst werden, wenn sie durch positive Erfahrungen widerlegt und überlagert werden. Wer also vor heiklen Situationen kneift, verstärkt damit die bestehenden Muster und nimmt sich die Chance, Blockaden zu überwinden. Wenn hingegen eine neue, positive Einstellung die Oberhand gewinnt, geht damit eine konkrete materielle Änderung in den Gehirnstrukturen einher. Und wird nunmehr abermals von jeder Wiederholung in ihrer Festigkeit bestärkt. Bis sie uns – diesmal als positiver Charakterzug – in Fleisch und Blut übergeht.

Gesunder Schlaf

In der Wissenschaft war der Schlaf lange ein Phänomen voller Rätsel: Warum hat die Evolution trotz aller damit verbundenen Risiken diese Phase eingeführt, wo die Lebewesen schutzlos den Feinden ausgeliefert sind? Was gewinnen wir mit dem Schlaf? Lange Zeit wurde die nächtliche Ruhephase als simpler Standby-Modus betrachtet, in dem der Stoffwechsel auf Sparflamme läuft und das Bewusstsein abgeschaltet ist: eine Zeit der Erholung von den Mühen des Tages. Doch warum werden Faulpelze genauso müde wie emsige Hackler?

»Wenn es allein nach dem Körper ginge, müssten wir gar nicht schlafen«, sagt die Schlafforscherin Birgit Högl vom Institut für Neurologie der Medizinischen Universität Innsbruck. »Da würde nämlich eine simple Rastpause denselben Zweck erfüllen.« Das belegen Experimente: Sogar nach fünf schlaflosen Tagen zeigen Versuchspersonen auf dem Laufband oder dem Fahrrad-Ergometer noch erstaunlich gute Leistungen. Im Kopf stehen sie allerdings schon am Rande des Wahnsinns.

Schlafentzug wurde denn auch quer durch die Zeiten als Foltermaßnahme eingesetzt. Bereits im alten China galt dauerhafter Schlafentzug als besonders strenges und gefürchtetes Todesurteil. Und im von den USA betriebenen Gefangenenlager Guantanamo auf Kuba wurde routinemäßig versucht, Häftlinge durch Schlafentzug vor Verhören zur Kooperation oder zu Geständnissen zu bewegen.

»Schlaf ist vor allem ein Bedürfnis des Gehirns«, erklärt der Münchener Wissenschaftsautor Tobias Hürter, der mit seinem Buch »Du bist, was du schläfst« eine Bestandsaufnahme der internationalen Schlafforschung vorgelegt hat. Und so ist die Suche nach den Geheimnissen des Schlafs zu einem guten Teil zugleich die Erforschung unseres wichtigsten Organs, des Gehirns.

Das Denkorgan verbraucht ein Fünftel unseres Umsatzes an Energie und Sauerstoff. Es zeigt sich, dass es im Schlaf mindestens genauso aktiv ist wie tagsüber während der Wachphase. Die Ressourcen, die dabei zur Verfügung stehen, sind unermesslich. »Ein einziges Gehirn«, sagt Hürter, »hat so viele neuronale Verbindungen wie die gesamte Menschheit Haare auf dem Kopf.«

Dass wir nun jede Nacht ausreichend Schlaf benötigen, liegt in erster Linie an der Funktionsfähigkeit dieses Wunderwerks. Schon tagsüber befasst sich das Gehirn nur am Rande mit äußeren Reizen. Diese sind zwar wichtig und werden natürlich auch wahrgenommen und gespeichert. »Ein großer Teil seiner Aktivität – 60 bis 80 Prozent seines Energieverbrauches – tritt aber in Schaltkreisen auf, die nichts mit äußeren Ereignissen zu tun haben«, sagt der US-Neurologe Marcus Raichle. Im Gehirn herrscht ein niemals verstummendes Stimmengewirr. Alle Areale rufen gewissermaßen durcheinander, sodass es recht aufwendig ist, Ordnung in dieses Chaos zu bringen.

Im Schlaf wird aufgeräumt. Abseits des Bewusstseins arbeitet das Gehirn auf Hochtouren weiter, allerdings anders als im Wachzustand. Die Aktivitätsmuster ändern sich, und manchmal klinken sich Gedächtnissysteme aus, was unsere Erinnerungslücken im Traum erklärt. Dann wieder macht die allzeit vernünftige Großhirnrinde Pause, weshalb im Schlaf manchmal die bizarrsten Ideen auftauchen. Das Ruhenetzwerk entkoppelt sich von der Außenwahrnehmung, die inneren Stimmen bekommen mehr Gewicht.

Schlafforscher teilen die Nachtruhe in drei Stufen ein: das Dösen beim Einschlafen. Den Leichtschlaf, in dem wir etwa die Hälfte der Nacht – besonders den zweiten Teil hin zum Morgen – verbringen und sehr viel träumen. Schließlich den Tiefschlaf, den der

Organismus nach dem Einschlafen auf kürzestem Weg aufsucht und in dem das Gedächtnis neu justiert wird.

In dieser ganz auf sich selbst konzentrierten Phase des Schlafs kommt es zu einer Art Zwiegespräch zwischen mehreren Hirnarealen. Die Inhalte werden nicht wie bei einem Computer schlicht gespeichert, denn dadurch würde sich zu viel Datenmüll ansammeln. Stattdessen werden Informationen aufgerufen, bewertet, durchgespielt und dann neu zusammengesetzt. Erlebnisse, die emotional zu schwach bewertet sind, verschwinden nach und nach aus dem Gedächtnis und machen Platz für Neues. In diesem Bereich sehen Lernforscher einen wichtigen Ansatz für den idealen Unterricht: Informationen, die nicht mit Gefühlen – am besten positiven – besetzt sind, bleiben kaum im Gedächtnis haften, sondern verlieren sich rasch.

An die meisten Träume erinnert sich der Mensch nicht. Viele davon gleichen Gedankenblitzen und dauern nur ein bis zwei Sekunden. Länger und ereignisreicher sind die Träume in den REM-Phasen (»Rapid Eye Movement«) der zweiten Nachthälfte. Dabei bewegen sich die Augen, als ob sie einem lebhaften Geschehen folgen würden. Und das tun sie auch, wie die aktuelle Forschung zeigt. Über Gehirnsignale werden auf der Netzhaut tatsächlich Traumbilder erzeugt. Alles zusammengenommen träumt der Mensch pro Nacht rund 60 bis 90 Minuten.

Jahrzehntelange Diskussionen befassten sich mit dem Zweck der REM-Phase. Prominente Schlafmediziner wie etwa Jan Born, Leiter des Instituts für Medizinische Psychologie und Verhaltensneurologie an der Universität Tübingen und zuvor Direktor des Instituts für Neuroendokrinologie an der Universität zu Lübeck, bekennen offen, dass sie keine Erklärung dafür haben, wozu diese Phase des sogenannten »paradoxen Schlafes« gut sein soll.

Nun scheint es, als wäre eine halbwegs anerkannte, nachvollziehbare Erklärung gefunden. Sie geht auf den US-amerikanischen Neurowissenschaftler Jonathan Winson zurück, einem gelernten

Flugzeugingenieur, der das Fach wechselte, weil er die Entschlüsselung der Rätsel des Gehirns für die größere technische Aufgabe hielt.

Winson ging in die Traumarchive und analysierte Tausende von protokollierten Träumen aus allen Kulturkreisen. Dabei fiel ihm auf, dass sich die Träume in der REM-Phase dadurch auszeichnen, dass es dabei thematisch fast immer um Leben und Tod geht. Über alle Zeiten und Kulturen hinweg ist die Verfolgungsjagd das häufigste Traumszenario. Winson war überzeugt, dass in diesen Träumen das Gehirn seine Überlebenskünste schärft. Im REM-Schlaf werden also Gefahrensituationen geübt, die evolutionär bedeutsam waren. Winsons Idee ist unter Schlafforschern mittlerweile fast mehrheitsfähig.

Die individuelle, als erholsam empfundene Länge des Schlafs variiert beträchtlich. Im Schnitt schlafen Frauen etwa eine Stunde länger als Männer. Im höheren Alter nimmt der Ruhebedarf ab. Guter Schlaf gilt in allen Kulturen als ein Merkmal für Gesundheit. »Für psychische Gesundheit stimmt das jedenfalls«, sagt der Psychologe Christoph Augner vom Forschungsinstitut für Grund- und Grenzfragen der Medizin an der Paracelsus Medizinische Privatuniversität in Salzburg. Augner war aufgefallen, dass psychisch gesunde Menschen zumeist über eine gute Schlafqualität berichten.

Um diese Beobachtung auf ihren Wahrheitsgehalt abzuklopfen, befragte er eine Gruppe von 196 Studenten nach deren Schlafgewohnheiten. Parallel wurden Depressionen, Angststörungen, krankhafte Essgewohnheiten und sonstige psychische Besonderheiten nach üblichen Testverfahren erhoben. Die kürzlich veröffentlichten Resultate ergaben eine eindrucksvolle Bestätigung von Augners Ausgangshypothese: Will man wissen, wie es einem Menschen geht, braucht man nur danach zu fragen, wie gut er schläft. Studenten mit schlechter Schlafqualität zeigten eine vier Mal höhere Wahrscheinlichkeit für einen hohen Depressionswert. »Das ist insofern bemerkenswert, als es sich um junge Menschen handelte, die eigentlich alle psychisch gesund und auch nicht wegen

Schlafstörungen in Behandlung waren«, sagt Augner. »Möglicherweise ist hier aber bereits der Keim einer künftigen Krankheit zu erkennen.«

Noch überraschender ist ein erst im vergangenen Jahrzehnt aufgetauchter Zusammenhang, bei dem die Wissenschaftler zunächst an einen Zufallsbefund dachten: Wer kürzer schläft, neigt eher zu Übergewicht. Im Sommer 2003 zeigte die berühmte »Nurses' Health Study« – eine 1976 gestartete Langzeitbeobachtung des Gesundheitszustands von 100.000 US-amerikanischen Krankenschwestern –, dass Frauen, die im Schnitt weniger als fünf Stunden schliefen, ein um 50 Prozent höheres Diabetes-Risiko hatten als jene, die acht Stunden schliefen.

Im Vorjahr kam ein Team um Francesco Cappuccio von der Universität Neapel in einer Übersichtsarbeit mit ähnlich hoher Anzahl von Teilnehmern, darunter auch Männer, zu einem fast identischen Ergebnis. Mittlerweile gilt der Zusammenhang als etabliert. »Durch zu wenig Schlaf wird die Appetitregulation gestört«, erklärt Schlafforscherin Birgit Högl. »Man isst mehr und kann das Gegessene schlechter verstoffwechseln.«

Wer gut und lange schläft, ist eher schlank und auch psychisch gesund, lauten die aktuellen Befunde. Högls Kollege Christoph Scherfler von der Universitätsklinik für Neurologie in Innsbruck wollte wissen, ob man diesen Schluss auch umdrehen kann: Sind Schlafstörungen ein erster Ausdruck organischer Schäden? Um diese Phänomene näher zu untersuchen, gründeten Innsbrucker Neurologen um Vorstand Werner Poewe zusammen mit Kollegen der Universität Barcelona die sogenannte SINBAR-Gruppe (Sleep INnsbruck BARcelona).

Zunächst nahmen sie sich einer speziellen Gruppe von Schlafstörungen an – »Menschen, die so lebhaft träumen, dass sie anfangen, unkontrolliert im Bett herumzuschlagen«, erzählt Scherfler. Weil deren Partner das oft nicht aushalten, »kommen sie zu uns«. Zunächst schlossen die Schlafmediziner jene Patienten aus, deren aggressives Schlafverhalten auf Medikamente, Alkoholentzug und andere bekannte Ursachen zurückzuführen war. Übrig blieben schließlich 26 Patienten mit Schlafstörungen, deren Gehirn im Magnetresonanztomografen nach Veränderungen untersucht wurde. Als Kontrolle dienten die Befunde von 14 Personen ohne Schlafstörungen.

»Als wir die Resultate in 3D bekamen, war das wirklich beeindruckend«, erzählt Scherfler. »Wir stießen nämlich auf zwei Regionen im Hirnstamm, von denen wir wissen, dass sie an der Regulierung der REM-Schlafphasen beteiligt sind.« Hier zeigten sich dramatische strukturelle Veränderungen: Zellmembranen, die durch degenerative Prozesse zerstört waren und zum massenhaften Untergang von Nervenzellen führten. Die Ursache der Schlafstörungen waren also konkrete Schäden im Gehirn.

Von zusätzlichem Interesse sind diese Ergebnisse im Zusammenhang mit einer immer häufiger auftretenden Krankheit: »Wir wissen, dass etwa drei Viertel unserer Patienten später an Parkinson erkranken.« Mithilfe der MRT-Untersuchung und über den Umweg der Schlafstörung ist es der SINBAR-Gruppe also gelungen, eine organische Wurzel der Parkinson-Krankheit zu orten. In der Fachwelt schlug diese Nachricht ein wie die sprichwörtliche Bombe. Publiziert wurde die Arbeit in den »Annals of Neurology«, einem der angesehensten Journale der Fachrichtung.

»Interessanterweise fanden wir im betroffenen Bereich auch eine starke Zunahme der Gewebedichte«, erzählt Scherfler. »Das zeigt, dass der Organismus versucht, den Schaden selbst zu reparieren.« Wenn es gelänge, den bislang unbekannten Verursacher des Hirnschadens ausfindig zu machen und den zerstörerischen Prozess zu beenden, wäre also eine Heilung möglich.

Eine zweite Option eröffnet sich im Bereich der Früherkennung. Nachdem nun bekannt ist, in welchen Regionen die Parkinson-Krankheit ihren Ausgang nimmt, lässt sich die Innsbrucker Methode auch gezielt dazu einsetzen, nach Störungen im Anfangsstadium zu suchen.

Eine ähnlich interessante Entdeckung gelang der Arbeitsgruppe bei einer weiteren rätselhaften Krankheit, der Narkolepsie. Die davon betroffenen Patienten werden schlagartig todmüde, verlieren die Muskelkontrolle, brechen zusammen und schlafen gegen ihren Willen ein. Täglich bis zu zwanzig Mal, an allen möglichen Orten. Ein normales Leben ist für die Betroffenen kaum möglich, Auto- oder Radfahren illusorisch. Dem krankhaften Prozess liegen Autoimmunprozesse im Gehirn zugrunde, also aggressive, gegen die eigenen Nervenzellen gerichtete Aktionen des Immunsystems.

Ein weiteres, heftig diskutiertes Thema im Bereich der Schlafstörungen: Der Einfluss der Schichtarbeit auf das Krebsrisiko. Wahrscheinlichster Auslöser für die erhöhte Erkrankungsgefahr ist die Störung der nächtlichen Service- und Reparaturarbeiten des Immunsystems. Während tagsüber das Stress-System regiert, werden nachts die Zellen der Immunabwehr aktiv. Sie beseitigen Krebswucherungen im Anfangsstadium und führen über Mikroentzündungen kleine oder größere Reparaturen durch. Wenn nun nachts nicht geschlafen, sondern gearbeitet wird, dann ergibt sich für den Organismus ein hormoneller Widerspruch. Das Stresshormon Cortisol bleibt aktiv und unterdrückt das Anlaufen der nächtlichen Service-Arbeiten. Bereits seit 2007 gilt die Verschiebung der Arbeitszeit in die Nacht laut WHO als »wahrscheinliches Karzinogen«. Wie dem Problem begegnet werden kann, bleibt umstritten.

Am ehesten, so zeigte eine dänische Untersuchung, gelingt dies mit einer intelligenten Anpassung der Arbeitszeiten. Zu diesem Zweck wurden die bei dänischen Krankenschwestern aufgetretenen Brustkrebsfälle mit deren Schichtplänen verglichen. Ergebnis: Nachtschwestern trugen ein fast doppelt so hohes Krebsrisiko wie Tagschwestern. Keine Risikoerhöhung zeigte sich bei Bediensteten, die ihren Dienst vor Mitternacht beendeten. Ein gleich dreifach erhöhtes Brustkrebsrisiko hatten jene Frauen, deren Schichtpläne über viele Jahre zwischen Tag- und Nacht- sowie permanenter Nachtschicht hin und her pendelten.

Doch es ist nicht allein die Schichtarbeit, von der die Gefahr ausgeht. Auch wer zu Hause die Nacht zum Tag macht und regelmäßig bis nach Mitternacht das Licht eingeschaltet lässt, sabotiert jene Nachtarbeit, die ganz eindeutig der Gesundheit dient: die Nachtschicht des Immunsystems.

7.2 Charakter und Gesundheit

Von Natur aus ist Arzt, wer andere erheitern kann.
Demokrit (ca. 400 v. Chr.)

Die Frage, wie sich Charakter und Persönlichkeit auf die Gesundheit auswirken, wurde bereits von einer Vielzahl von Wissenschaftlern untersucht. Und wenn es schon diffizil ist, aus so relativ harten Fakten wie den Blutdruckwerten oder dem Cholesterin gültige Aussagen abzuleiten, so ist das an dieser Stelle noch ungleich schwieriger. Dementsprechend sind die Versuche auch von höchst unterschiedlicher Qualität. Viele Arbeiten münden in Aussagen, die eher auf der Interpretationsfreude ihrer Autoren denn auf der Härte der tatsächlich ermittelten Fakten beruhen. Dabei wurden abenteuerliche Konstruktionen geboren.

Am bekanntesten wurde die sogenannte »Krebspersönlichkeit«. Der besonders krebsgefährdete Menschentyp zeichnet sich demnach durch ausgeprägte Freundlichkeit und übertriebene Herzlichkeit aus. Starke soziale Angepasstheit und übermäßige Hilfsbereitschaft sind gepaart mit einer Unfähigkeit, Aggressionen auszuleben oder Konflikte auszutragen. Dazu kommt eine Neigung zu depressiven Reaktionen, ein Hang zur Religiosität und geringe soziale Aktivitäten.

Reinhold Schwarz, ärztlicher Leiter der psychosozialen Nachsorgeeinrichtung der Chirurgischen Universitätsklinik Heidelberg, hat sich 1994 die Mühe gemacht, zu zwei Krebsarten – Lungenkrebs und Brustkrebs – die wichtigsten Studien und deren Ergebnisse anzuschauen. Dabei fällt zunächst einmal auf, dass es eine wirkliche Unzahl an Eigenschaften gibt, die angeblich Krebs fördern. Sogar welche, die sich gegenseitig offen widersprechen. Also beispielsweise ein Hang zur Außenorientierung und gleichzeitig eine Neigung zum Rückzug, oder ein masochistischer Charakter mit ausgesprochen geringen neurotischen Merkmalen.[161]

Jede neue Studie widersprach den Ergebnissen der alten. Gemeinsam hatten die meisten Arbeiten dafür ein Übermaß an methodischen Mängeln. Das Konzept einer Krebspersönlichkeit gilt heute als überholt und fern der Realität. Das heißt jedoch nicht, dass Charakter keinerlei Einfluss auf die Gesundheit hat.

Schon Platon spottete über Menschen, die sich mit ganzem Herzen ihren Beschwerden und Problemen hingaben, dabei aber ständig das wahre gesunde Leben im Sinn hatten. So übergoss er einen Zeitgenossen, der sich als Gesundheitsguru gebärdete, mit beißender Häme: »Er ging nämlich seiner Krankheit nach. Daneben gönnte er sich für alles andere keine Zeit mehr und dokterte sein ganzes Leben an sich herum, elend geplagt, wenn er auch nur ein wenig von der gewohnten Lebensweise abwich. Und so siechte er vor lauter Weisheit dahin und erreichte ein hohes Alter.«

Gesundheitswahn ist für viele ein moderner Religionsersatz und kann, so wie jeder Fanatismus, krankhafte Formen annehmen. Ebenso drastisch sind jedoch auch die Folgen bestimmter Emotionen, die mit der Zeit zu richtigen Charakterzügen werden.

Ärger, Hass und Feindschaft

Die amerikanische Epidemiologin Janice E. Williams von der University of North Carolina at Chapel Hill begleitete mit einem Expertenteam der Duke University und der Johns Hopkins University eine große Studie zur Entstehung von Arteriosklerose.[162] Ihr Interesse galt dabei weniger den bekannten Risikofaktoren wie Cholesterin oder Blutdruck als vielmehr einem bestimmten Charakterzug: dem Ärger. Rund 13.000 Männer und Frauen füllten zuerst einen Fragebogen aus (siehe Ärgertest) und wurden dann über einen Zeitraum von vier bis sechs Jahren auf ihren Gesundheitszustand beobachtet. In die Auswertung aufgenommen wurden alle Fälle von Herzkrankheiten sowie Schlaganfälle.

Dass Ärger bei der Entstehung von Herzkrankheiten eine Rolle spielt, weiß man bereits seit 1980, als die berühmte Framingham-Herzstudie ergab, dass unterdrückter Ärger das Risiko einer Herzkrankheit bei Männern verdoppelt. Frauen, die Ärger nicht rauslassen und nicht über ihre Ängste und Spannungen sprechen, haben sogar ein dreimal so hohes Risiko auf Angina pectoris wie Frauen, die keinen unterdrückten Ärger empfinden.[163] Worin aber liegt nun die Botschaft – geht es darum, den Ärger immer sofort herauszulassen oder wäre es wünschenswerter, erst gar keinen Ärger zu empfinden?

Ärger-Test				
	nahezu nie	**manch-mal**	**öfter**	**fast immer**
1) Ich rege mich schnell auf.	1	2	3	4
2) Wenn ich richtig heiß gehe, werde ich ausfällig.	1	2	3	4
3) Ich habe ein feuriges Temperament.	1	2	3	4
4) Manchmal flippe ich richtig aus.	1	2	3	4
5) Ich bin ein Hitzkopf.	1	2	3	4
Zwischensumme 1				
6) Ich bin verärgert, wenn ich für gute Leistungen nicht die entsprechende Anerkennung erhalte.	1	2	3	4
7) Wenn ich durch die Fehler anderer Leute aufgehalten werde, macht mich das sehr zornig.	1	2	3	4
8) Wenn ich frustriert werde, habe ich den Wunsch zuzuschlagen.	1	2	3	4
9) Wenn ich trotz guter Arbeit schlecht bewertet werde, macht mich das sehr wütend.	1	2	3	4

10) Es macht mich zornig, wenn ich vor anderen Leuten kritisiert werde.	1	2	3	4
Zwischensumme 2				
Gesamtpunkte				

Auswertung:
Die ersten fünf Fragen beziehen sich auf Ärger als Grundcharakter. Die letzten fünf Fragen auf Ärger als Reaktion auf Kritik, Frustration oder unfaire Behandlung.[164]

Gesamtpunkte:

Starker stabiler Ärger:	22–40 Punkte
Mäßiger stabiler Ärger:	15–21 Punkte
Wenig Neigung zum Ärger:	10–14 Punkte

Die 13.000 Studienteilnehmer erreichten bei diesem Test durchschnittlich 16 Punkte. Bei rund 4800 Personen bestand wenig Neigung zum Ärger, 1000 Teilnehmer kamen in die Gruppe mit ausgeprägtem Hang zum Ärger, der Rest erreichte mittlere Werte. Die Choleriker waren im Schnitt etwas jünger, rauchten mehr, tranken mehr Alkohol, waren schlechter ausgebildet und zu einem etwas höheren Prozentsatz männlich. Die beste Schulbildung hatte die mittlere Gruppe. Unter den gelassenen Menschen, die kaum etwas aus der Ruhe bringt, fanden sich hingegen die wenigsten Raucher und der geringste Anteil an Übergewichtigen.

Alle diese Einflussfaktoren wurden selbstverständlich in der Auswertung berücksichtigt und für alle Teilnehmer wurde das »Nettorisiko« des Charakterzugs Ärger ermittelt. Dabei ergab sich für Personen aus der mittleren Gruppe im Vergleich zur ärgerfreien Gruppe kein erhöhtes Krankheitsrisiko. Jene, die sich besonders stark aufregen, hatten hingegen ein um 54 Prozent höheres Risiko auf leichte und ein um 63 Prozent höheres Risiko auf schwere Herzkrankheiten. Ganz extrem war der Unterschied beim Schlaganfall.[165] Hier lag das Risiko in der Ärger-Gruppe um das Dreifache höher als in der Gruppe der Gelassenen.

In einer Nachfolgestudie untersuchten die Wissenschaftler, ob es einen Unterschied macht, wenn die Personen Ärger eher als Grundcharakter (Fragen eins bis fünf des Tests) oder als Reaktion auf Beleidigungen oder Provokationen (Fragen sechs bis zehn) erleben. Dabei ergab sich ein besonderes Muster. Personen, die auf die ersten fünf Fragen mehr als 10 Punkte erreichten, hatten ein um 210 Prozent höheres Risiko auf Herzkrankheiten und ein um 228 Prozent höheres Risiko auf eine tödliche Herzattacke. Choleriker hatten damit ein nahezu identes Krankheitsrisiko wie Bluthochdruck-Patienten.

»Ärger als Charakterzug hat also etwa dieselbe Dimension wie überhöhte Blutdruckwerte«, erklärt Studienleiterin Janice E. Williams.[166] Wer sich hingegen nur dann stark aufregt, wenn Ungerechtigkeiten passieren, kann beruhigt sein. Hier ist die Risikoerhöhung nur minimal und statistisch nicht beweiskräftig.

Die Steigerungsstufe des Ärgers ist die Feindseligkeit. Sie enthält zwar ebenso ärgerliche Gefühle, ist jedoch ein entschieden komplexeres System. So können feindselige Personen Ärger, Zorn und auch Hass empfinden. Wahrnehmung und Denken feindseliger Personen sind von negativer Voreingenommenheit und Vorurteilen geprägt und enthalten eine destruktive, zerstörerische Komponente. Während Ärger eigentlich die Beendigung einer Provokation zum Ziel hat, beabsichtigt Feindseligkeit offen oder im Geheimen die Zerstörung des Hassobjekts.

Ein besonders katastrophales Duo ist die Kombination von Feindseligkeit mit geringer sozialer Unterstützung. Eine große Studie der US-Gesundheitsbehörden ergab hier für Frauen ein um 250 Prozent höheres Risiko auf einen Herzinfarkt, bei Männern mit dieser Kombi stieg das Angina-Risiko auf das Doppelte.[167]

Wie sehr eine feindselige Grundeinstellung das ganze Leben bestimmen kann, zeigt eine Studie der oben erwähnten Duke University.[168] Dabei wurden Studenten auf ihre Einstellungen befragt und dann ihr weiteres Leben immer wieder zu medizinischen Check-ups geladen. Studenten, die auf der Uni besonders feindselige Ansichten kundtaten, waren zur Lebensmitte mit höherer Wahrscheinlichkeit Raucher, tranken mehr Alkohol, hatten weniger Freunde und eine im Vergleich zu den freundlicher gesinnten Studienkollegen bescheidenere Karriere gemacht.

Normalerweise gehen feindselige Grundhaltungen mit dem Alter etwas zurück. Im Lager der Studienteilnehmer, bei denen sich der Trend bis hin zur Lebensmitte aber sogar noch verstärkte, ergab sich der völlige Absturz. Sie waren sozial noch stärker isoliert, verdienten deutlich weniger (das galt vor allem für Frauen), betrieben weniger Sport, hatten wesentlich häufiger Übergewicht und waren stärker von familiären Krisen, Scheidungen und Unglücksfällen betroffen. Hier entspinnt sich also eine Art Lebens-Teufelskreis.

Auf eine stolze Beobachtungszeit von bis zu 48 Jahren blickt eine Studie von Patricia P. Chang zurück, die eine Gruppe von mehr als 1000 männlichen Medizinstudenten durch die Jahre begleitete.[169] Jeder fünfte Teilnehmer entwickelte in diesem Zeitraum eine Herzkrankheit. Jene, die auf Stress mit starkem Ärger reagierten, hatten ein um das Dreifache höheres Risiko auf frühe Herzprobleme (vor dem 55. Geburtstag). Das Risiko auf einen frühen Herzinfarkt stieg im Vergleich zu den gelasseneren Studienkollegen sogar um 640 Prozent.

Es geht also um das Kunststück, Ärger und Feindseligkeit weder zu unterdrücken noch im Übermaß auszuleben. Gefragt ist die Fertigkeit, Konflikte anzusprechen, ohne dies gleich als emotionalen Ausnahmezustand zu begreifen, wo alle Stressbremsen versagen. Es geht darum, Ärger auf eine Art zu verarbeiten, die so wenig Frustration wie möglich zurücklässt, die aber ihrerseits keine klaffenden Wunden zufügt, die weitere Feindseligkeit heranzüchtet.

Den ärgsten Cholerikern kommt schließlich noch die Zeit zu Hilfe: Mit den Jahren werden wir meist alle sanfter. Jene Teilnehmer aus der amerikanischen College-Studie, die ihre feindlichen Einstellungen bis zur Lebensmitte reduzierten, verringerten damit auch ihre gesundheitlichen Risiken beträchtlich. Nutzen wir auch diese Chance.

Wer bekommt später Alzheimer?

Die meisten von uns kennen die Situation, wo wir verzweifelt versuchen, einen Namen zu nennen. Einen Namen, den wir schon tausendmal ausgesprochen haben, der uns unser Leben lang begleitet hat und der sowas von klar ist, dass die peinliche Situation eigentlich jeden Moment beendet sein sollte. So aber starren alle Gesprächspartner mehr oder weniger verständnisvoll auf jene Person, die gerade ein Luftloch in den allgemeinen Redefluss geschossen hat. Nur weil dieser blöde Name nicht und nicht von der Zunge rollen will.

Noch verzwickter ist die Situation, wenn der vergessene Name persönlich anwesend ist und zwar in Gestalt der besten Freundin oder des alten Studienkollegen, die nun peinlich berührt mitzittern, ob es noch gelingt, sie endlich der Gesellschaft vorzustellen.

Dagegen ist es fast entspannend, vor dem geöffneten Eisschrank zu stehen und nicht mehr die leiseste Idee zu haben, was man darin eigentlich gesucht hat. Und dennoch bleibt uns die düstere Vorahnung: Oh Gott, wenn sich das weiter häuft, dann hat er mich bald, der alte Alzheimer.

In Wahrheit verursacht diese Krankheit aber einen wesentlich ernsthafteren Gedächtnisverlust. Seien Sie darüber unbesorgt: Ab und zu den Titel eines Buches zu vergessen, ist absolut normal. Schlimm wird es erst, wenn sie nicht mehr wissen, was ein Buch ist. Auch der Name eines Freundes kann entfallen. Solange Sie ihn noch erkennen, wenn Sie ihm begegnen, ist der Alarmfall noch meilenweit entfernt.

Demenzkrankheiten wie Alzheimer sind ein relativ neues Phänomen. Als Alois Alzheimer im Jahr 1906 erstmals diese eigenartige Erkrankung der Hirnrinde beschrieb, dachte er mit Sicherheit nicht daran, dass diese Krankheit ein Jahrhundert später zu einer regelrechten Seuche werden könnte. In den westlichen Ländern sind fünf Prozent der Bevölkerung über 65 Jahren und 20 Prozent der über 80-Jährigen davon betroffen. In Deutschland sind bereits fast eine Million Menschen an Alzheimer erkrankt.

Wo genau die Ursache für Alzheimer steckt, ist eines der am meist untersuchten Rätsel der modernen Medizin. Einer der Auslöser für die Krankheit ist sicherlich die steigende Lebenserwartung. Noch vor wenigen Jahrzehnten wurden die meisten Menschen einfach nicht alt genug, um diesem Risiko zu begegnen.

Ein gewisser Einfluss liegt zweifellos auch in unserem westlichen Lebensstil verborgen. Dies ergab beispielsweise eine Vergleichsstudie mit mehr als 4600 farbigen Personen im Alter von mindestens 65 Jahren.[170] Die Hälfte der Teilnehmer lebte in Indianapolis, die anderen in der nigerianischen Universitätsstadt Ibadan. Bei den Afro-Amerikanern lag die jährliche Rate neuer Demenzfälle bei 3,2 Prozent, bei den Afrikanern dagegen nur bei 1,3 Prozent. Zwei Drittel der Alzheimer-Patienten waren hier wie dort Frauen. Anerkannte Risikofaktoren für Gefäßkrankheiten wie Diabetes, Bluthochdruck oder einen hohen Cholesterinspiegel traten in der afrikanischen Gruppe wesentlich seltener auf – Risikofaktoren, wie sie auch für die meisten anderen Wohlstandskrankheiten der Industrienationen verantwortlich sind. Möglicherweise liegt hier die Ursache für die verschiedenen Demenz-Raten.

Dies legt auch eine finnische Studie nahe, die ihre rund 1500 Teilnehmer bereits seit den frühen 1970er-Jahren wissenschaftlich begleitet.[171] Damals waren die Frauen und Männer durchschnittlich 50 Jahre alt. Mehrfach führten die Forscher Nachuntersuchungen durch – und zogen schließlich im Jahr 2001 die Schlussbilanz. Die Auswertung der Daten zeigte, dass bei Menschen, die bereits im Alter von etwa 50 Jahren erhöhte systolische Blutdruck- und Cholesterinwerte hatten, das Alzheimer-Risiko um 350 Prozent anstieg. Als überhöht sahen die Forscher Blutdruckwerte von über 160 mmHg sowie ein Gesamtcholesterin von mehr als 250 mg/dl an. Wenn nur einer dieser beiden Faktoren im mittleren Lebensalter vorhanden war, lag das Risiko immer noch beim Doppelten. Dazu zeigte sich in der Studie ein deutlicher Einfluss des Lebensstils. Jene, die später an Alzheimer erkrankten, hatten unter anderem eine geringere Schulbildung und brachten schon in ihren mittleren Jahren mehr Kilos auf die Waage.

Wie wichtig die seelische Komponente bei Alzheimer ist, bewies hingegen eine Studie, die Demenz bei 678 Klosterschwestern untersuchte.[172] Für diese seit 1986 laufende Untersuchung hatten sich die Schwestern bereit erklärt, Tagebücher zu führen, zahlreiche Tests zu ihrem Geisteszustand zu absolvieren und im Fall ihres Todes eine Obduktion ihres Gehirns zuzulassen. Nach Auswertung von Kurzbiografien von etwa 200 Nonnen, die diese bei ihrer Aufnahme in den Orden geschrieben hatten, ergab sich für die Forscher ein überraschender Zusammenhang: Jene Nonnen, die als Jugendliche öfter positive Gefühle zu Papier gebracht hatten, waren gegen Demenz relativ immun. Jene, die selten positive Formulierungen gewählt hatten, erkrankten dagegen wesentlich häufiger an Alzheimer. Gute Ausbildung, lebenslange intellektuelle Herausforderungen und ein neugieriger Charakter, möglichst noch in Verbindung mit einer positiven Lebenseinstellung, erscheinen derzeit als beste Vorsorge gegen den geistigen Abbau im Alter.

Diesen Trend bestätigte auch eine chinesische Langzeitstudie mit mehr als 5000 Teilnehmern. Hier erkrankten jene Personen häufiger an Alzheimer, die wenig gesellschaftliche Aktivitäten unternahmen, eine geringe Schulbildung und ein unterentwickeltes Selbstbewusstsein aufwiesen und sich zudem nicht für Gartenarbeit interessierten.[173]

Ein spirituelles Fundament

Wenn Menschen intensiv beten, befinden sie sich ganz und gar bei sich. In der weihevollen Stille eines Gotteshauses und in der bewussten Abwendung vom Trubel des Alltags fällt die Konzentration auf uns selbst leicht. In tiefer Meditation wird das Denken auf dunklere Felder des eigenen Lebens konzentriert. Die innige Bitte um Heilung oder die Lösung eines Problems nimmt ganz von uns Besitz. Der Vorgang gleicht einer therapeutischen Sitzung. Störzonen werden geortet, Konflikte konkret formuliert, eine mögliche Lösung wird angedacht und herbeigesehnt.

Wenn dies im Rahmen einer religiösen Zeremonie geschieht, erlauben die vertrauten gemeinsamen Handlungen ein Sich-fallen-Lassen in die leitende Obhut des Priesters. Über immer gleiche Rituale, die nicht ablenken, sondern in eine milde Form der Trance führen, gelingt es, Sorgen und negative Gefühle loszuschicken. Und wir fühlen uns nach dem Schlussakkord der Orgel leicht und frei. So wie beim Verlassen eines Briefkastens, in dem eine wohlüberlegte, tief empfundene Botschaft von uns liegt, die nun ihre Reise antritt. Wir sind erleichtert, dass wir den Mut aufgebracht haben, den Brief zu schreiben. Aber nun haben wir unseren Teil geleistet. Unsere Gedanken sind auf dem Weg. Und mit ihnen die Hoffnung, dass unsere Bitten erfüllt werden.

Die Chancen dafür stehen gut, denn wir haben unser Denken und Fühlen in eine bestimmte Richtung gepolt. Wir sind empfangsbereit für eine Lösung, nachdem wir alle Energien in eine positive Richtung gebündelt haben. Was zuvor einem Chaos aus Angst und Sorge glich, ist allein durch die ordnende Kraft der Meditation ein Stück weniger bedrohlich geworden. Und diese Ordnung hat auch tatsächlich Form angenommen. Unser Gehirn sieht, wie wir erfahren haben, nach einem Gebet – so wie nach jedem tief empfundenen Gefühl – konkret anders aus. Bestimmte Hirnareale wurden aktiviert, Reizleitungen verstärkt und Regelkreise verschoben. Gene wurden aktiviert und haben eine nachfolgende Kaskade von Reaktionsmustern ausgelöst: Proteine wurden gebildet, Aminosäuren zusammengebaut, Botenstoffe ausgeschickt, die Produktion von bestimmten Hormonen veranlasst. Geist steuert die Materie, beeinflusst und verändert sie.

Wir verstehen nicht, was wir mit unseren Gedanken konkret auslösen. Es ist aber ganz und gar unmöglich, tiefe Gefühle zu empfinden und dadurch keine biologische Reaktion auszulösen. Es fällt uns bloß schwer, diese höchst individuellen Mechanismen zu entschlüsseln. Alles, was wir heute über die komplizierten Regelkreise unseres Organismus wissen, gleicht einer Ahnung. Die Körper-Geist-Achse liegt noch immer wie ein weites, unerforschtes Land vor uns. »Wissenschaftler haben keine spezielle gesundheitsfördernde

Substanz ausgemacht, die in den Blutstrom ausgeschüttet würde, wenn jemand um seine Genesung betet«, beschreibt der Arzt Dale A. Matthews dieses Phänomen.[174] Dennoch hält er Glaube und religiöse Aktivität für einen einzigartigen »kombinierten Wirkstoff« zur Förderung der Gesundheit.

Dass es sich dabei nicht bloß um seinen persönlichen Glauben, sondern um gesichertes Wissen handelt, zeigt eine Überprüfung der vorhandenen Daten. Bei einer systematischen Analyse von 34 qualitativ hochwertigen Studien zum Thema fand sich in den meisten Fällen ein positiver Einfluss eines religiösen Lebensstils: Blutdruck und Immunfunktionen bessern sich, die Sterblichkeit nimmt ab. Bei Moslems fördern islamische Zeremonien die Erholung von Angststörungen und Depressionen.[175]

Eine Untersuchung unter Diabetes-Patienten zeigte, dass jene, die im letzten Jahr nicht an religiösen Aktivitäten teilgenommen hatten, ein doppelt so großes Risiko auf erhöhte Werte des wichtigen Entzündungsparameters CRP hatten.[176] Da es eine starke Verbindung zwischen chronischem Stress und der Aktivierung von Entzündungsprozessen in den Blutgefäßen gibt, weist das darauf hin, dass das Aufgehobensein in einer religiösen Gemeinschaft stressmindernd wirkt.

Bevölkerungsstatistiker der Universität Austin in Texas verglichen die Lebenserwartung von Menschen, die an keinerlei religiösen Aktivitäten teilnahmen, mit jenen, die mehr als einmal pro Woche in ihrer Glaubensgemeinschaft aktiv waren.[177] Der Unterschied in der Lebenserwartung betrug extreme sieben Jahre zugunsten der spirituellen Menschen. Vom Gesamteffekt, warnen die Wissenschaftler vor übertriebenen Hoffnungen, gehe jedoch nur ein Teil auf das Konto der Glaubensaktivitäten. Schuld daran sei der ungesunde Lebensstil, dem die texanischen Heiden offenbar frönen. Dazu kommen die positiven Begleitsymptome eines Lebens in Gemeinschaft, egal ob dies nun eine religiöse Gruppe oder einfach eine Freundesgruppe ist: Wer in eine Gemeinschaft eingebettet ist, hat psychologische und materielle Vorteile, die Einzelgänger nicht haben.

Während der gesundheitliche Effekt von Gebeten für die Betenden selbst erwiesen ist, sieht es auf der Adressatenseite weniger eindeutig aus. Einige Studien behaupteten, dass beispielsweise Patienten auf der Intensivstation schneller gesund werden, wenn für sie gebetet wird. Noch dazu ohne dass sie davon wissen.[178/179] Leonard Leibovici, Professor am Rabin Medical Center im israelischen Petah Tikva, unternahm die Probe aufs Exempel.[180] Allerdings glich sein Studiendesign eher einem Faschingsscherz. Er nahm 3393 erwachsene Patienten, die in seiner Klinik wegen Blutinfektionen behandelt worden waren, in die Studie auf und teilte sie in zwei zufällig zugeloste Gruppen. Schließlich schloss er alle Patienten seiner »Interventionsgruppe« in ein Gebet mit der Bitte um ihre Gesundheit und vollständige Erholung ein.

Um es dem Effekt des Gebets nicht allzu einfach zu machen, wurde die Studie auch noch vier bis zehn Jahre später durchgeführt. Das heißt, die Patienten waren zum Zeitpunkt der »Intervention« bereits seit rund sieben Jahren gesund aus der Klinik entlassen oder tot. Das hat schon seine Richtigkeit, erklärte Leibovici hintergründig. »Schließlich können wir nicht von vornherein annehmen, dass Zeit linear verläuft oder dass Gott durch das Phänomen Zeit in seiner Macht begrenzt würde.«

Eine der beiden Gruppen erhielt per Münzwurf den spirituellen Zuschlag. Schließlich sprach ein Mitarbeiter pauschal ein kurzes Gebet und las dazu die Vornamen aller 1691 Personen vor. Der Erfolg des Gebets war durchschlagend, berichtet Leibovici. Die Sterberate in der Gebetsgruppe war um etwa zwei Prozent niedriger als in der spirituell vernachlässigten Kontrollgruppe. Auch unter Fieber litten die Angebeteten ein paar Stunden kürzer.

Leibovici sah seine Studie nicht als ernsthaften wissenschaftlichen Beitrag an, sondern als Warnung vor dem Einfluss des Glaubens der beteiligten Wissenschaftler an die statistische Biegsamkeit ihrer eigenen Daten. Spöttisch wies er darauf hin, dass unter insgesamt 23 bislang publizierten Studien zu diesem Thema 57 Prozent zugunsten der Fernheilung ausgegangen waren.[181] Eine ähnliche

Trefferquote wäre allerdings auch beim Wurf einer Münze zu erwarten gewesen.

Auch beim Glauben gilt also die Devise: Aktivität ist wirksamer als passiver Konsum. Beten nützt in erster Linie dem Betenden. »Und alles, was nützt«, predigt der Paderborner Pastor und Psychologe Christoph Jacobs, »sollte man in Dienst nehmen: wenn nötig auch die Religion.« Tatsächlich wird in medizinischen Fachzeitschriften bereits ernstlich die Frage erörtert, ob Ärzte nicht gut daran täten, ihren Patienten religiöse Aktivitäten zu verordnen oder mit ihnen zu beten. Von Einzelfällen abgesehen, dürfte so eine Missionierung am Krankenbett aber wenig Erfolg versprechen. Denn der Effekt des Glaubens beruht nicht auf einer kurzfristigen Intervention, sondern auf einem komplexen Lebensentwurf.

Umfragen zeigen: Je mehr die befragten Personen Religion für wichtig halten und je regelmäßiger sie Gottesdienste besuchen, desto gesünder leben sie und desto seltener sind sie von Alkohol, Drogen oder Medikamenten abhängig. Persönliche Religiosität beugt depressiven Verstimmungen vor oder hilft, diese günstig zu bewältigen. Je tiefer der Glaube empfunden wird und je bedeutsamer er ist, desto stärker ist seine Aktivierung bei der Verarbeitung von Problemen. Religiöse Menschen erreichen bei Befragungen zur Lebenszufriedenheit regelmäßig höhere Werte als atheistisch Veranlagte. Sie leiden weniger an Einsamkeit und haben eine bessere emotionale Anpassung an die Gesellschaft, in der sie leben. Sie sind fest verankert im sozialen Netzwerk ihrer Umgebung. Glauben führt zu einer größeren Beheimatung und gerade im Notfall – also angesichts von kritischen Lebensereignissen oder Gesundheitsproblemen – zeigt sich für religiöse Menschen der enorme Wert der spirituellen Rituale.

Der Wille zum Leben

Es klingt vielleicht banal, aber es ist eine Tatsache: Leben braucht Motivation. Ohne Willen geht gar nichts. Und ohne den Wunsch, zu leben und alt zu werden, werden wir auch nicht alt. Für gesunde, lebensfrohe Menschen mittleren Alters erscheint es schwer vorstellbar, wie dieser Wille einmal fehlen könnte. Ein Alter von 75 oder gar 85 Jahren erweckt in uns romantische Anklänge an die Kindheit, wo die Großeltern so ein eigentümliches anziehendes Flair verströmt haben. Und wir möchten selbst gern weise sein, von der Familie geliebt, von der Gesellschaft geachtet. Dabei denken wir an das hohe Alter aber mit dem Körper und Geist von relativ jungen Menschen mit relativ geringen körperlichen Beschwerden und intaktem sozialem Umfeld. Doch das kann in zwanzig oder dreißig Jahren leider schon ganz anders aussehen: Wenn viele unserer Freunde nicht mehr sind, wenn der Rücken bei jeder Bewegung schmerzt und die Annehmlichkeiten des Lebens immer kostbarer und leider auch immer rarer werden.

Möge das Schicksal verhüten, dass es so weit kommt. Mögen uns Rheuma und Gicht verschonen. Mögen alle Menschen, die uns lieb und teuer sind, nach uns sterben. Dennoch bleibt es eine Tatsache: Altern ist insofern eine Kunst, als wir uns die Motivation zum Leben immer wieder aufs Neue frisch erhalten müssen.[182]

Schön belegt wird dies durch eine Studie, die das Altern einer ganzen Stadt untersuchte. In regelmäßigen Abständen wurden die Teilnehmer über einen Zeitraum von 23 Jahren zu ihrer Lebenssicht, ihren Beschwerden und Hoffnungen befragt. Jene, die zum Alter eine positive Einstellung äußerten, lebten im Schnitt um fast acht Jahre länger als jene, die vor allem die Schattenseiten in den Vordergrund stellten. Der ganz persönliche Wille zu leben, erwies sich als wahrer Motor der Lebensspanne.

Das bedeutet nun nicht, dass es jeder Mensch selbst in der Hand hat, alt zu werden und demnach auch selbst schuld daran wäre, wenn er früh stirbt. Nein, das Schicksal spricht schon noch ein kräftiges Wörtchen mit. Sogar die optimistischsten und lebensfrohesten Menschen mussten mitunter schon katastrophale Diagnosen von ihrem Arzt erfahren oder erlagen Unfällen, die mit nichts als bösartigem Zufall zu tun hatten.

Für jene allerdings, die von derartiger Unbill verschont bleiben, spielt die Freude am Leben eine Rolle. Nichts wirkt sich lebensverlängernder aus als eine angenehme abgeklärte Zufriedenheit. Das gilt für Männer sogar noch etwas mehr als für Frauen. Wer als Mann mit sich und seinem Leben zufrieden ist, kann den Geschlechternachteil in Sachen Lebenserwartung etwas ausgleichen. Unzufriedenheit dagegen hat für Männer fatalere Folgen als für Frauen.

Diese können mit schwierigen Lebensphasen scheinbar wesentlich besser umgehen als Männer. Frauen sind eher in der Lage, sich rechtzeitig Unterstützung zu holen. Sie finden eher Möglichkeiten, sich den Frust von der Seele zu reden. Männer reagieren oft mit ungesundem Fluchtverhalten, ertränken ihre Sorgen häufig in Alkohol, ziehen sich schweigsam und trotzig zurück und verlieren die Lust am Leben, ohne jemandem davon etwas mitzuteilen. Emotionale Zufriedenheit hingegen hält den Gesundheitszustand über Jahre hinweg auf hohem Niveau. Seelische Stabilität und Selbstbewusstsein sind für die Gesundheit mindestens ebenso wichtig wie eine gute körperliche Verfassung oder beruflicher Erfolg.

Eindrucksvoll bewiesen wurde dieser Zusammenhang durch eine Studie bei Angehörigen der Pima-Indianer in Arizona.[183] Seit vielen Jahren hatten die Pima rekordverdächtig hohe Quoten bei Diabetes und schwerem Übergewicht. Wissenschaftler unternahmen schließlich einen Versuch, die Indianer von ihrem ungesunden Lebensstil abzubringen, indem körperliche Aktivität und gesunde Ernährung gepredigt wurden.

Weil das Studiendesign auch eine Kontrollgruppe vorsah, überlegten die Forscher, womit sie diese Personen beschäftigen könnten und kamen auf die Idee, hier abwechselnd Häuptlinge und Stammesältere einzuladen, die über die Kultur und die Geschichte der Pima erzählten. Während die eine Gruppe nun also erfuhr, wie man gesund kocht, Diät hält und Sport treibt, kam die andere Gruppe lediglich zur Unterhaltung zusammen.

Nach dem Ende der auf ein Jahr angesetzten Studie erlebten die Wissenschaftler ihr blaues Wunder: Die Kontrollgruppe schlug die Diätgruppe um Längen. Ohne überhaupt darin unterrichtet worden zu sein, hatten diese Teilnehmer weniger Gewicht und Bauchumfang als jene in der Diätgruppe. Ihre Blutdruck- und Zuckerwerte hatten sich gebessert. Sie betrieben sogar annähernd gleich viel Sport wie die Sportgruppe. Ganz ohne Anleitung. Doch scheinbar hatte der Kontakt mit ihrer eigenen Kultur und Geschichte einen so positiven Effekt auf ihr Selbstbewusstsein, dass dies allein die Rückkehr zu einem gesunden Lebensstil wirksam vorantrieb, mehr als alle gut gemeinten Ratschläge.[184]

Die Erweckung der Pima-Indianer kann auch als schönes Gleichnis für die Botschaft dieses Buches gelten: Besinnen wir uns auf unsere persönlichen Stärken und nutzen wir die Ressourcen, die uns zur Verfügung stehen. Lassen wir unsere familiären Beziehungen und Freundschaften nicht lieblos dahindümpeln und säen wir rundum positive Gedanken, auf dass wir Lebensfreude ernten.

Wenn wir unsere Wünsche ernst nehmen und das tun, was in unserer Macht ist, steht uns ein glückliches und gesundes Alter bevor. Denn der Wille zum Leben ist eine mächtige, sich selbst erfüllende Prophezeiung.

Quellen

1 John M. Gottman, Nan Silver »Die 7 Geheimnisse der glücklichen Ehe« Ullstein 2014 (Neuausgabe), »Die Vermessung der Liebe« Klett-Cotta 2014

2 Janice Kiecolt-Glaser et al. »Love, marriage, and divorce: newlyweds' stress hormones foreshadow relationship changes«, J Consult Clin Psychol 2003, Feb; 71: 176–188

3 Hans Jellouschek »Wie Partnerschaft gelingt« Herder 2007

4 Michael Mary »5 Lügen, die Liebe betreffend« Hoffmann & Campe 2001. – Mary hat bislang 36 Bücher geschrieben. Nähere Infos auf seiner Webseite *www.michaelmary.de*

5 Mons Bendixen, Kelly Asao et al. »Sexual regret in US and Norway: Effects of culture and individual differences in religiosity and mating strategy« Personality and Individual Differences, 2017; 116: S. 246–251

6 Bundeszentrale für politische Bildung, Datenreport 2016, *http://www.bpb.de/nachschlagen/datenreport-2016/225946/heirat-und-elternschaft*

7 Isabella Buber-Ennser, Norbert Neuwirth, Maria Rita-Testa (Hrsg.) »Familienentwicklung in Österreich 2009–2013« Österr. Institut für Familienforschung an der Universität Wien, Dez. 2013

8 Statistisches Bundesamt Wiesbaden, Pressemitteilung Nr. 249 vom 15.7.2016

9 Statistik Austria 2016

10 Bundesamt für Statistik, Neuchatel 2016

11 17. Shell Jugendstudie, präsentiert am 13.10.2015, *www.shell.de/jugendstudie*

12 Hammond EC, Horn D. »Smoking and death rates: report on forty-four months of follow-up of 187,783 men« JAMA 1958; 166(11): 1294–1308.

13 Morowitz HJ »Hiding in the Hammond Report« Hospital Practice 10 (1975): 35, zitiert nach Waite LJ

14 Bernard L. Cohen, I-Sing Lee »A Catalog of Risks« Health Physics 1979; 36: 707–722

15 Rosengren A et al. »Marital status and mortality in middle-aged Swedish men« Am J Epidemiol 1989 Jan; 129(1): 54–64

16 Kendler KS et al. »Effect of Marriage on Risk for Onset of Alcohol Use Disorder: A Longitudinal and Co-Relative Analysis in a Swedish National Sample« Am J Psychiatry 2016; 173: S. 911–918

17 Dinescu D et al. »Is marriage a buzzkill? A twin study of marital status and alcohol consumption« J Fam Psychol 2016; 30: S. 698–707

18 Johnson NJ et al. »Marital status and mortality: the national longitudinal mortality study« Ann Epidemiol 2000 May; 10(4): 224–238

19 Helmer C et al. »Marital status and risk of Alzheimer's disease: A French population-based cohort study« Neurology 1999; 53(9): S. 1953–1958

20 Linda Waite, Maggie Gallagher: »The Case for Marriage«, Broadway Books, New York 2000

21 Wang HX et al. »Psychosocial stress and atherosclerosis: Family and work stress accelerate progression of coronary disease in women. The Stockholm Female Coronary Angiography Study« J Intern Med 2007; 261: S. 245–254

22 James Coyne et al. »Effect of marital quality on eight-year survival of patients with heart failure«, American Journal of Cardiology, 2006; 98: S. 1069–1072

23 Cornelis MC et al. »Bachelors, divorcees and widowers: Does marriage protect men from type 2 diabetes?« PLoS One 2014; 9(9): e106720. doi: 10.1371/journal.pone.0106720.

24 Statistik Austria 2017

25 Statistisches Bundesamt 2017

26 Wolfgang Schmidbauer »Den Schmerz ertragen« Interview zur Paartherapie, Spiegel Wissen, 8.5.2012

27 Abfrage auf pubmed.gov am 2.7.2017

28 Tanaka S »Secondhand smoke and incidence of dental caries in deciduous teeth among children in Japan: population based retrospective cohort study« BMJ 2015; 351: h5397

29 Aligne CA et al. »Association of Pediatric Dental Caries With Passive Smoking« JAMA, Mar 2003; 289: S. 1258–1264

30 Møller AM et al. »Effect of preoperative smoking intervention on postoperative complications: a randomised clinical trial« Lancet 2002; 359: 114–117

31 Hajek P et al. »Brief intervention during hospital admission to help patients to give up smoking after myocardial infarction and bypass surgery: randomised controlled trial« BMJ, Jan 2002; 324: 87–89

32 Hamari A »High frequency of chronic cough and sputum production with lowered exercise capacity in young smokers« Ann Med 2010; 42: S. 512–20

33 *http://www.who.int/mediacentre/factsheets/fs315/en/* (2.7.17)

34 Nord C et al. »Cancer patients' awareness about their diagnosis: a population-based study« J Public Health Med 2003 Dec; 25(4): 313–317

35 He J et al. »Cigarette smoking and erectile dysfunction among Chinese men without clinical vascular disease« Am J Epidemiol 2007; 166: S. 803–809

36 Hirshkowitz M et al. »Nocturnal penile tumescence in cigarette smokers with erectile dysfunction« Urology 1992 Feb; 39(2): 101–107

37 Kovac JR et al. »Effects of cigarette smoking on erectile dysfunction« Andrologia 2015; 47: S. 1087–1092

38 Conter V et al. »Weight growth in infants born to mothers who smoked during pregnancy« BMJ 1995; 310: S. 768–771

39 Riedel C »Parental smoking and childhood obesity: higher effect estimates for maternal smoking in pregnancy compared with paternal smoking – a meta-analysis« Int J Epidemiol 2014; 43: S. 1593–1606

40 Reinstadler SJ »Association of smoking with myocardial injury and clinical outcome in patients undergoing mechanical reperfusion for ST-elevation myocardial infarction« Eur Heart Cardiovasc Imaging 2017; 18: S. 39–45

41 Harris JE »Cigarette tar yields in relation to mortality from lung cancer in the cancer prevention study II prospective cohort, 1982–1988« BMJ 2004; 328: 72–80

42 Kennedy C et al. »Effect of smoking and sun on the aging skin« J Invest Dermatol 2003 Apr; 120 (4): S. 548–554

43 Wilson K et al. »Effect of smoking cessation on mortality after myocardial infarction« Arch Intern Med 2000; 16: 939–944

44 Mazzoli L et al. »Electronic Cigarettes Efficacy and Safety at 12 Months: Cohort Study« PLoS One 2015; 10(6): e0129443

45 Vogeler T et al. »Combination bupropion SR and varenicline for smoking cessation: a systematic review« Am J Drug Alcohol Abuse 2016; 42: S. 129–139

46 Ahijevych K et al. »Descriptive outcomes of the American Lung Association of Ohio hypnotherapy smoking cessation program« Int J Clin Exp Hypn 2000; 48: S. 374–387

47 White AR et al. »Acupuncture for smoking cessation« Cochrane Database Syst Rev 2002; (2): CD000009

48 Jacobs EJ et al. »Cigar smoking and death from coronary heart disease in a prospective study of US men« Arch Intern Med 1999; 159: S. 2413–2418

49 Strupf M et al. »Epidemiologischer Suchtsurvey 2015«, München: IFT Institut für Therapieforschung, 2017

50 Lange C et al. »Alkoholkonsum von Erwachsenen in Deutschland – Riskante Trinkmengen, Folgen und Maßnahmen« Journal of Health Monitoring 2016, Robert Koch Institut Berlin

51 WHO Health Statistics, 2017

52 Reynaud M et al. »Patients admitted to emergency services for drunkenness: moderate alcohol users or harmful drinkers?« Am J Psychiatry 2001; 158: S. 96–99

53 Merz V et al. »Brief interventions to prevent recurrence and alcohol-related problems in young adults admitted to the emergency ward following an alcohol-related event: a systematic review« J Epidemiol Community Health 2015; 69: S. 912–917

54 Di Castelnuovo A et al. »Alcohol Dosing and Total Mortality in Men and Women – An Updated Meta-analysis of 34 Prospective Studies« Arch Intern Med 2006; 166: S. 2437–2445

55 Bell S et al. »Association between clinically recorded alcohol consumption and initial presentation of 12 cardiovascular diseases: population based cohort study using linked health records« BMJ 2017; 356: j909

56 Albert MA et al. »Alcohol consumption and plasma concentration of C-reactive protein« Circulation 2003 Jan 28; 107(3): S. 443–447

57 Hoffmeister H et al. »The relationship between alcohol consumption, health indicators and mortality in the German population« International Journal of Epidemiology 1999; 28: 1066–1072

58 Huang S et al. »Longitudinal study of alcohol consumption and HDL concentrations: a community-based study« Am J Clin Nutr 2017; 105: S. 905–912

59 Mortensen LH »Intelligence in relation to later beverage preference and alcohol intake« Addiction 2005; 100: S. 1445–1452

60 Tucker KL »Effects of beer, wine, and liquor intakes on bone mineral density in older men and women« Am J Clin Nutr 2009; 89: S. 1188–1896

61 Helen M Macdonald »Alcohol and recommendations for bone health: should we still exercise caution?« Am J Clin Nutr 2009; 89: S. 999–1000

62 Mortensen EL et al. »Better psychological functioning and higher social status may largely explain the apparent health benefits of wine: a study of wine and beer drinking in young Danish adults« Arch Intern Med 2001 Aug 13–27; 16: S. 1844–1848

63 Mitchell MC et al. »Absorption and Peak Blood Alcohol Concentration After Drinking Beer, Wine, or Spirits« Alcohol Clin Exp Res 2014; 38: S. 1200–1204

64 Britton A, McPherson K »Mortality in England and Wales attributable to current alcohol consumption« J Epidemiol Community Health 2001 Jun; 55(6): 383–388

65 Neafsey E, Collins M »Moderate alcohol consumption and cognitive risk« Neuropsychiatr Dis Treat 2011; 7: S. 465–484

66 Udo Pollmer, Gunter Frank, Susanne Warmuth »Lexikon der Fitness-Irrtümer« Eichborn 2003

67 James F Fixx »Das komplette Buch vom Laufen« Fischer (Tb.), Frankfurt 1983

68 »Gaukler, Geld und Gurus« Der Spiegel 44/2003

69 Durakovic Z et al. »Physical activity and sudden cardiac death in elders – a Croatian study« Coll Antropol 2011; 34: S. 103–106

70 Gina Kolata »Ultimate Fitness – The Quest for Truth about Exercise and Health« Farrar, Straus and Giroux, 2003

71 Finger JD et al. »Gesundheitsfördernde körperliche Aktivität in der Freizeit bei Erwachsenen in Deutschland« Journal of Health Monitoring 2017 2(2), Robert Koch-Institut

72 Robert Koch-Institut 2015, Studie KiGGS Welle 1, Erhebung 2009–2012

73 Rathleff MS et al. »High prevalence of daily and multi-site pain – a cross-sectional population-based study among 3000 Danish adolescents« BMC Pediatr 2013; 13:191

74 Axel Pols »Gaming Trends in Deutschland« Bitkom, 29.7.2015

75 Simonen RL et al. »Factors Associated with Exercise Lifestyle – A Study of Monozygotic Twins« Int J Sports Med 2003; 24: S. 499–505

76 Shah RV et al. »Association of Fitness in Young Adulthood With Survival and Cardiovascular Risk The Coronary Artery Risk Development in Young Adults (CARDIA) Study« JAMA Intern Med 2016; 176(1): 87–95

77 Johns DJ »Diet or Exercise Interventions vs Combined Behavioral Weight Management Programs: A Systematic Review and Meta-Analysis of Direct Comparisons« J Acad Nutr Diet 2014; 114: S. 1557–1568

78 Fang J »Exercise, body mass index, caloric intake, and cardiovascular mortality« Am J Prev Med 2003; 25: S. 283–289

79 Blair SN »Physical fitness and all-cause mortality. A prospective study of healthy men and women« JAMA, Nov 1989; 262: 2395–2401

80 Hayashi T et al. »Walking to Work and the Risk for Hypertension in Men: The Osaka Health Survey« Ann Intern Med 1999; 131: 21–26

81 Duncan GE et al. »Can sedentary adults accurately recall the intensity of their physical activity?« Prev Med 2001 Jul; 33(1): 18–26

82 Saltin B et al. »Response to exercise after bed rest and after training: a longitudinal study of adaptive changes in oxygen transport and body composition« Circulation 1968; 37/38 (suppl VII): VII-1–VII-78

83 McGavock JM »A Forty-Year Follow-Up of the Dallas Bed Rest and Training Study: The Effect of Age on the Cardiovascular Response to Exercise in Men« J Gerontol A Biol Sci Med 2009; 64A: S. 293–299

84 Kujala UM et al »Natural selection to sports, later physical activity habits, and coronary heart disease« Br J Sports Med 2000; 34: S. 445–449

85 Kujala UM et al »Occurrence of chronic disease in former top-level athletes. Predominance of benefits, risks or selection effects?« Sports Med 2003; 33: S. 553–561

86 Sekhri N et al. »Incremental prognostic value of the exercise electrocardiogram in the initial assessment of patients with suspected angina: cohort study« BMJ 2008; 337: a2240

87 Brubaker PH et al. »Chronotropic Incompetence: Causes, Consequences, and Management« Circulation 2011; 123: S. 1010–1020

88 Michael S Lauer »Heart rate recovery: what now?« JIM 2011; 270: S. 597–599

89 *https://www.cdc.gov/obesity/data/prevalence-maps.html* (zuletzt besucht: 12.7.2017)

90 Sturm R et al. »Morbid Obesity Rates Continue to Rise Rapidly in the US« Int J Obes 2013; 37: S. 889–891

91 *http://www.becel.de/produkte/becel-vital-250-g-500-g/* (zuletzt besucht: 13.7.2017)

92 James Le Fanu »The Rise and Fall of Modern Medicine« Little, Brown and Co. 1999, S. 322–325

93 Taubes G »What if It's All Been a Big Fat Lie?« The New York Times, 7.7.2002

94 Taubes G »The Soft Science of Dietary Fat« Science 2001; 291: S. 2536–2545

95 Multiple Risk Factor Intervention Trial Research Group »Multiple risk factor intervention trial. Risk factor changes and mortality results« JAMA 1982; 248(12): S. 1465–1477

96 The Lipid Research Clinics Coronary Primary Prevention Trial results. I. Reduction in incidence of coronary heart disease. JAMA. 1984 Jan 20; 251(3): S. 351–364

97 The LRC-CPPT results. II. The relationship of reduction in incidence of coronary heart disease to cholesterol lowering. JAMA 1984 Jan 20; 251(3): S. 365–374

98 Rifkind BM »Lipid Research Clinics Coronary Primary Prevention Trial: results and implications« Am J Cardiol 1984; 54(5): S. 30C–34C

99 Katie Rogers »Life Expectancy in U.S. Declines Slightly, and Researchers Are Puzzled« New York Times 8.12.2016

100 Judith Wurtman »Carbs are essential for effective dieting and good mood« MIT-News, 20.2.2004

101 *https://www.natureindex.com/annual-tables/2016/country/all*

102 Greg Critser »Fat Land – How Americans Became the Fattest People in the World« Houghton Mifflin Co 2003

103 »Diet, Nutrition and the Prevention of Chronic Diseases« WHO Technical Report Series Nr. 916, Genf 2003

104 Owen Dyer »US government rejects WHO's attempts to improve diet« BMJ 2004; 328: 185

105 Dr. Hubert Olbrich »200 Jahre Rübenzucker«, Mitteilungen zur Geschichte Berlins, 2/2002

106 Carmen Baumeler »Biotechnologie und Globalisierung: eine Technikfolgenabschätzung« Lizentiatsarbeit Univ. Zürich, 1999, S. 66–73

107 Barlow P et al. «Impact of the North American Free Trade Agreement on high-fructose corn syrup supply in Canada: a natural experiment using synthetic control methods« CMAJ 2017; 189: S. E881–887

108 Stanhope KL »A dose-response study of consuming high-fructose corn syrup–sweetened beverages on lipid/lipoprotein risk factors for cardiovascular disease in young adults« Am J Clin Nutr 2015; 101: S. 1144–1155

109 »Erhöhte Aufnahme von Fructose ist für Diabetiker nicht empfehlenswert« Stellungnahme Nr. 041/2009 des BfR vom 6. März 2009

110 *https://de.statista.com/statistik/daten/studie/318345/umfrage/pro-kopf-konsum-von-speiseoel-in-deutschland/*

111 Uffe Ravnskov, Udo Pollmer »Mythos Cholesterin« Hirzel, 2010 (5. Auflage)

112 Cheung KS »Successful aging among Chinese near centenarians and centenarians in Hong Kong: a multidimensional and interdisciplinary approach« Aging Ment Health 2016; 20: S. 1314–1326

113 IMS Health 2016

114 Anahad O'Connor »Study Details 30-Year Increase in Calorie Consumption« New York Times, 6.2.2004

115 Flegal KM et al. »Association of All-Cause Mortality With Overweight and Obesity Using Standard Body Mass Index Categories« 2013; 309: S. 71–82

116 Yen YF et al. »Associations of Metabolic Syndrome and its Components With Mortality in the Elderly« Medicine (Baltimore) 2015; 94(23): e956.

117 Kane AE et al. »The association between frailty, the metabolic syndrome, and mortality over the lifespan« GeroScience 2017; 39: S. 221–229

118 The HPS2-THRIVE Collaborative Group «Effects of Extended-Release Niacin with Laropiprant in High-Risk Patients« N Engl J Med 2014; 371: S. 203–212

119 Barbieri M et al. »Metabolic journey to healthy longevity« Horm Res. 2009; 71(Suppl 1): S. 24–27

120 Haber GB et al. »Depletion and disruption of dietary fibre. Effects on satiety, plasma-Glukose, and serum-insulin« Lancet 1977 Oct 1; 2(8040): 679–682

121 Allen FM »Experimental studies on diabetes: production and control of diabetes in the dog: effects of carbohydrate diets« J Exp Med 1920; 31: 381–402

122 Pal S et al. »The effect of a low glycaemic index breakfast on blood Glukose, insulin, lipid profiles, blood pressure, body weight, body composition and satiety in obese and overweight individuals: a pilot study« J Am Coll Nutr 2008; 27: S. 387–393

123 Sluik D et al. »Contributors to dietary glycaemic index and glycaemic load in the Netherlands: the role of beer« Br J Nutr 2016; 115: S. 1218–1225

124 William J Whelan »The Wars of the Carbohydrates: Part 3: Maltose« IUBMB Life 2004; 56: S. 641

125 Die Liste entstammt großteils dieser Publikation: »Glycemic index and glycemic load for 100+ foods« Harvard Health Publications; 2015

126 Sally Squires »Popular diets Yield Modest Results« Washington Post, 10. November 2003

127 Mazlan N et al. »Effects of increasing increments of fat- and sugar-rich snacks in the diet on energy and macronutrient intake in lean and overweight men« Br J Nutr 2006; 96: S. 596–606

128 Wilson M, Daly M »Life expectancy, economic inequality, homicide and reproductive timing in Chicago neighbourhoods« BMJ 1997; 314: 1271–1274

129 Der Test ist eine Kurzfassung der Kohärenz-Fragebögen, die von Aaron Antonovsky entwickelt wurden: Lundberg O et al. »A simplified way of measuring sense of coherence: experiences from a population survey in Sweden« Eur J Public Health 1995; 5: 56–59

130 Boeckxstaens P et al. »A High Sense of Coherence as Protection Against Adverse Health Outcomes in Patients Aged 80 Years and Older« Ann Fam Med 2016; 14(4): S. 337–343

131 Peter R et al. »Schul- und Berufsausbildung, beruflicher Status und ischämische Herzkrankheiten: eine prospektive Studie mit Daten einer gesetzlichen Krankenversicherung in Deutschland« in: Elmar Brähler et al. (Hrsg.) »Gesund und gebildet – Voraussetzungen für eine moderne Gesellschaft« Vandenhoek & Ruprecht, Göttingen 2012

132 Test adaptiert und ergänzt nach: Marmot MG et al. »Health inequalities among British civil servants: the Whitehall II Study« Lancet 1991; 337: 1387–1393

133 Chandola T et al. «Work stress and coronary heart disease: what are the mechanisms?« Eur Heart J 2008; 29: S. 579–580

134 Kuper H, Marmot M »Job strain, job demands, decision latitude, and risk of coronary heart disease within the Whitehall II study« Epidemiol Community Health 2003; 57: 147–153

135 Heraclides AM et al. »Work Stress, Obesity and the Risk of Type 2 Diabetes: Gender-Specific Bidirectional Effect in the Whitehall II Study« Obesity 2012; 20: S. 428–433

136 Bestmann B et al. »Geschlechterunterschiede im Beruf – Berufsreport 2003« Deutsches Ärzteblatt 2004; 101: A 776–79

137 Miskie B et al. »Survival in Nobel prize winners compared with nonwinner controls« Ann Intern Med 2003; 138: 77–78

138 Redelmeier DA, Singh S »Survival in Academy Award-Winning Actors and Actresses« Ann Intern Med 2001; 134: 955–962

139 Vahtera J et al. »Organisational downsizing, sickness absence, and mortality: 10-town prospective cohort study« BMJ, doi:10.1136/bmj.37972.496262.0D (published 23. February 2004)

140 Westerlund H et al. »Workplace expansion, long-term sickness absence, and hospital admission« Lancet 2004; 363: 1193–1197

141 Adler NE et al. »Relationship of subjective and objective social status with psychological and physiological functioning: preliminary data in healthy white women« Health Psychol. 2000; 19(6): S. 586–592

142 Clark AE, Oswald AJ »A simple statistical method for measuring how life events affect happiness« Int J Epidemiol 2002 Dec; 31(6): 1139-44; discussion 1144–1146

143 Karen A Matthews; Brooks B Gump »Chronic Work Stress and Marital Dissolution Increase Risk of Posttrial Mortality in Men From the Multiple Risk Factor Intervention Trial« Arch Intern Med 2002;162: 309–315

144 Diener E, Seligman ME »Very happy people« Psychol Sci 2002; 13(1): 81–84

145 Dickens CM et al. »Lack of a close confidant, but not depression, predicts further cardiac events after myocardial infarction« Heart 2004; 90: 518–522

146 Ross CE, Van Willigen M »Education and the subjective quality of life« J Health Soc Behav 1997; 38 (3): 275–297

147 Altevers J et al. »Poor structural social support is associated with an increased risk of Type 2 diabetes mellitus: findings from the MONICA/KORA Augsburg cohort study« Diab Med 2016; 33: S. 47–54

148 Frank Schirrmacher »Das Methusalem-Komplott« Karl Blessing Verlag, München 2004

149 Brønnum-Hansen H et al. »Persistent social inequality in life expectancy and disability-free life expectancy: Outlook for a differential pension age in Denmark« Scand J Public Health 2017; 45: S. 459–462

150 Lauterbach W »Großelternschaft und Mehrgenerationenfamilien – soziale Realität oder demographischer Mythos?« Z Gerontol Geriat 2002; 35: 540–555

151 Lahdenperä M et al. »Fitness benefits of prolonged post-reproductive lifespan in women« Nature 2004; 428(6979): 178–181

152 Alexander S Kekulé »Das Märchen von den 4000 geschädigten Babys« ZEIT ONLINE, 24.1.2016

153 Muir Gray JA »Evidence-based Healthcare« Churchill Livingstone, Edinburgh 1997

154 Jørgensen KJ et al. »Breast Cancer Screening in Denmark: A Cohort Study of Tumor Size and Overdiagnosis« Ann Intern Med 2017; 166: S. 313–323

155 Linhart C et al. »Use of Underarm Cosmetic Products in Relation to Risk of Breast Cancer: A Case-Control Study« EBioMedicine 2017; 21: S. 79–85

156 Bert Ehgartner »Gesund ohne Aluminium« Ennsthaler 2014; »Dirty Little Secret – Die Akte Aluminium« Ennsthaler 2012

157 Ivan Illich: Die Nemesis der Medizin: Die Kritik der Medikalisierung des Lebens, München: Beck, 1995

158 Werner Bartens: »Arzt im Test«, Süddeutsche Zeitung, 21.6.2009

159 Lichtenstein P et al. »Environmental and Heritable Factors in the Causation of Cancer: Analyses of Cohorts of Twins from Sweden, Denmark, and Finland« N Engl J Med 2000; 343: 78–85

160 Joachim Bauer »Das Gedächtnis des Körpers. Wie Beziehungen und Lebensstile unsere Gene steuern« Eichborn, 2002

161 Reinhold Schwarz »Die Krebspersönlichkeit« Schattauer 1994, Stuttgart, New York

162 Williams JE et al. »Anger Proneness Predicts Coronary Heart Disease Risk – Prospective Analysis From the Atherosclerosis Risk in Communities (ARIC) Study« Circulation 2000; 101: 2034–2039

163 Haines SG et al. »The relationship of psychosocial factors to coronary heart disease in the Framingham Study. III. Eight-year incidence of coronary heart disease« Am J Epidemiol 1980; 111(1): 37–58

164 Bei diesem Test handelt es sich um eine Adaption der »Spielberger Trait Anger Scale«: Spielberger CD et al. »The experience, expression and control of anger« In: Janisse MP (Ed.) »Health Psychology: Individual Differences and Stress« New York, NY: Springer-Verlag 1988; S. 89–108

165 Williams JE et al. »Effects of an Angry Temperament on Coronary Heart Disease Risk« Am J Epidemiol 2001; 154: 230–235

166 Williams JE et al. »The Association Between Trait Anger and Incident Stroke Risk« Stroke 2002; 33: 13–20

167 Knox SS et al. »Hostility, social support, and coronary heart disease in the National Heart, Lung, and Blood Institute Family Heart Study« Am J Cardiol 1998; 82(10): 1192–1196

168 Siegler IC et al. »Patterns of Change in Hostility from College to Midlife in the UNC Alumni Heart Study Predict High-Risk Status« Psychosomatic Medicine 2003; 65: 738–745

169 Chang PP et al. »Anger in Young Men and Subsequent Premature Cardiovascular Disease – The Precursors Study« Arch Intern Med 2002; 162: 901–906
170 Hendrie HC et al. »Incidence of dementia and Alzheimer disease in 2 communities: Yoruba residing in Ibadan, Nigeria, and African Americans residing in Indianapolis, Indiana« JAMA 2001; 285(6): 739–747
171 Kivipelto M et al. »Midlife vascular risk factors and Alzheimer's disease in later life: longitudinal, population based study« BMJ 2001; 322(7300): 1447–1451
172 Snowdon DA et al. »Linguistic ability in early life and the neuropathology of Alzheimer's disease and cerebrovascular disease. Findings from the Nun Study« Ann N Y Acad Sci 2000; 903: 34–38
173 Zhang X et al. »Psychosocial risk faktors of Alzheimer's disease« Zhonghua Yi Xue Za Zhi 1999 May; 79(5): 335–338
174 Dale A Matthews »Glaube macht gesund« Herder, Freiburg 2000
175 Townsend M et al. »Systematic review of clinical trials examining the effects of religion on health« South Med J 2002 Dec; 95(12): 1429–1434
176 King DE et al. »C-reactive protein, diabetes, and attendance at religious services« Diabetes Care 2002 Jul; 25(7): 1172–1176
177 Hummer RA et al. »Religious involvement and U.S. adult mortality« Demography. 1999; 36(2): S. 273–285
178 Harris WS et al. »A randomized, controlled trial of the effects of remote, intercessory prayer on outcomes in patients admitted to the coronary care unit« Arch Intern Med 1999; 159: S. 2273–2278
179 Byrd RC »Positive therapeutic effects of intercessory prayer in a coronary care unit population« South Med J 1988; 81: S. 826–829

180 Leibovici L »Effects of remote, retroactive intercessory prayer on outcomes in patients with bloodstream infection: randomised controlled trial« BMJ 2001; 323: S. 1450–1451

181 Astin JA et al. »The efficacy of ›distant healing‹: a systematic review of randomized trials« Ann Intern Med 2000; 132: S. 903–910

182 Levy BR et al. »Longevity increased by positive self-perceptions of aging« J Pers Soc Psychol 2002; 83(2): S. 261–270

183 Michael Marmot »Self esteem and health« BMJ 2003; 327: 574–575

184 Narayan KM et al. »Randomized clinical trial of lifestyle interventions in Pima Indians: a pilot study« Diabet Med 1998; 15 (1): 66–72

Über den Autor

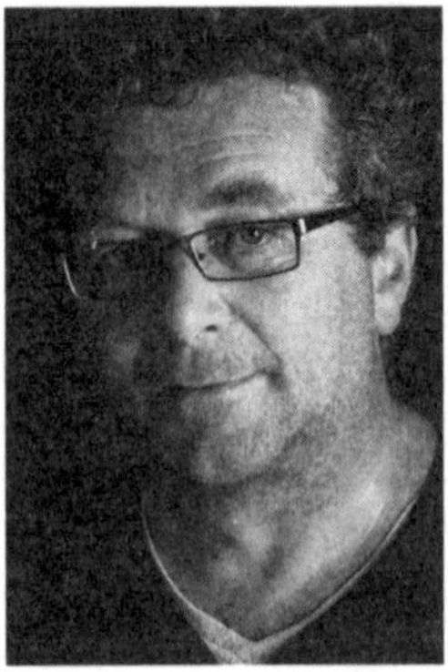

Foto: Alexander Fenyves

BERT EHGARTNER
Geboren 1962, Wissenschaftsjournalist, Autor und Dokumentarfilmer. Als kritischer Begleiter des Medizin- und Wissenschaftsbetriebs hat er zahlreiche Missstände an die Öffentlichkeit gebracht. Neben Printbeiträgen (u. a. Profil, Falter, NZZ, Süddeutsche Zeitung) verfasste er Sachbücher wie »Das Medizinkartell« (Koautor Kurt Langbein, Piper 2002) und »Gesund bis der Arzt kommt« (Lübbe 2010). Sein Dokumentarfilm »Die Akte Aluminium« wurde mit dem Hoimar-von-Ditfurth-Preis ausgezeichnet. Bert Ehgartner ist Vater von fünf Kindern und lebt mit seiner Familie im Wienerwald. *www.ehgartners.info* und *www.al-ex.org*

Weiters von Bert Ehgartner im Ennsthaler Verlag erschienen:

Dirty Little Secret. Die Akte Aluminium, 294 Seiten, Hardcover

Gesund ohne Aluminium. Alu-Fallen erkennen – Schwere Krankheiten vermeiden, 288 Seiten, Klappenbroschur

Die Hygienefalle. Schluss mit dem Kampf gegen Viren und Bakterien, 252 Seiten, Klappenbroschur